失語症訓練のためのドリル集

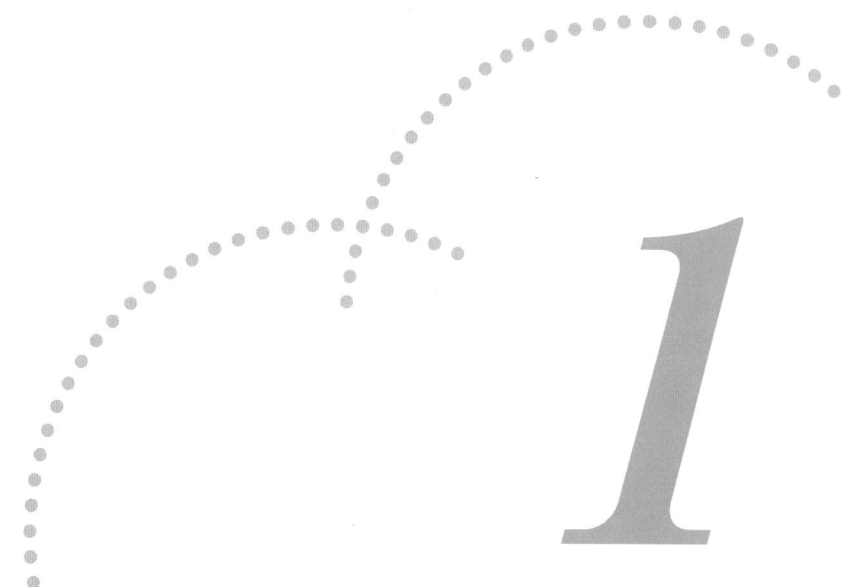

1
語想起（名詞）の改善をめざす

竹内愛子　編集

協同医書出版社

編　集

竹内愛子（元・七沢リハビリテーション病院脳血管センター言語科）

執　筆（五十音順）

石坂郁代（北里大学医療衛生学部リハビリテーション学科）

今村恵津子（元・公立昭和病院リハビリテーション科）

渋谷直樹（東北文化学園大学名誉教授）

武石　源（ことばの広場）

竹内愛子（元・七沢リハビリテーション病院脳血管センター言語科）

中村京子（元・七沢リハビリテーション病院脳血管センター言語科）

細川恵子（元・東北厚生年金病院言語心理部）

装丁　デジタル・インクポット

序　文

　失語症者が示す症状は多彩であり、同じ失語タイプ、同じ重症度レベルであっても、当然ながら患者一人ひとりの残存能力は異なっている。こうした患者に適切な言語訓練を続けていくためには、まずは障害についての評価から、訓練仮説を立てた上で、目標の設定、教材の選択と実施手続きの明確化などの後に、訓練を開始し、さらに、訓練結果の考察とそれに基づいて上記の諸過程を再検討するといった、多種で複雑な段階を繰り返すことになる。

　ST（言語治療にたずさわる者全般を指す用語として以後使用していく）は、大体、日々の臨床が忙しく、1人の患者について上述の諸過程を充分考える時間をとれないうちに、つぎつぎと新しい患者を受け入れなければならないのが現状ではないだろうか。特に、臨床経験が浅いSTの場合には、これらの訓練過程についての考察に不充分さを感じている人々が多いのではないかと推測される。

　こうした状況にあって、筆者らは、失語症の言語訓練にたずさわるSTに訓練教材を提供しようと、本書を計画した。一般にドリルというと自習や宿題の材料を想定するのだが、筆者らは、これらの教材が訓練セッションの材料としても使用されることをめざしている。そのため本書では、各ドリルの1～2頁目に課題の目的、適応のある患者の特徴、ドリル使用時の手続き、ヒントの出し方、実施に際しての留意点、他の技法に変換して使用する応用訓練法など、臨床場面にそのまま役立つように、できるだけ具体的なオリエンテーションを記述した。本書はこのように1つのドリルを多種類の訓練方法に使用することによって、患者の言語改善を定着させようと試みている。収録された課題は、執筆者たちが自身の豊富な臨床経験を背景として作成したものである。中には基礎的な言語課題のみでなく、日常コミュニケーション場面での課題も採用し、実用的な言語改善も考慮した。また、STが本書を参考にして、個々の患者に最適な課題を工夫するのは望むところである。

　本書は臨床経験を問わず言語訓練の専門職に役立つのみならず、患者を援助するリハビリテーション関連職種や家族の方々にも充分利用できるものとなっている。専門職ではないが、患者の周囲の人々の言語訓練援助が、失語症の改善にとって有効であるとする確かな研究成果も公表されており、こうした方々にも大いに利用していただきたいと考えている。また、ドリルの教示文が理解できる中～軽度の失語患者さん自身の利用も考慮している。

　本シリーズでは9巻、91種のドリル課題によって構成されている。各巻の構成にあたっては、課題の性質、難易度、さらに、予測される失語症改善の幅、の3要因を考慮して、分冊化する方法をとった。このことによってドリルの冊子を購入後、難易度や障害の特徴が合わないために患者が利用できないといった問題が出てくることをできるだけ抑えるように配慮した。そのため本書の利用者は、現在の個々の患者のレベルや特徴によって各巻を少しずつ購入し、改善に合わせて買い足していくことができる。

　なお、本書を作成するにあたって、基礎資料の整理には共同執筆者の東北厚生年金病院言語心理部、部長渋谷直樹氏（現・新潟医療福祉大学）、細川惠子氏、石坂郁代氏（現・福岡教育大学障害児教育講座）諸氏の努力があった。ここに感謝の意を表する。

　　　　　　　　　　　　　　　　　　　　　　　　　　　　　　　　　　　　　竹内　愛子

ドリル使用に際しての助言

対象患者

　本書には単語の模写レベルから思考的言語とでも言うべき高度な言語レベルにわたる多種の課題が含まれており、我々は、本書が重度障害から軽度障害まで広範囲な失語症者の訓練材料として使用されることを目標として作成した。また、中〜軽度の痴呆患者の個人訓練にも利用できる材料があると考えている。

ドリルの実施者

　本書は、教示文が理解できる程度の言語力が残存する失語症者の場合は、1人での自習材料として用いることができるが、我々は多くの場合、以下の訓練援助者の存在を想定して、本書を作成した。

ST が使用する場合

　ST が本書を利用する場合、そのまま訓練セッションの教材として使用できる。しかし、まず宿題用のドリルとして使用する場合が多いのではないかと推測される。その場合も単なる宿題用のドリルで終わらせるのではなく、その内容を個人訓練セッションに積極的に関連づけ、宿題のチェックが済んだ後、同じ材料をさまざまな異なった角度から使用する多面的な訓練が実施されることが望ましい。参考となる具体的な技法は各々のドリルのはじめの1〜2頁に「応用訓練法」として記述されているから参照されたい。

ST 以外の方々が使用される場合

　患者の御家族や、ST 以外のリハビリテーション・スタッフに本書を利用していただく場合も大いに予想されるところである。その場合、可能であれば ST による助言を得ていただくのが望ましい。しかしそれが不可能な場合は、各ドリルのはじめの1〜2頁目に書かれたオリエンテーションを参考にしていただきたいが、ST 向けのあまりにも詳細・専門的な部分は無視して本書を利用していただいてよいと考えている。

実施時の留意事項

1. 各ドリル使用に関するオリエンテーション

　　　ドリルの課題前の1〜2頁に、以下の項目について詳細に記述されている。
　　　　目的／適応／手続き／ヒントの出し方／実施上の留意点／応用訓練法
　　　これらの内容について充分理解した上で使用されることを望みたい。

2. 患者へのドリルの適応基準

　当該患者に適したドリルを選択することは非常に重要である。難しすぎれば患者は課題に対するモチベーションを喪失するであろうし、逆に易しすぎると、言語能力を引き上げる訓練にならない。

　そこで編者は、ドリルの大まかな適応基準として、遅延反応や自己修正も加えて、患者が 70〜80 パーセント自力で正答し、残りの部分は訓練者のヒントによって正答にいたるレベルの課題を考えている。

　しかし、このような基準は当該のドリルが終了しなければわからないことであり、あるドリルを採用するかどうかの判断基準は、開始時には得られないことになるであろう。そこで提案したいのはドリルの最初のいくつかの課題を試行的に実施し、適応の可能性を推測することである。試行に使用する課題数は患者によって、あるいは、訓練者が患者の反応を推測する容易性によって異なってき、一概には言えない問題である。こうしたことから、あいまいだが一般的な言い方をすれば、個々の患者の反応をみて"やや、やさしめ"の課題を選ぶとよい、ということができるであろう。

3. 訓練でのドリルの進め方

1. 3 頁目の課題の前に患者に与える教示文が書かれているが、これはかなり簡略化した文章なので、患者の障害レベルに合わせて、適宜これらの文を敷衍していただきたい。
2. 先項で述べた試行的実施によって、患者はドリルが求める反応を理解し、その方法に慣れる必要がある。そうでないと適切な反応は得られないから、試行的実施の過程は重要である。反応が困難な場合のヒントの与え方などは、1〜2 頁のオリエンテーションを参考にされたい。
3. 本書ではドリルに対する患者の反応の記録方法についてはふれていない。それは ST が日常臨床で行っている通りとする。すなわち個々の課題に対する反応の詳しい記録と、全体的なまとめである。後者の記録をとっておくと、当該のドリルが適応基準に達していたかの反省となり、今後のドリル選択の参考となるであろう。各ドリルの 2 頁目の余白はそのために利用できる。
4. 1 回に使用するドリルの量は患者ごとに異なり、患者の障害レベルに合わせて決定すべきである。
5. ドリルのオリエンテーションとなっている 1〜2 頁は ST の手元に残り、実際の課題頁にはミシン目が入れられているので、頁を切り離して使用できるようになっている。
6. 付録に本書で使用した絵の語彙（名詞・動詞・形容詞）リストを掲載した。これらから絵カードを作成することによってさまざまな訓練に利用することができる。

ドリル・シリーズの構成

　本書のシリーズは、対象患者の障害の程度に従って重度から軽度に向かって構成されている。以下に巻名、各巻のドリル数、頁数、適応対象とする失語症重症度を一覧表にまとめた。ただし、表内に収めたのは「主たる適応対象とする重症度」なので、例えば表内に「重・中」とあっても、当該の巻の最後の方のドリルは軽度者にも利用できる可能性があるといったように、いくつかのドリルは記載されていない重症度の患者にも利用できることを追記したい。この表からシリーズ全体を概観し、担当する患者への適応可能性があるドリルを大まかに想定する資料としていただきたい。

巻番号	巻名	ドリルの種類	頁数	主たる適応対象とする重症度
1	語想起（名詞）の改善をめざす	11	238	重・中
2	意味・音韻面から語想起（名詞）の改善をめざす	10	238	重・中
3	動作・状態を表す語（動詞・形容詞・形容動詞）の改善をめざす	10	212	重・中
4	漢字・仮名の改善をめざす	12	220	重・中・軽
5	文構成の改善をめざす	9	156	中・軽
6	長い文の理解の改善をめざす	5	82	中・軽
7	文作成と難しい語句の改善をめざす	10	172	中・軽
8	難しい内容表現の改善をめざす	11	122	軽
9	日常コミュニケーションの改善をめざす	13	210	中・軽

凡例（ドリル頁の横の縦書き表記）

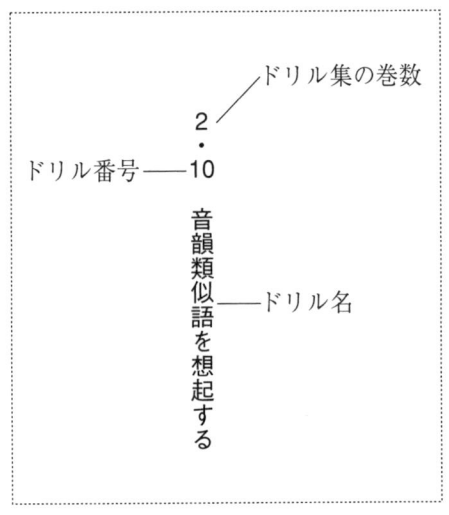

目　　次

序　文 ·· iii

ドリル使用に際しての助言 ································ iv

1. 絵付き漢字単語を模写する ···························· 1

2. 名詞絵の名前を3語の漢字単語の中から選ぶ ············ 29

3. 名詞絵の名前を6語の漢字単語の中から選ぶ ············ 55

4. 名詞絵の名前を未完成漢字単語をヒントに想起する ······ 77

5. 名詞絵の名前を想起する ······························ 95

6. 動作と関連する名詞（絵）を選ぶ ······················ 121

7. 動詞句に合う名詞絵を選んでその名前を想起する ········ 135

8. 文脈に合う名詞を想起する ···························· 159

　①系列語や歌、ことわざの中に含まれる名詞を
　　想起してその語を漢字単語の中から選ぶ ·············· 161

　②短い文に含まれる名詞単語を想起する ················ 171

9. 説明文に該当する名詞を想起する（1） ················· 177

　①想起すべき語を漢字単語の中から選ぶ ················ 179

　②対語の関係を類推して語を想起する ·················· 197

10. 説明文に該当する名詞を想起する（2） ················ 203

11. 位置関係を表現する ································ 229

①絵を説明する文中に適切な位置を示す語を選ぶ・・・・・・・・・・・・・ 231

②絵の中の物品の位置関係を答える・・・・・・・・・・・・・・・・・・ 233

③絵の位置関係を問う質問に答える・・・・・・・・・・・・・・・・・・ 235

付　録A　本ドリル集で使用した絵の語彙
　　　　　（名詞・動詞・形容詞）リスト・・・・・・・・・・・・・・・ 239

付　録B　ドリル・シリーズの構成・・・・・・・・・・・・・・・ 247

1. 絵付き漢字単語を模写する

目的
　名詞絵に対応する漢字単語の模写能力の改善をはかる。そして、後にはこの能力を基礎として、口頭表出や書字表出の促通につないでいく。

適応
1. 失語タイプを問わない重度失語症者
2. 全失語や分類不能の最重度失語症者
　最重度失語症者の場合、写字訓練の結果は、目的の後半部に掲げたような言語促通の基礎とはなり得ないであろう。しかし写字の改善に成功感が持てる患者にはこの課題の適応がある。

手続き
1. 名詞絵と見本の漢字単語を見ながら、3回書くように促す。
2. 患者が1回写字を完成するごとにSTは文字を指さしながら2〜3回音読する。
3. 患者が3回の写字を完成した後、STはふたたび文字を指さしながら2〜3回音読するが、その時、可能であれば患者に斉唱や復唱を促し発語を試みる。困難な場合は、絵と文字を見ながらよく聴くように求め、発語を強制しない。

ヒントの出し方
1. 写字を開始できない場合は、患者の鉛筆をいっしょに持って書き始め誘導する。その後患者が自力で続けられるようであれば途中からそっと手を放す。
2. STが文字を書くのをよく見るように教示し、ゆっくり大きめに文字を書くのを見せる。

実施上の留意点
1. 本課題は最重度〜重度失語症者を対象とするため、教示の理解や課題遂行が患者一人では困難が大きい場合が考えられるので、援助者が同席する必要があるかもしれない。
2. 写字能力の改善はそれ自体で終わらせないで、発語や書字能力の改善につなぎたいが、この可能性は患者によって個人差が大きい。たとえば発症後比較的早く、潜在的な改善能力を秘めた患者にはこの可能性は大きい。しかし、発語や書字課題は別に用意されているので、ここではその面を強制しないことが肝要である。
3. 構成失行を合併する場合には、非言語的な線や図形の模写課題が必要かもしれない。しかし、それと言語記号の模写能力とは必ずしも平行しない例が多いと考えられるが、画数の多い文字になると影響が明らかであり、「ヒントの出し方」で述べたような援助が必要となるだろう。

応用訓練法
1. 音読・呼称
　ページ左側の絵と文字を見ながら、音読の訓練を行う。また、絵のみを刺激（文字は白紙で覆う）として呼称訓練を行う。
2. 自発書字
　絵のみを刺激（文字は白紙で覆う）として、その名前を漢字で書く訓練を行う。

3. 聴覚的理解（聴覚的ポインティング課題）

　障害が重度な場合、絵と漢字単語の両方を刺激材料として、ページ全語の選択肢の中から、STが言う語に対応する絵を指さす訓練を行う。もう少し能力が残存する患者には、絵のみを刺激材料として、STが言う語に対応する絵を指さす訓練を行う。

氏名	年　月　日

絵とその名前を見ながら、漢字単語を3回書いてください。

解答例

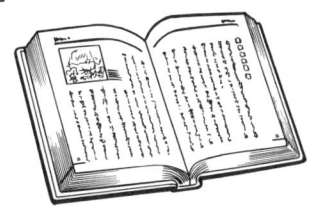 本

(1)  雨

(2)  手

(3)  犬

(4) 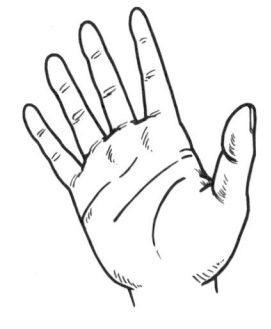 山

1・1　絵付き漢字単語を模写する

氏名		年　月　日

絵とその名前を見ながら、漢字単語を3回書いてください。

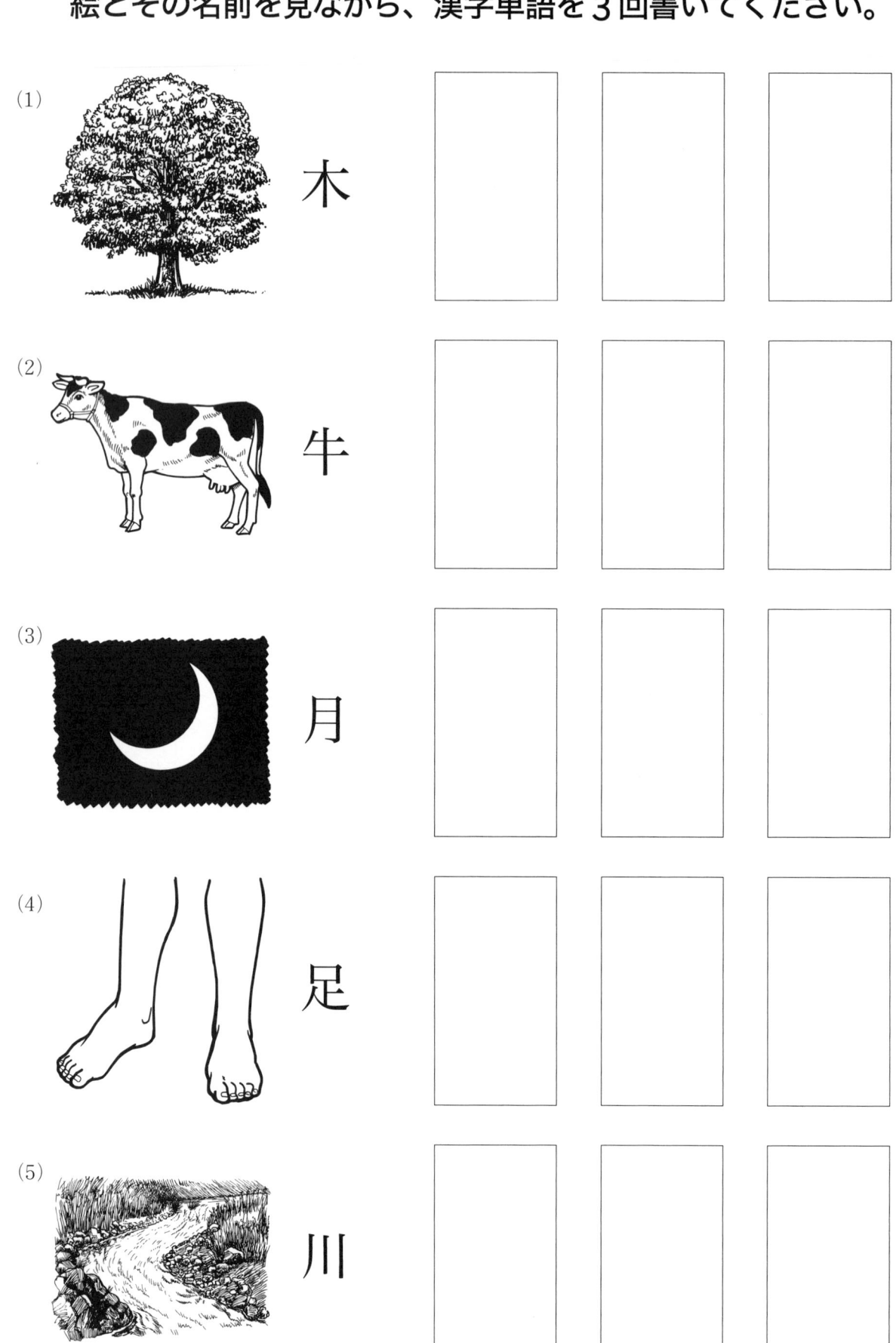

(1) 木

(2) 牛

(3) 月

(4) 足

(5) 川

氏名		年　月　日

絵とその名前を見ながら、漢字単語を３回書いてください。

(1) 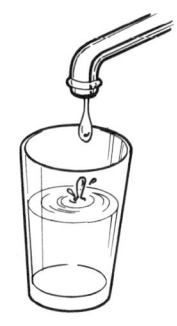 水

(2) 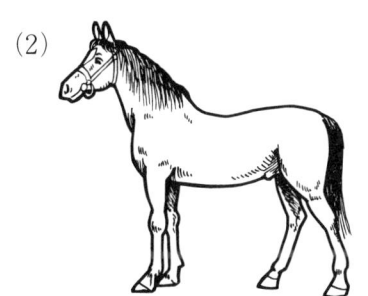 馬

(3) 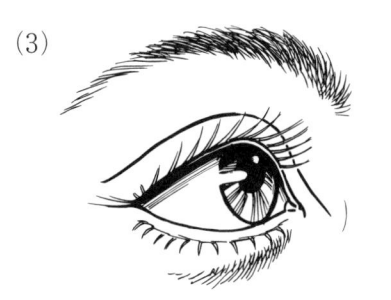 目

(4) 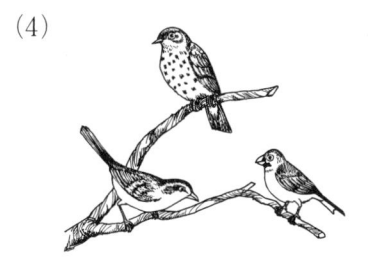 鳥

(5) 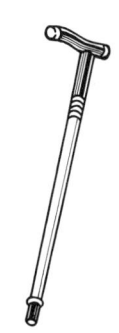 杖

1・1　絵付き漢字単語を模写する

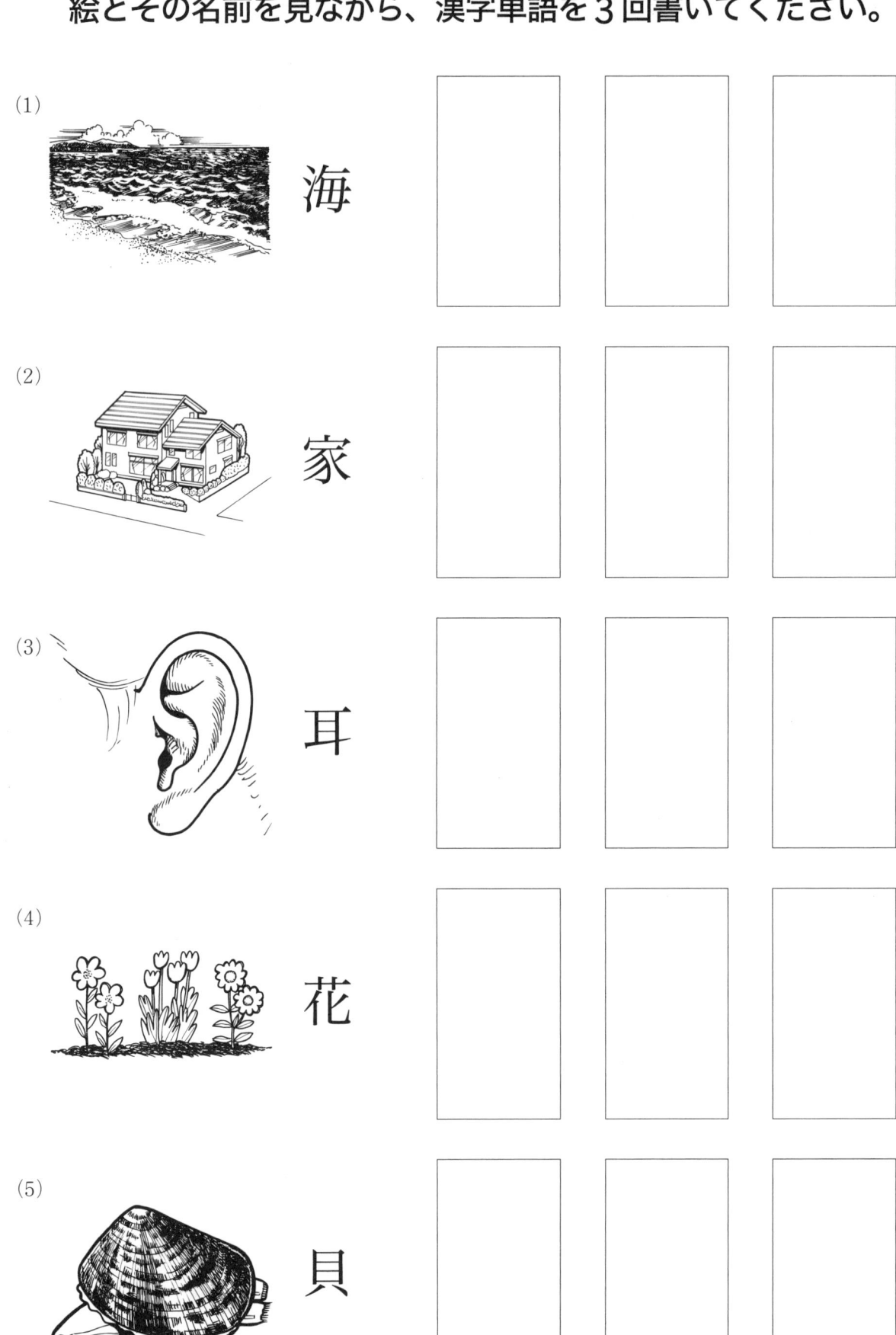

| 氏名 | | 年　　月　　日 |

絵とその名前を見ながら、漢字単語を３回書いてください。

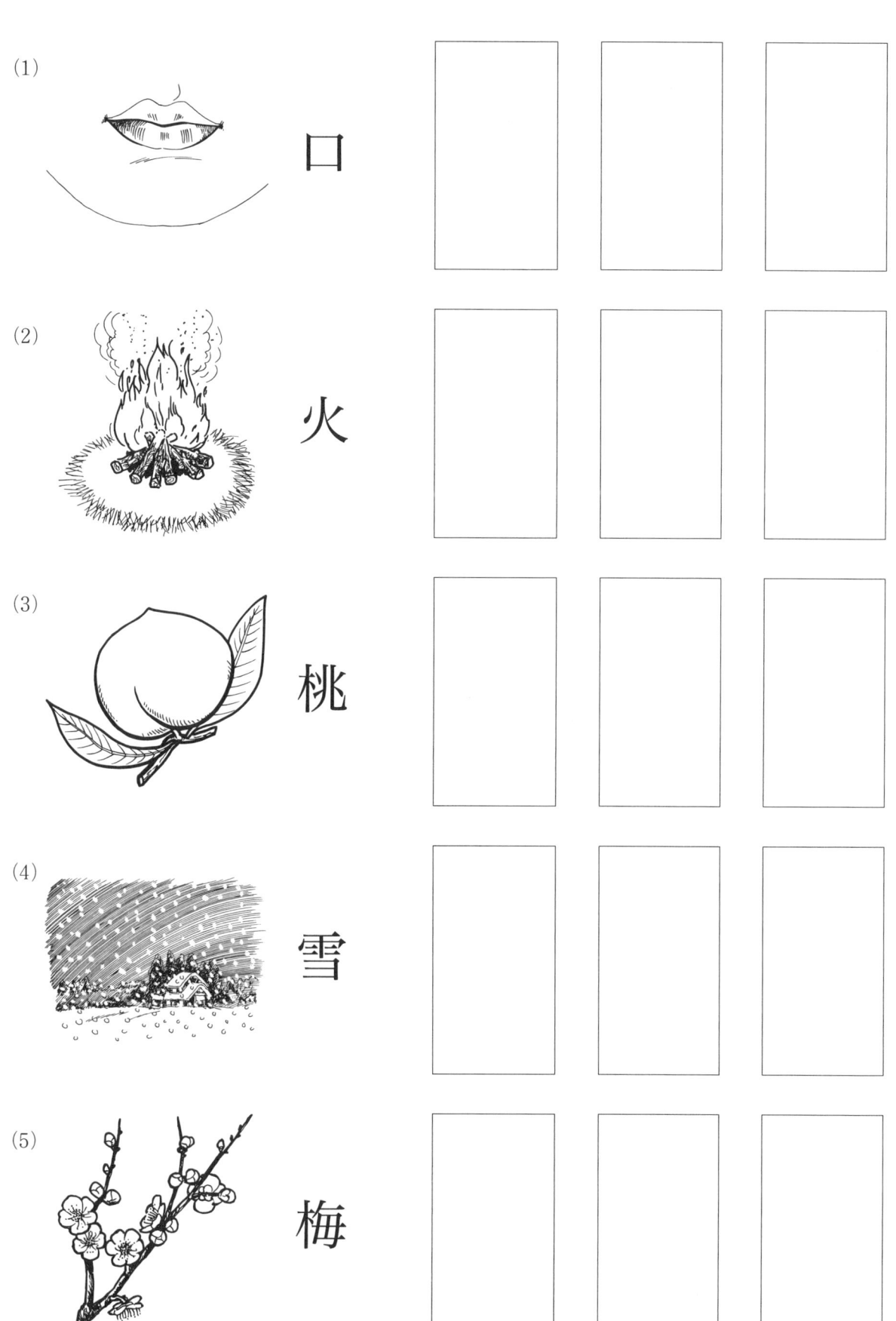

1・1　絵付き漢字単語を模写する

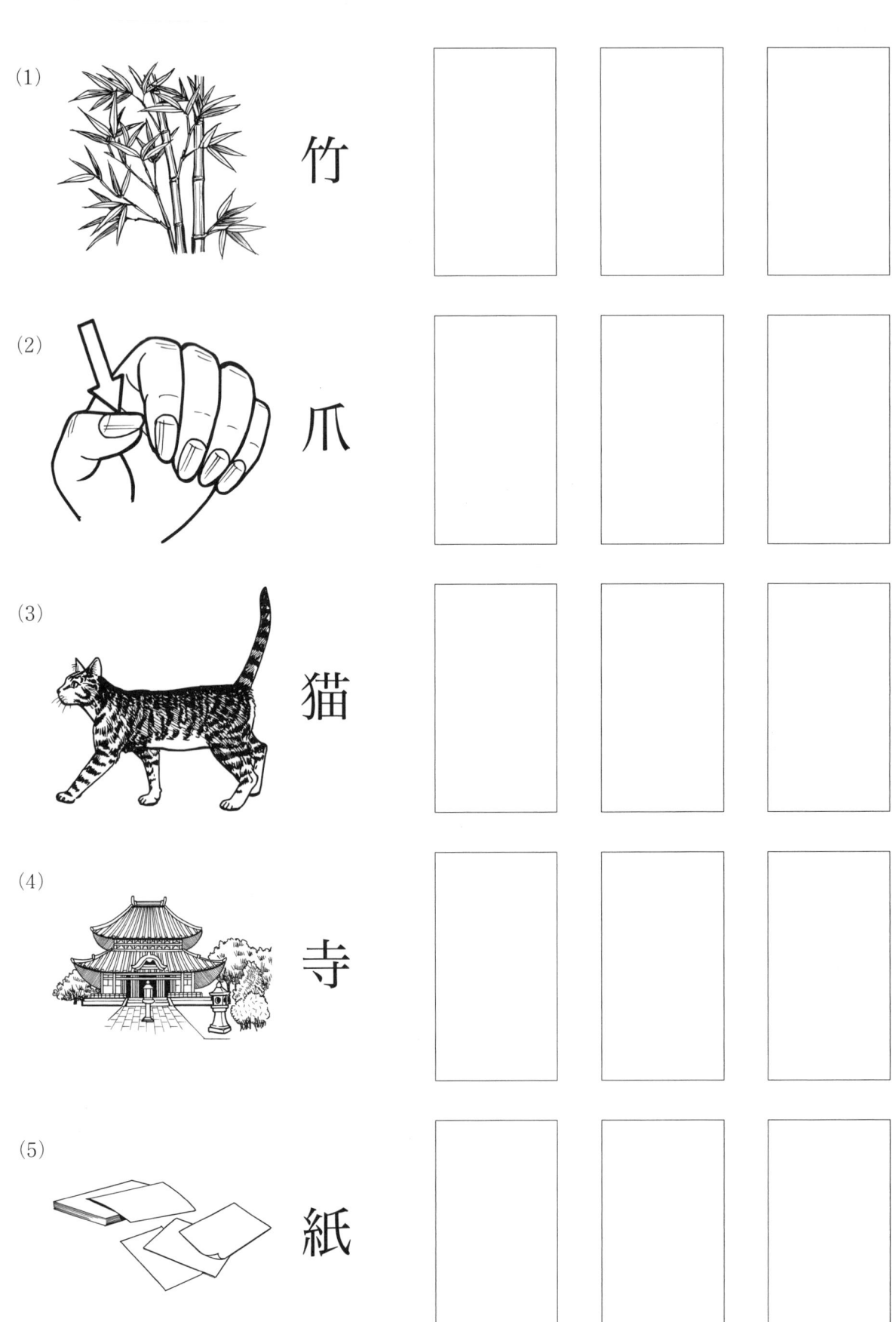

氏名		年　月　日

絵とその名前を見ながら、漢字単語を3回書いてください。

(1) 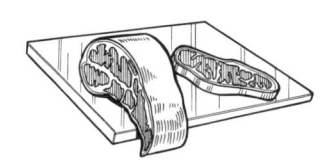 菊

(2) 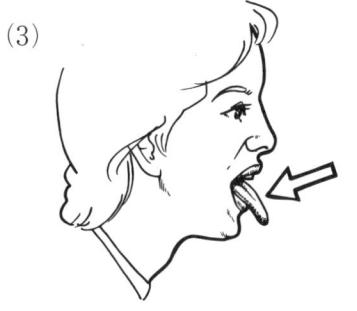 肉

(3) 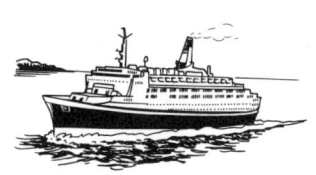 舌

(4) 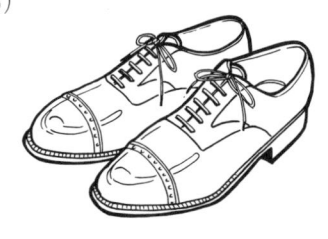 船

(5) 　　　　　　　靴

1・1　絵付き漢字単語を模写する

—9—

| 氏名 | | 年　月　日 |

絵とその名前を見ながら、漢字単語を3回書いてください。

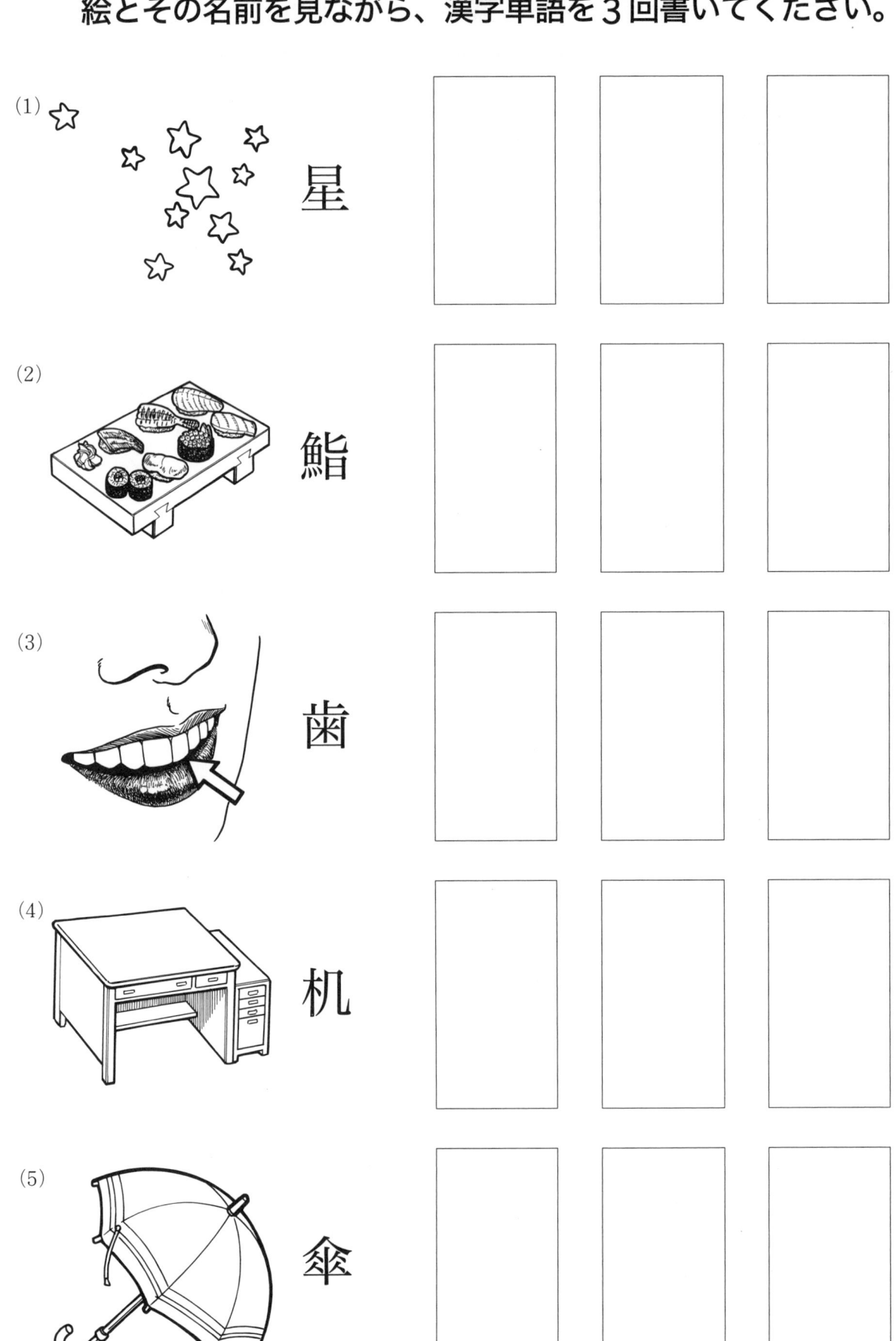

| 氏名 | | 年　月　日 |

絵とその名前を見ながら、漢字単語を3回書いてください。

(1) 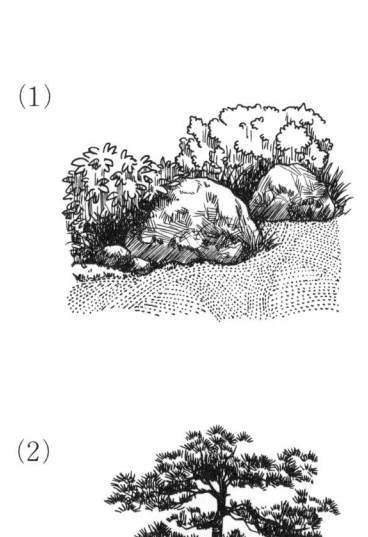 石

(2) 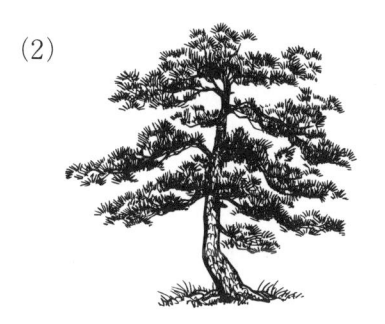 松

(3) 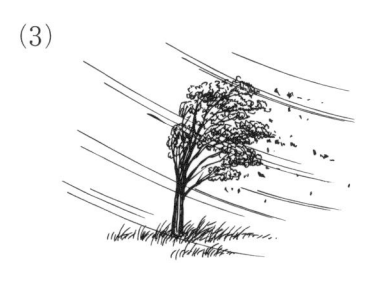 風

(4) 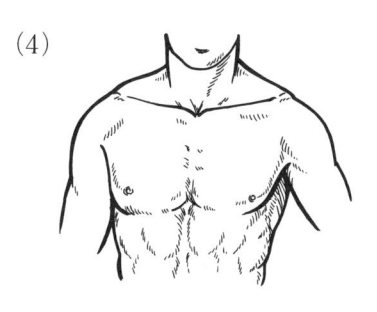 胸

(5) 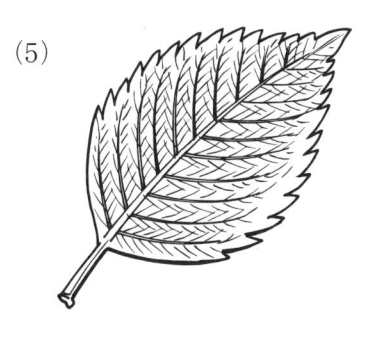 葉

1・1　絵付き漢字単語を模写する

| 氏名 | 年　　月　　日 |

絵とその名前を見ながら、漢字単語を3回書いてください。

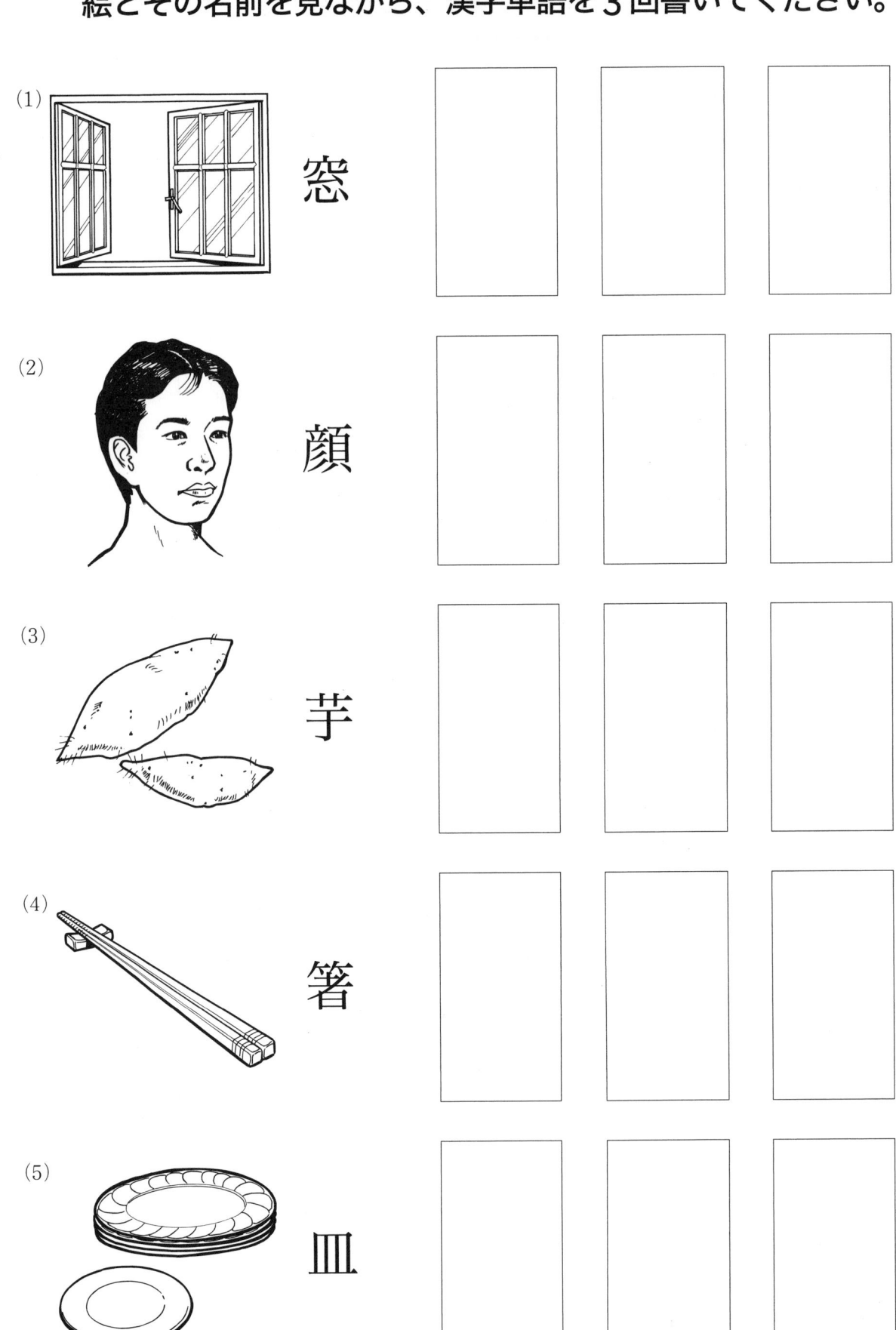

(1) 窓

(2) 顔

(3) 芋

(4) 箸

(5) 皿

1・1 絵付き漢字単語を模写する

氏名		年　月　日

絵とその名前を見ながら、漢字単語を3回書いてください。

(1) 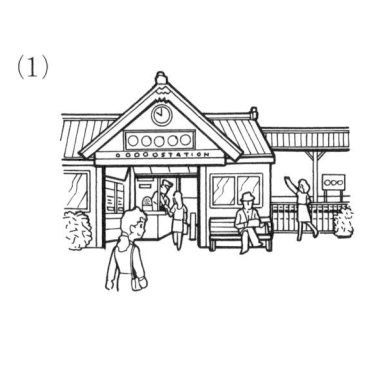 駅

(2) 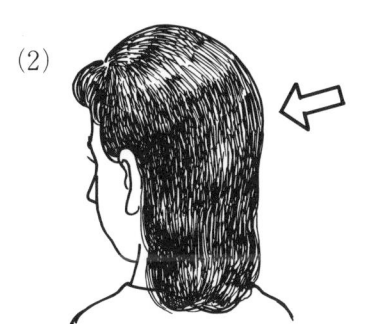 髪

(3) 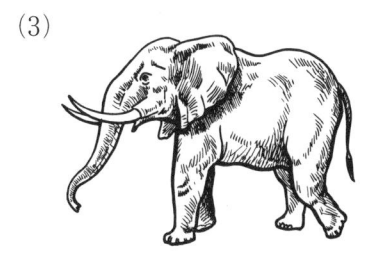 象

(4) 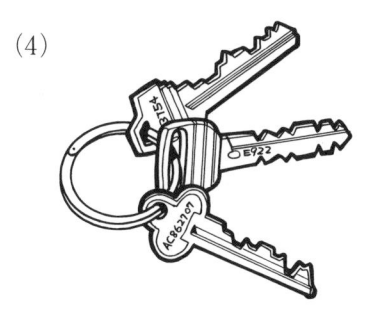 鍵

(5) 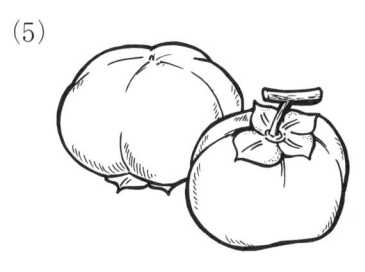 柿

1・1 絵付き漢字単語を模写する

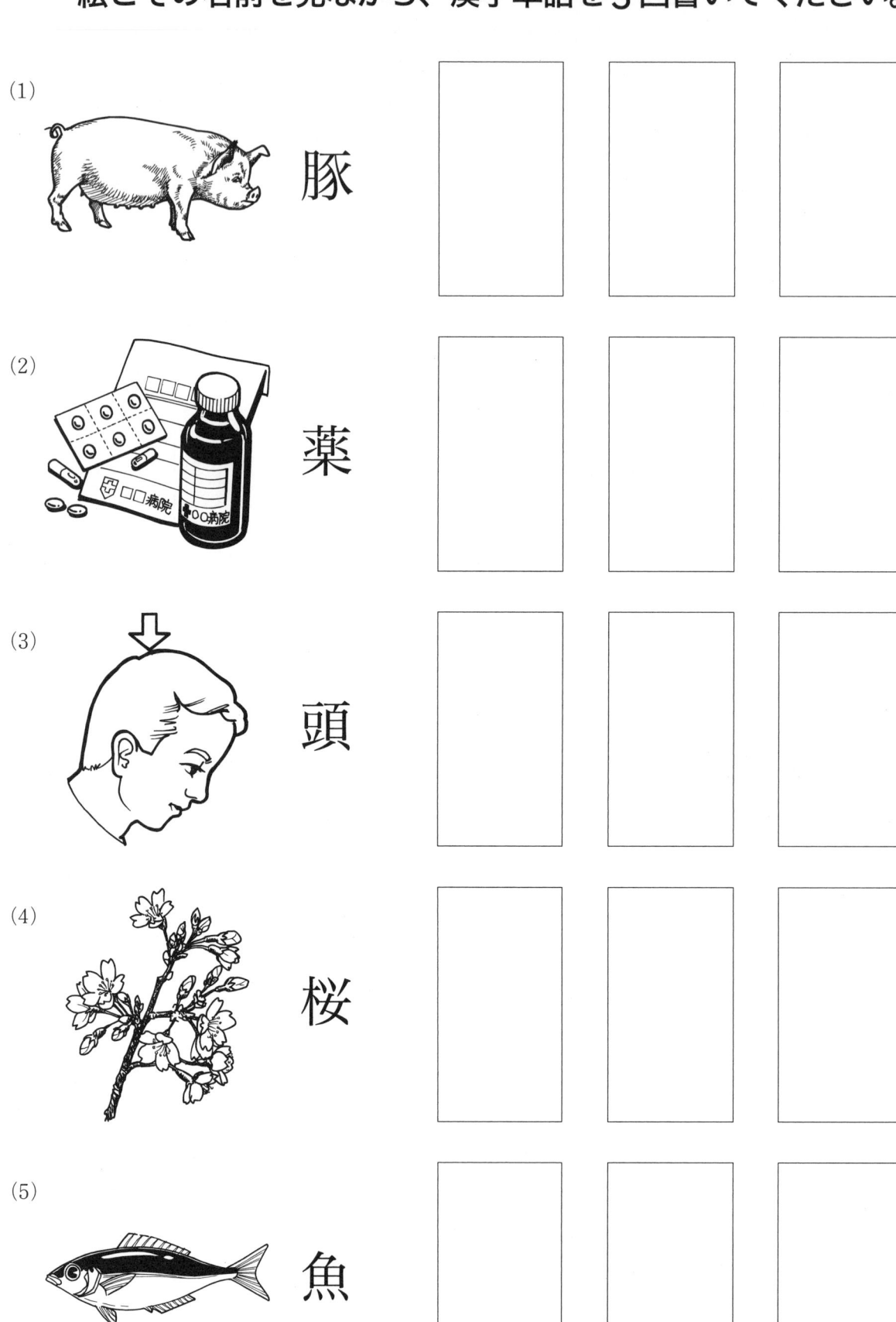

氏名	年　月　日

絵とその名前を見ながら、漢字単語を3回書いてください。

(1) 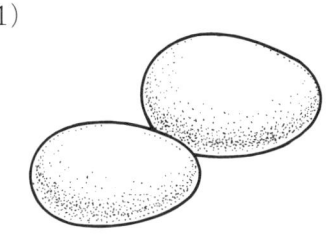 卵

(2) 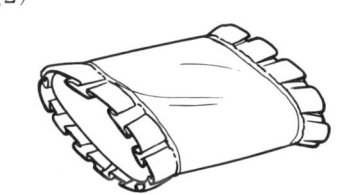 枕

(3) 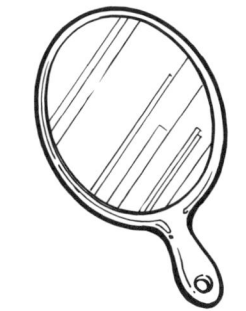 鏡

(4) 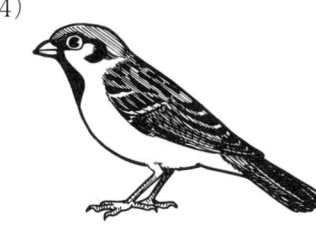 雀

(5) 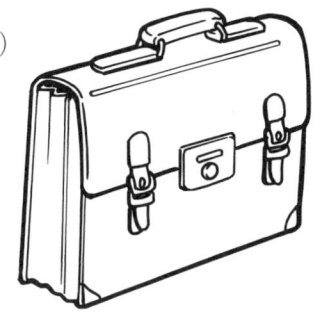 鞄

1・1 絵付き漢字単語を模写する

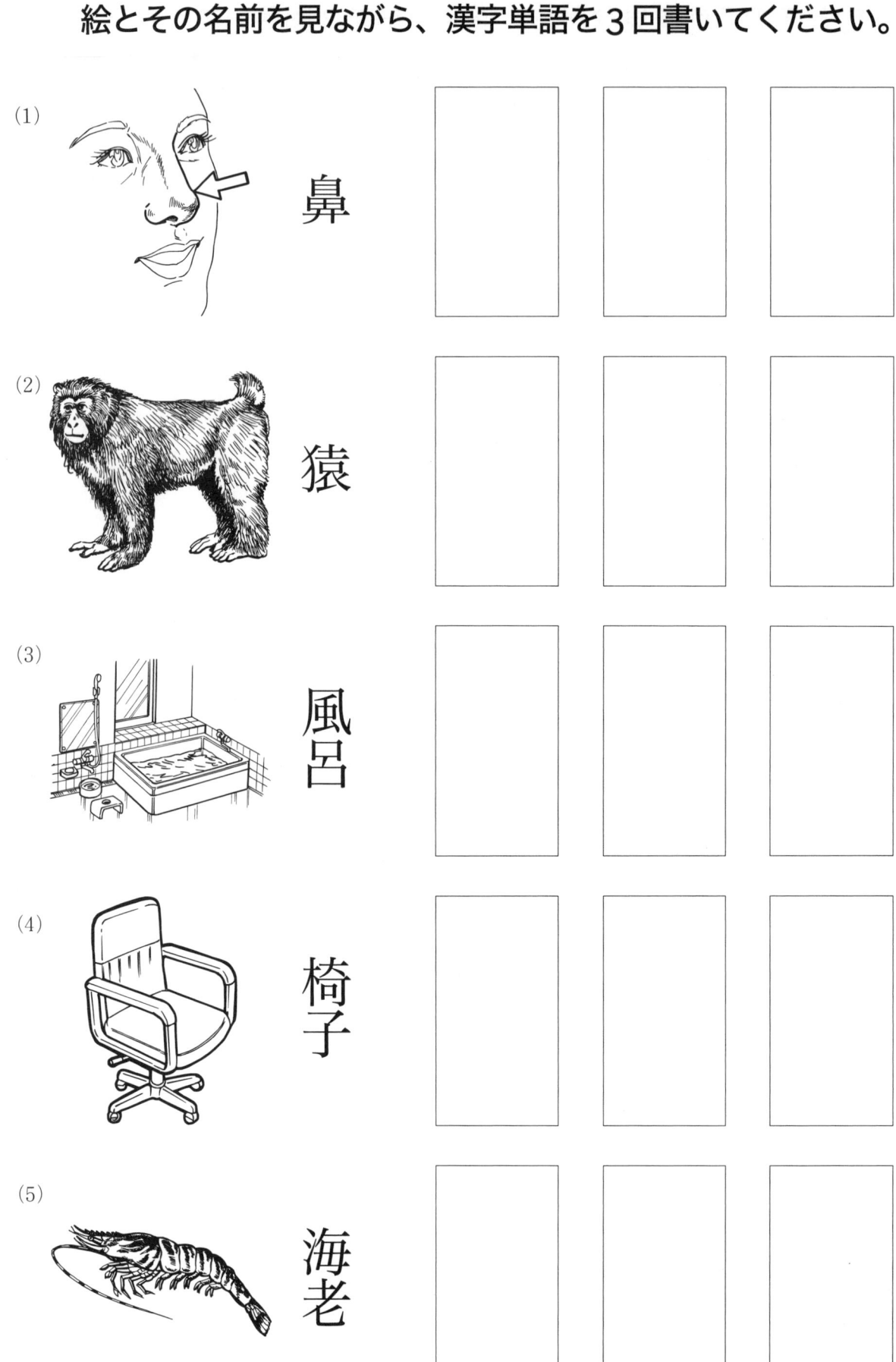

氏名	年　月　日

絵とその名前を見ながら、漢字単語を3回書いてください。

(1) 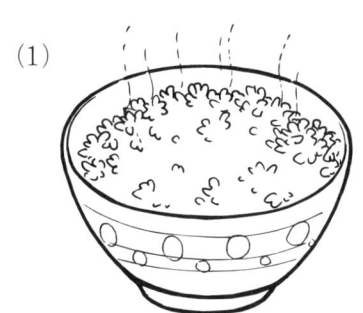 御飯

(2) 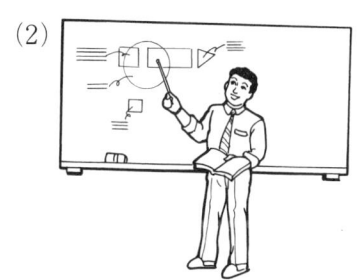 先生

(3) 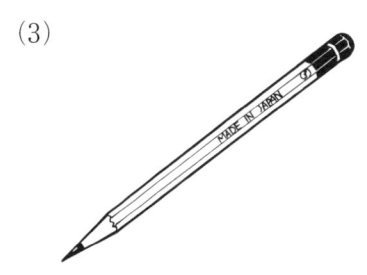 鉛筆

(4) 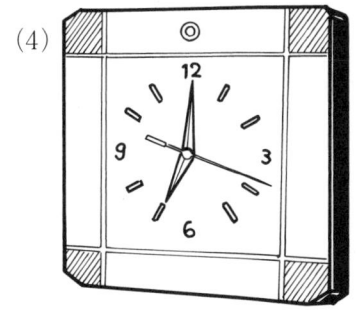 時計

(5) 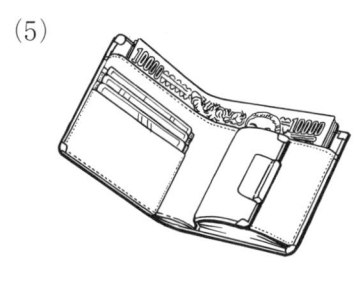 財布

1・1　絵付き漢字単語を模写する

氏名	年　月　日

絵とその名前を見ながら、漢字単語を３回書いてください。

(1) 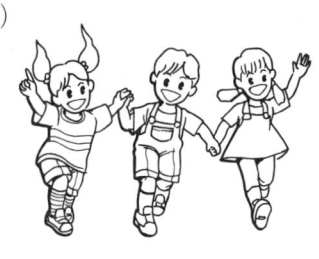 子供

(2) 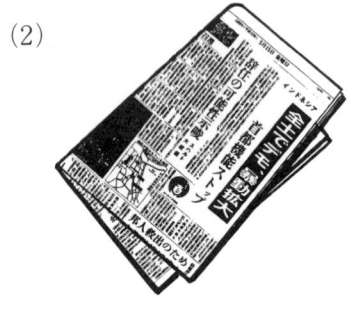 新聞

(3) 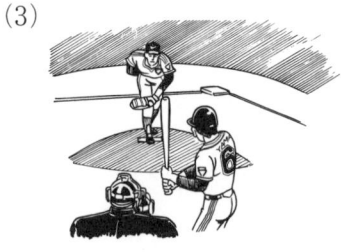 野球

(4) 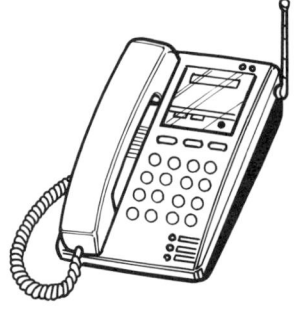 電話

(5) 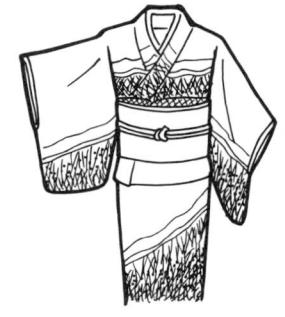 着物

1・1　絵付き漢字単語を模写する

氏名		年　月　日

絵とその名前を見ながら、漢字単語を３回書いてください。

(1)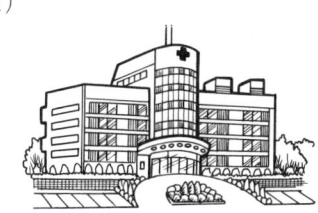

(2)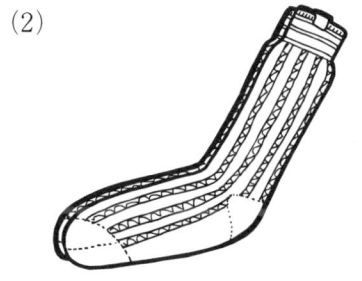

(3)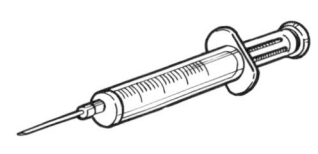

(4)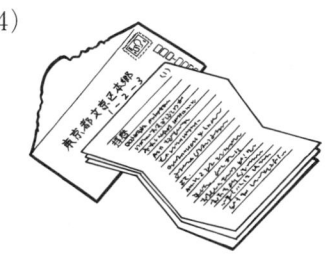

(5)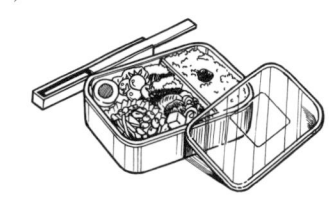

1・1　絵付き漢字・単語を模写する

| 氏名 | | 年　月　日 |

絵とその名前を見ながら、漢字単語を3回書いてください。

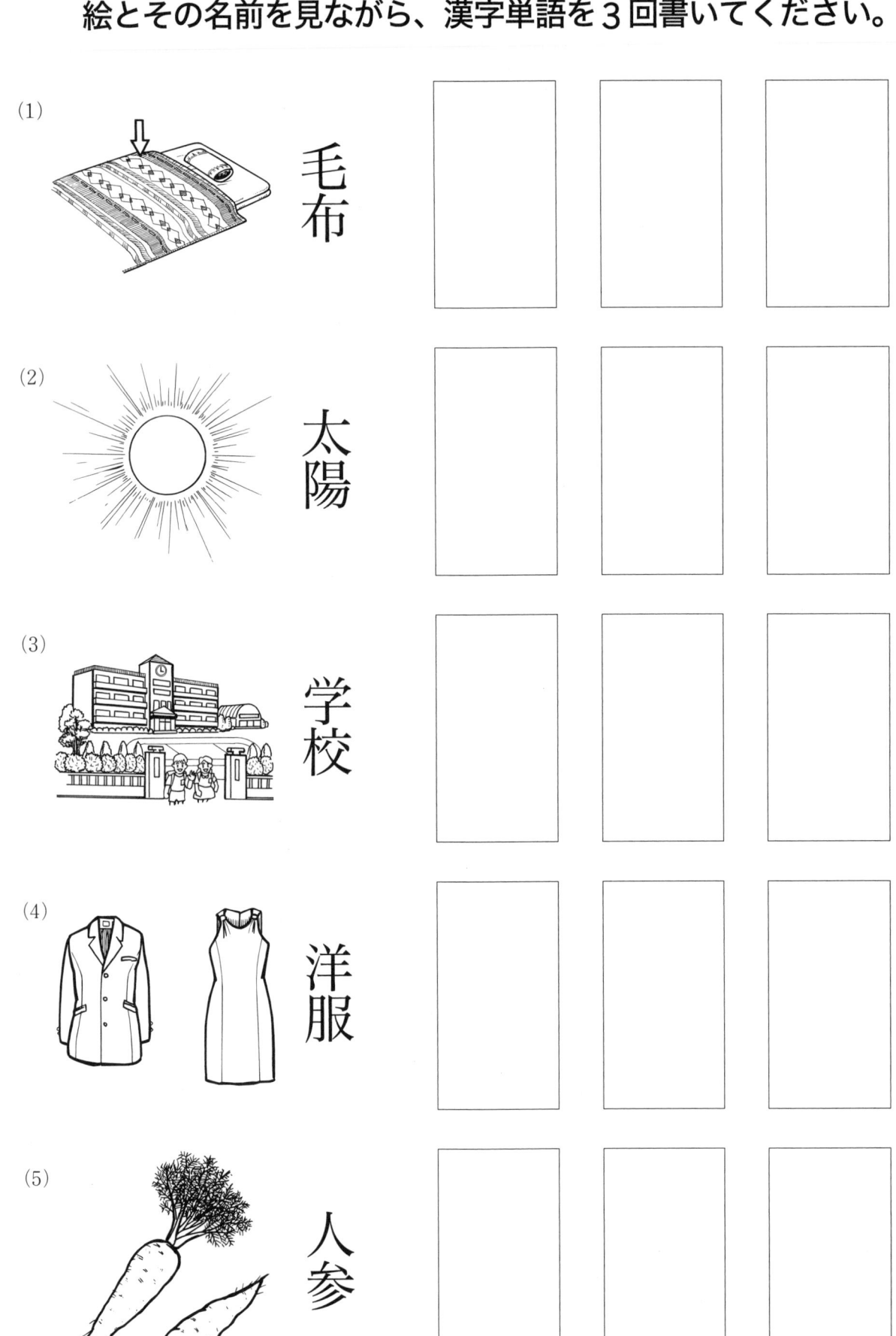

(1) 毛布

(2) 太陽

(3) 学校

(4) 洋服

(5) 人参

1・1　絵付き漢字単語を模写する

氏名	年　月　日

絵とその名前を見ながら、漢字単語を3回書いてください。

(1) 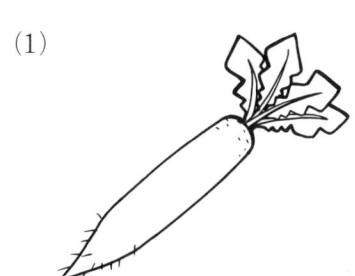 大根

(2) 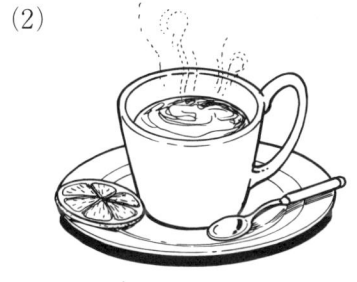 紅茶

(3) 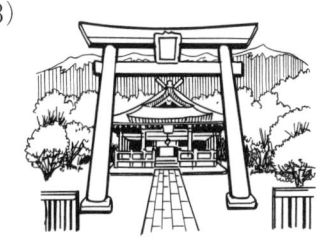 神社

(4) 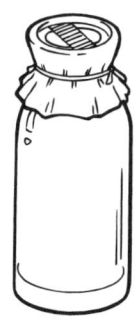 牛乳

(5) 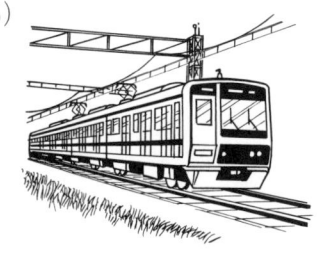 電車

1・1　絵付き漢字単語を模写する

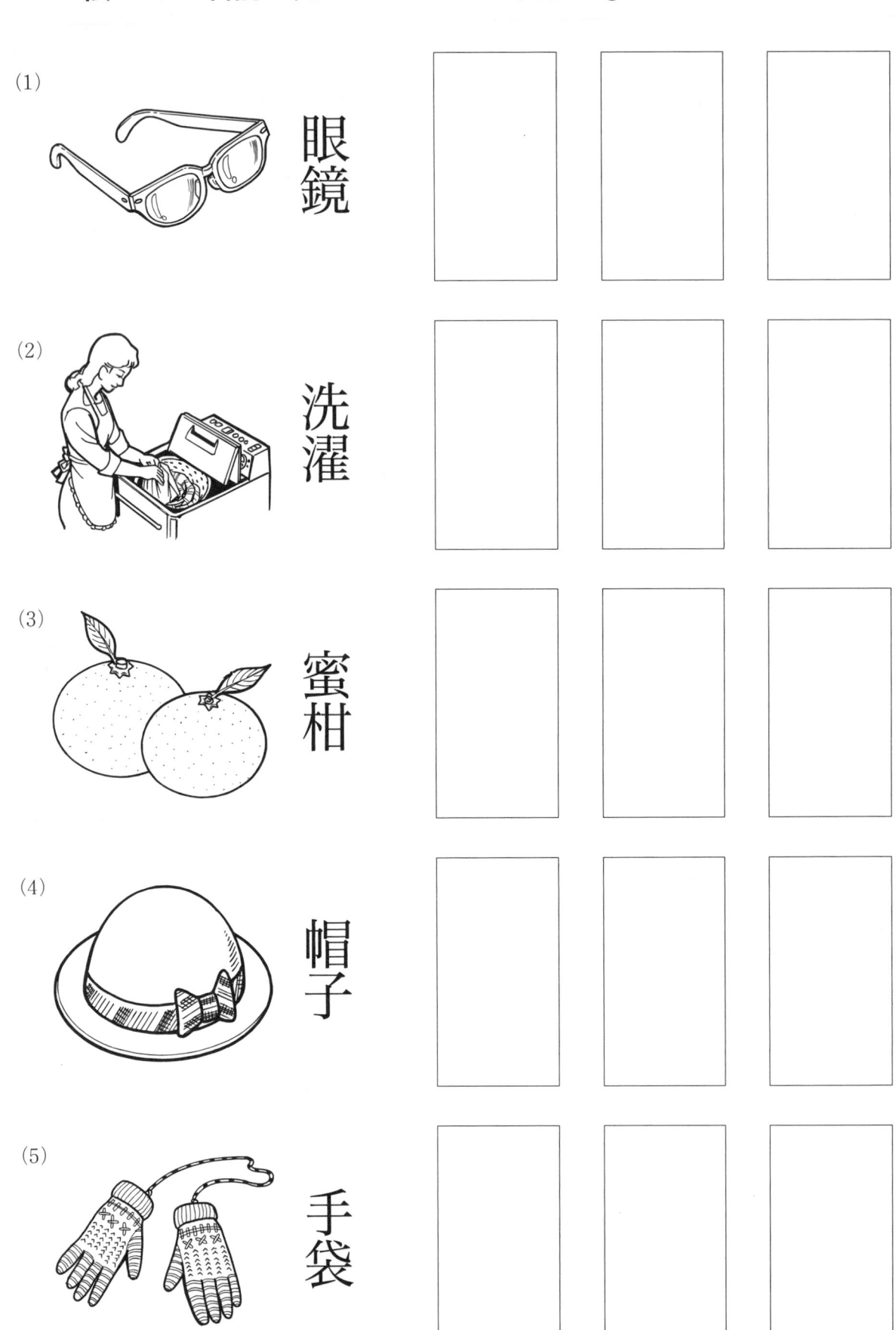

氏名		年　月　日

絵とその名前を見ながら、漢字単語を3回書いてください。

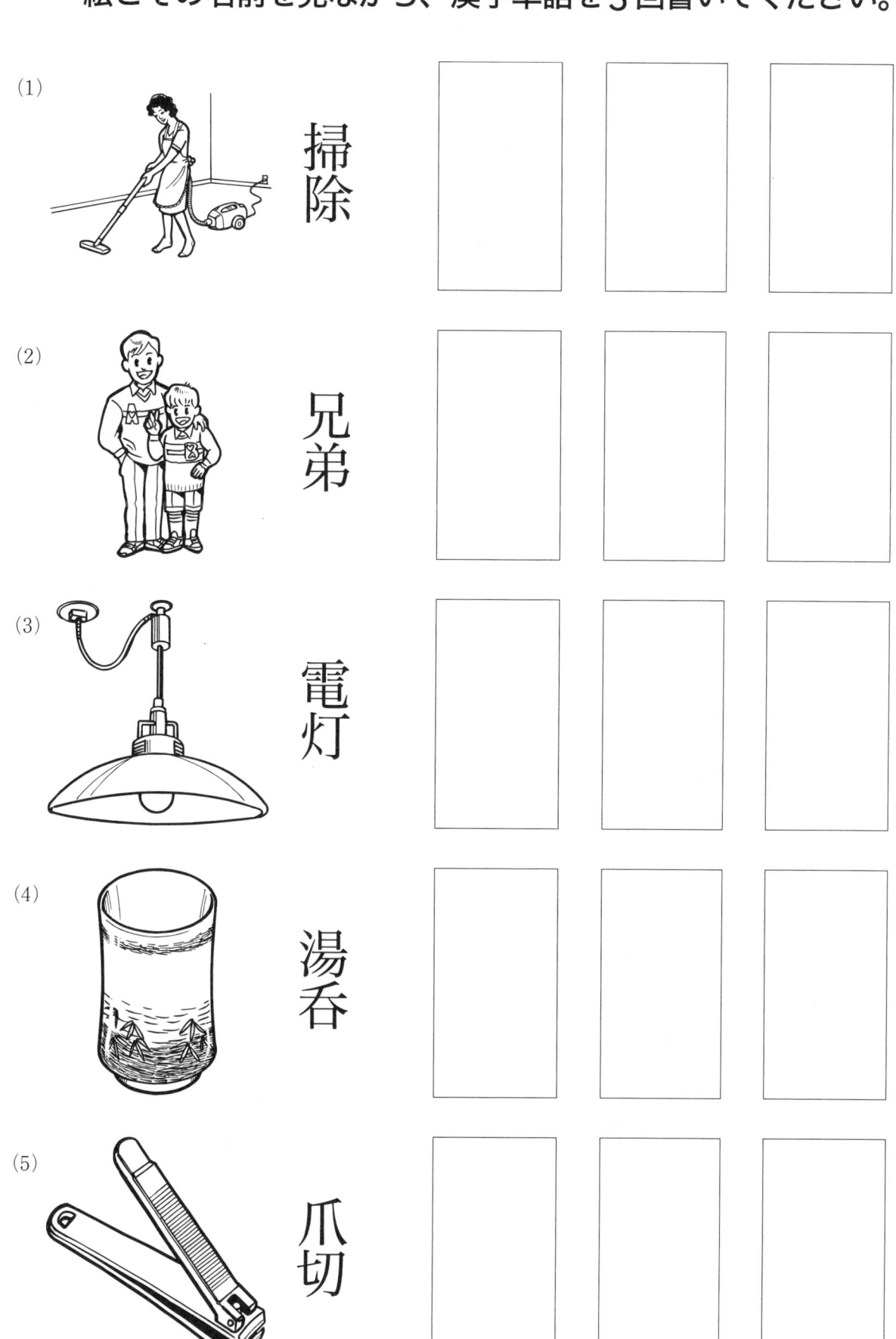

1・1　絵付き漢字単語を模写する

—23—

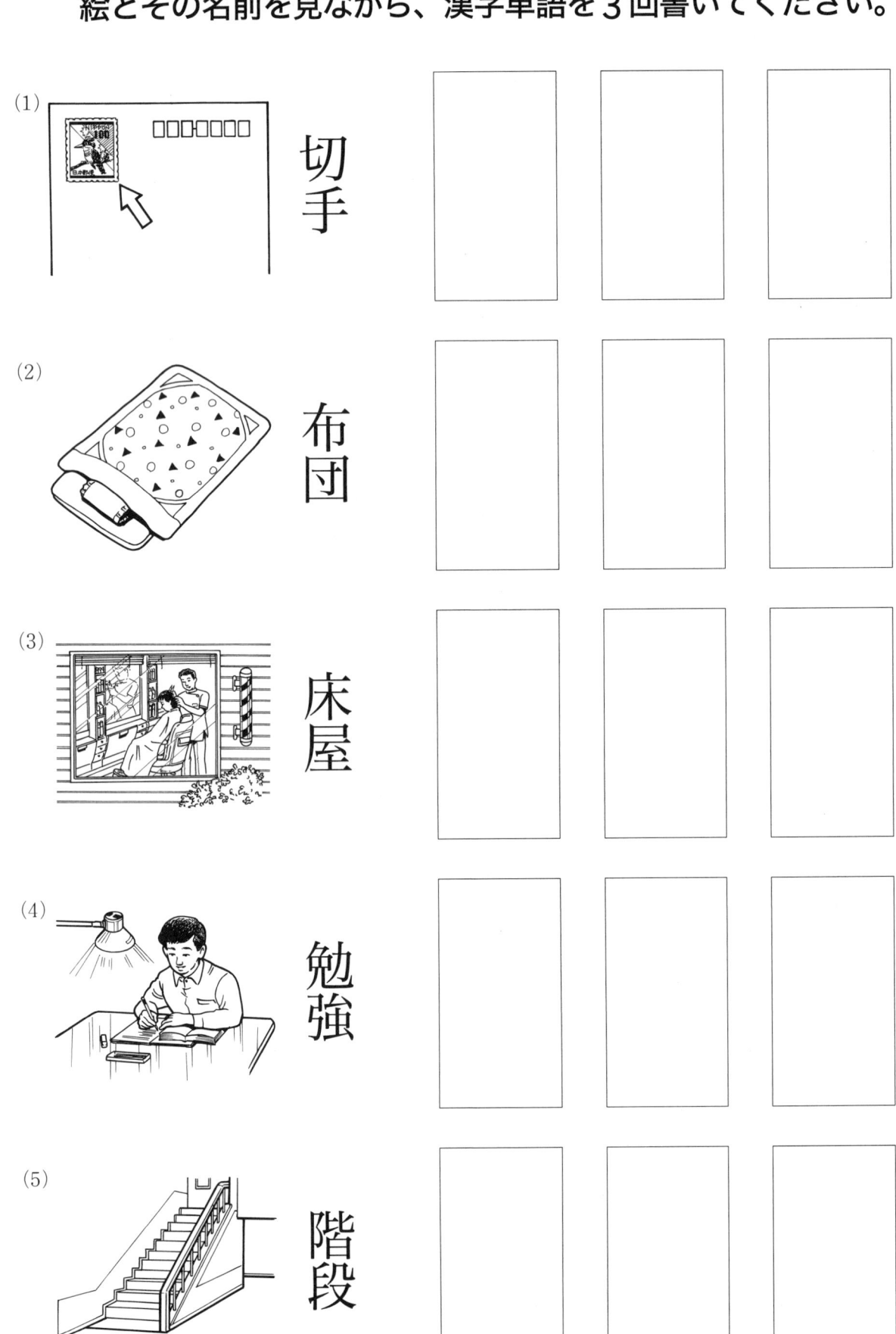

| 氏名 | | 年　月　日 |

絵とその名前を見ながら、漢字単語を3回書いてください。

(1) 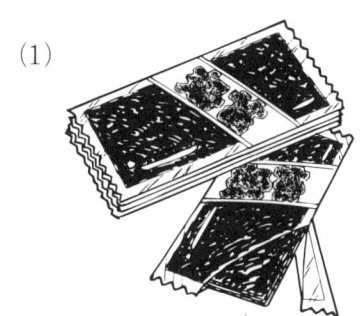 海苔

(2) 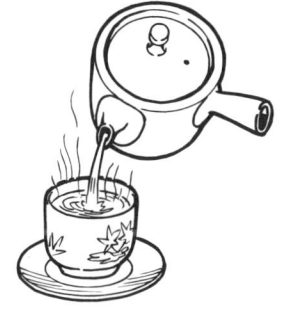 お茶

(3) 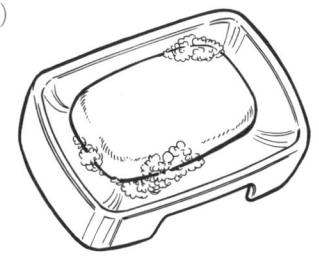 石鹸

(4) 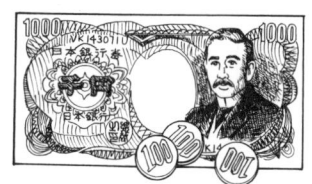 お金

(5) 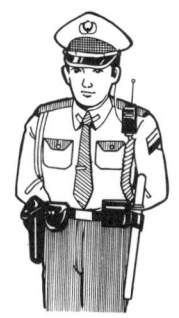 警官

1・1　絵付き漢字単語を模写する

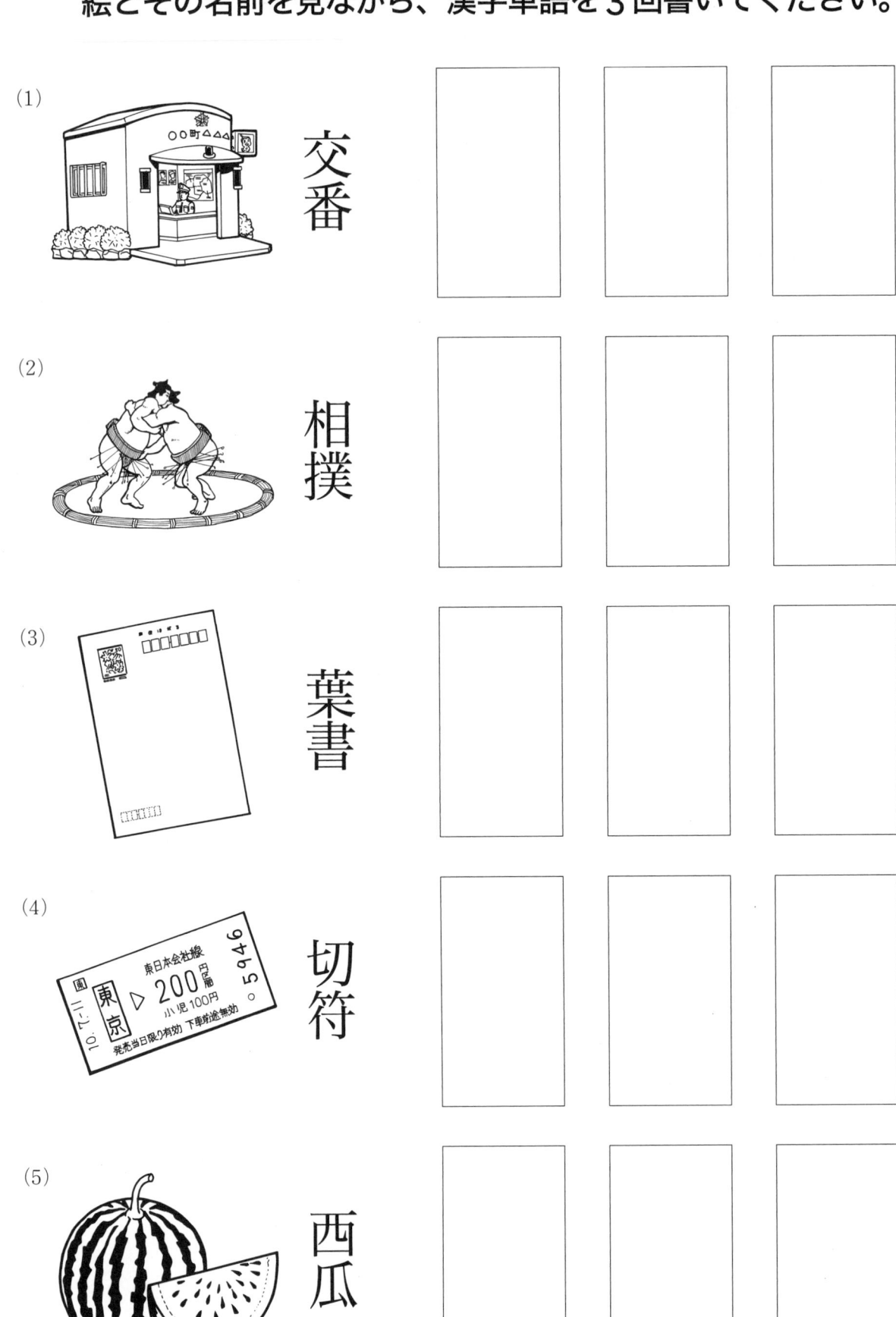

氏名	年　　月　　日

絵とその名前を見ながら、漢字単語を3回書いてください。

(1) 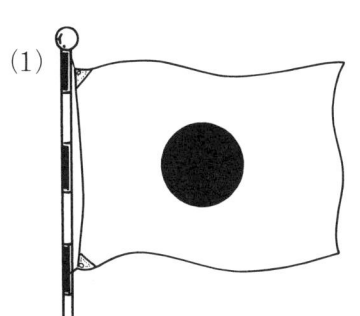 日の丸

(2) 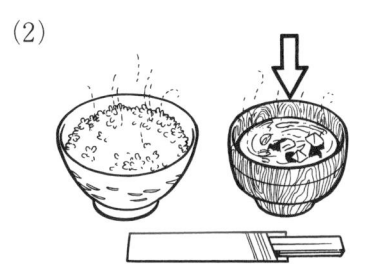 味噌汁

(3) 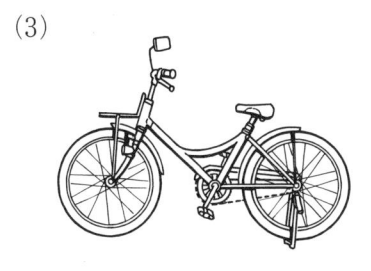 自転車

(4) 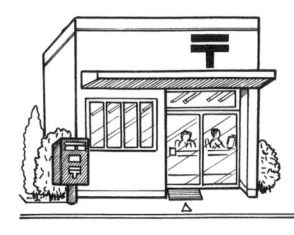 郵便局

(5) 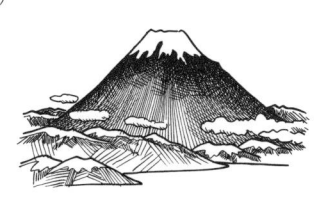 富士山

1・1　絵付き漢字単語を模写する

氏名	年　月　日

絵とその名前を見ながら、漢字単語を3回書いてください。

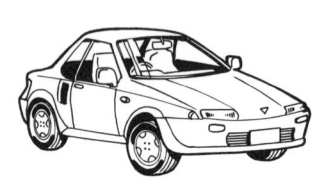

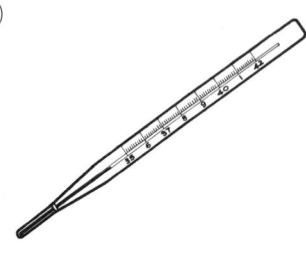

(1) 自動車

(2) 体温計

(3) 飛行機

(4) 冷蔵庫

(5) 看護婦

1・1　絵付き漢字単語を模写する

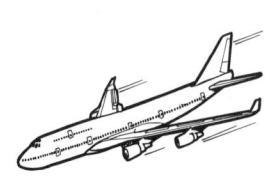

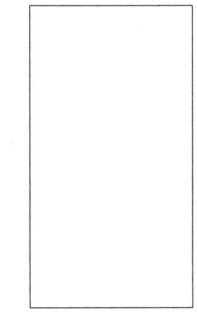

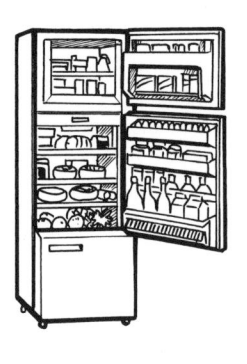

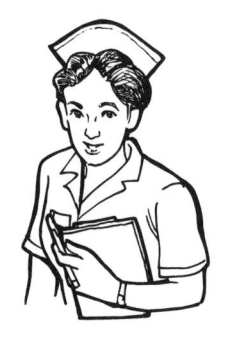

2. 名詞絵の名前を3語の漢字単語の中から選ぶ

目的
1. 名詞絵に合う名称を想起する能力の改善をはかる。本ドリルでは、名称を口頭表出することは困難でも、名称が漢字単語で呈示されていれば、当該の漢字単語を3語の中から選ぶことができる能力の改善をはかる。
2. 可能であれば選択した語の音読を行い、口頭表出の改善をはかる。

適応
失語タイプを問わない重度失語症者

手続き
1. 名詞絵を見てその名称を想起するように促す。
2. その名称に合う漢字単語として3語のうちどれが適当か問う。
3. 選んだ単語を○で囲むように促す。
4. ○で囲む反応が出ない患者に対しては手をそえて一緒に○で囲んでみる。
5. 反応に対して正誤を知らせ、誤りの場合は自己修正を促すかあるいはヒントをあたえる。
6. 正答が得られたらその漢字単語を音読することを試みる。

ヒントの出し方
1. 選択する文字単語を誤った場合あるいは選択できない場合
   ① 名詞絵の意味的説明をおこなう。
   ② 選択肢の3語の漢字単語を一つ一つゆっくり音読する。
   ③ 絵の名称を与える。
2. 選んだ漢字単語を音読できない場合は
   ① 初頭音1音を与える。それでも困難な場合は音を増やしていく。
   ② STが音読し、患者は復唱あるいは斉唱をおこなう。

実施上の留意点
1. 1頁内に名詞絵が6課題呈示されていると注意がそれる場合は、当該の問題のみ呈示し他の問題は白紙で覆う。
2. 患者の中には○で囲むことはできないが線で結ぶことはできるという患者もいるので、解答を示す手段は適宜選ぶとよい。
3. 頁あるいは選択肢の右側への注意が低下している患者へは、注意を喚起する必要がある。
4. 語の想起が困難でも本ドリルであれば正解できる患者にとっては成功感が得られるので、そのような場合は容易な課題と思われても行った方が良い。

応用訓練法
1. 聴覚的理解（聴覚的ポインティング課題）
   漢字の選択肢を覆い、絵のみ呈示して行う。その場合、呈示する絵の数は患者に合わせて調整する。

2. 音読
   選択した漢字単語以外を音読する。
3. 模写
   選択した漢字単語をその下に模写して書く。
4. 呼称
   漢字の選択肢を覆い、絵の名称を想起して言う。

氏名		年　月　日

絵の下に3つの単語が書いてあります。正しい語を1つ選んで〇で囲んでください。

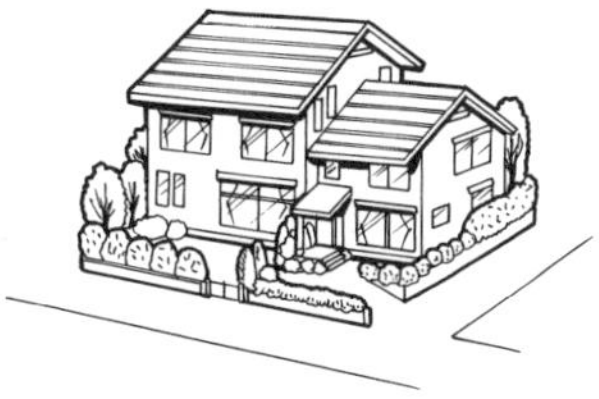

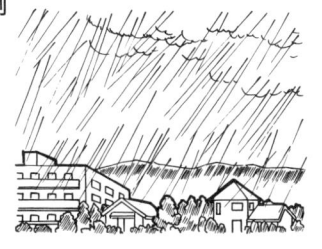

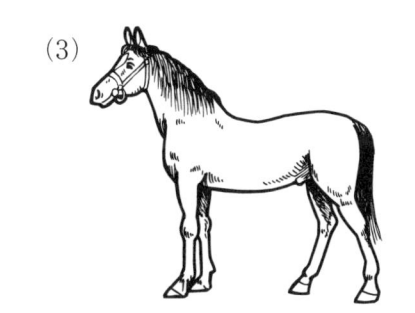

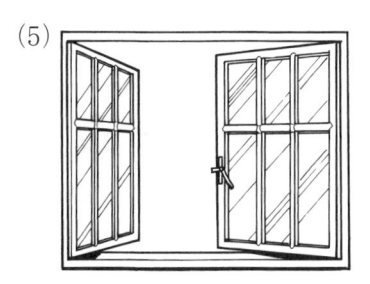

解答例： 晴れ ⓔ(雨) 雪

(1) 家 駅 橋

(2) 豆 葱 芋

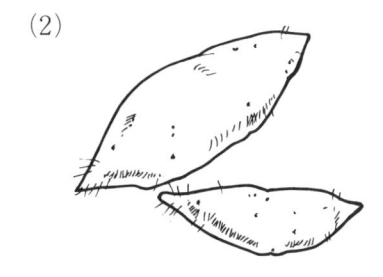

(3) 牛 羊 馬

(4) 梅 松 竹

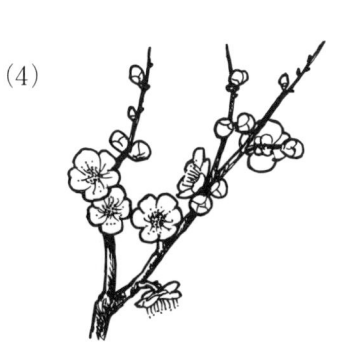

(5) 柱 窓 棚

1・2　名詞絵の名前を3語の漢字単語の中から選ぶ

—31—

氏名		年　月　日

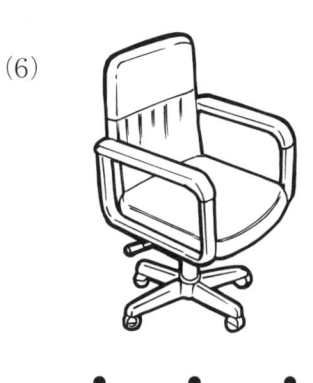

絵の下に3つの単語が書いてあります。正しい語を1つ選んで○で囲んでください。

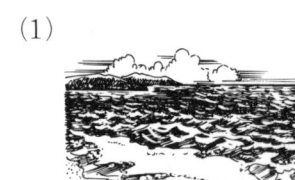

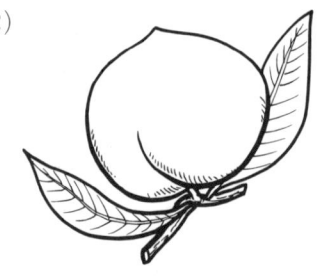

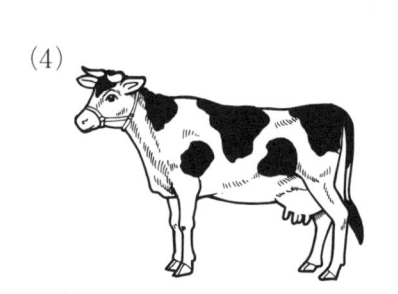

(1) 河　海　空

(2) 梨　柿　桃

(3) 枕　毛布　洋服

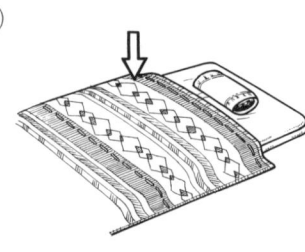

(4) 牛　羊　馬

(5) 猫　鶏　犬

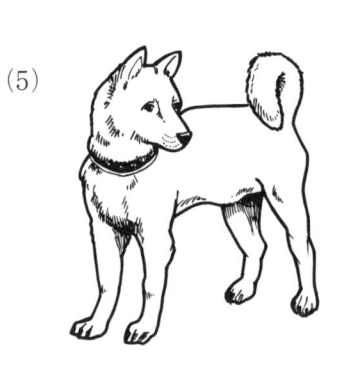

(6) 机　本箱　椅子

1.2 名詞　絵の名前を3語の漢字単語の中から選ぶ

氏名		年　月　日

絵の下に3つの単語が書いてあります。正しい語を1つ選んで○で囲んでください。

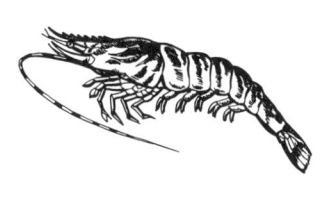

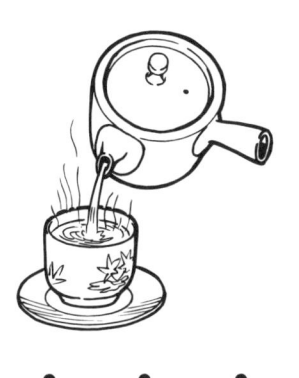

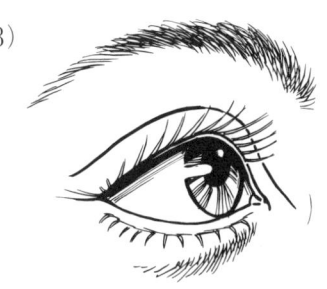

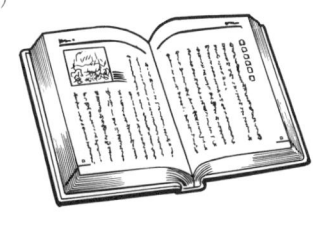

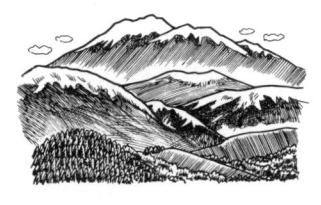

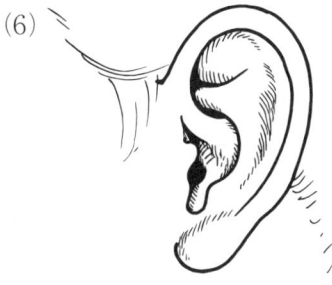

(1) 貝　魚　海老

(2) 水　薬　お茶

(3) 口　目　鼻

(4) 新聞　本　鉛筆

(5) 山　林　森

(6) 耳　手　足

1・2　名詞絵の名前を3語の漢字単語の中から選ぶ

氏名		年　月　日

絵の下に3つの単語が書いてあります。正しい語を1つ選んで○で囲んでください。

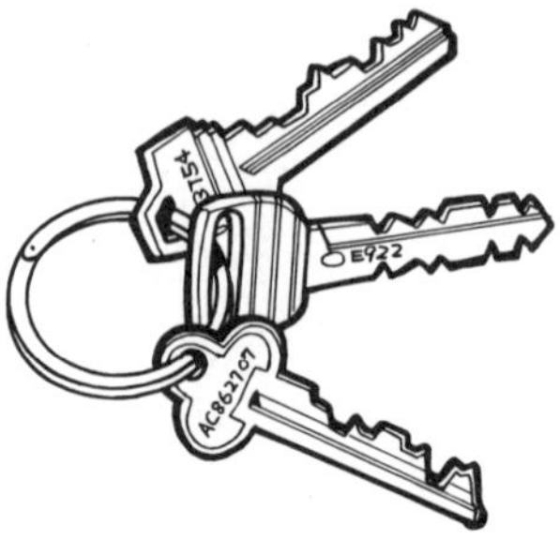

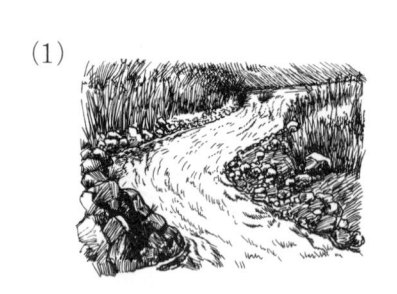

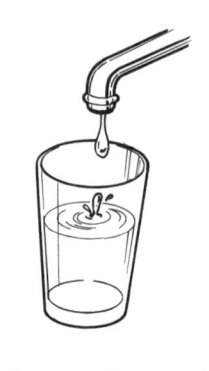

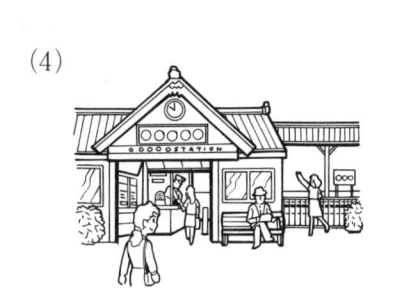

(1) 池　湖　川

(2) 家　鍵　戸

(3) 薬　水　お茶

(4) 駅　家　会社

(5) 草　木　花

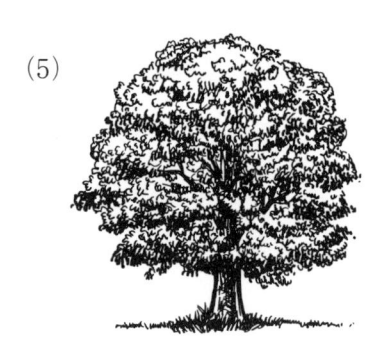

(6) 桜　百合　菊

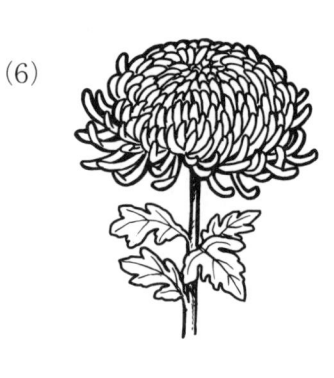

1・2 名詞絵の名前を3語の漢字単語の中から選ぶ

| 氏名 | | 年　月　日 |

絵の下に3つの単語が書いてあります。正しい語を1つ選んで○で囲んでください。

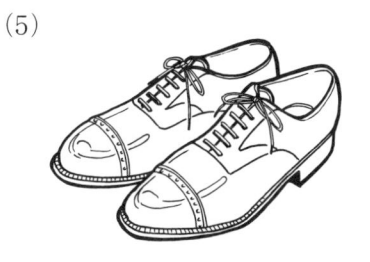

(1) 馬　猫　犬

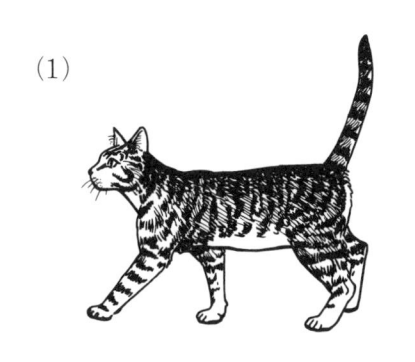

(2) 胸　腹　顔

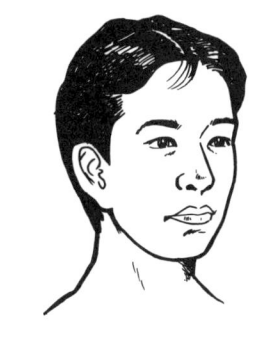

(3) 風呂　便所　玄関

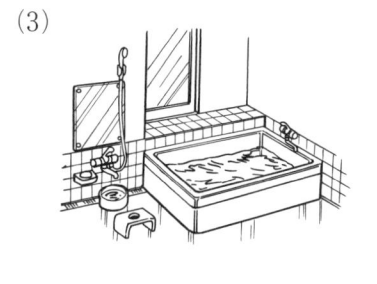

(4) 鞄　傘　杖

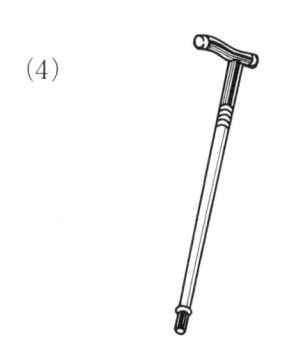

(5) 下駄　靴　服

(6) 卵　肉　鮨

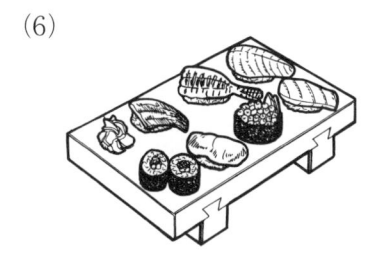

1・2　名詞絵の名前を3語の漢字単語の中から選ぶ

| 氏名 | | 年　月　日 |

絵の下に3つの単語が書いてあります。正しい語を1つ選んで〇で囲んでください。

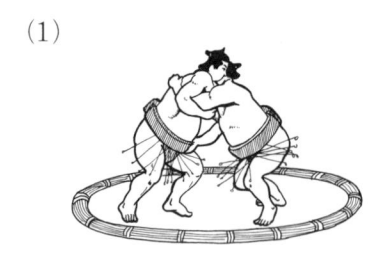

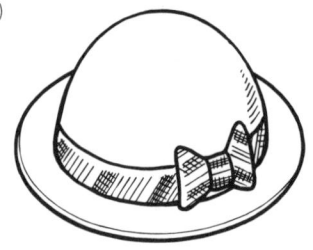

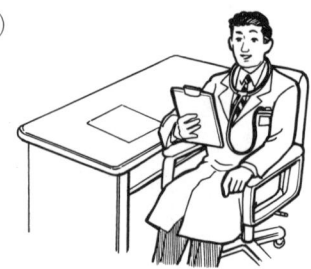

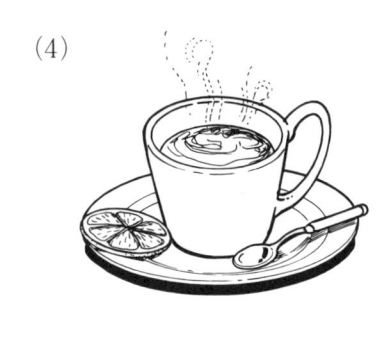

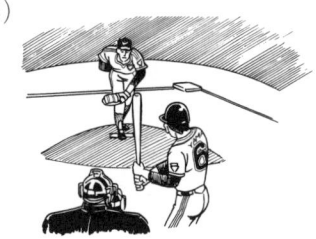

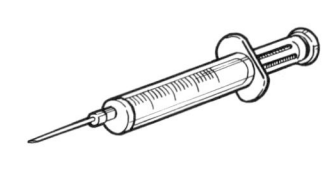

(1) 相撲・柔道・野球

(2) 手袋・帽子・靴下

(3) 駅長・警官・医者

(4) 牛乳・紅茶・お茶

(5) 卓球・相撲・野球

(6) 水枕・注射・包帯

1・2　名詞絵の名前を3語の漢字単語の中から選ぶ

氏名		年　月　日

絵の下に3つの単語が書いてあります。正しい語を1つ選んで○で囲んでください。

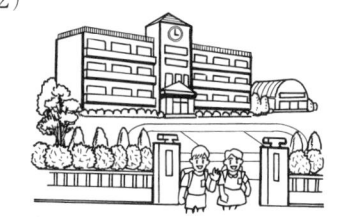

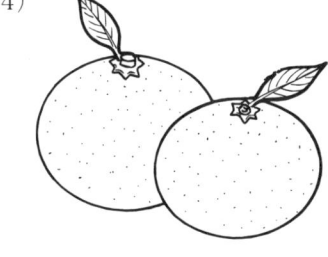

(1) 牛乳　水　お茶

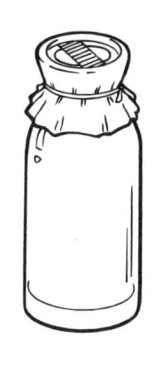

(2) 会社　学校　病院

(3) お茶　御飯　漬物

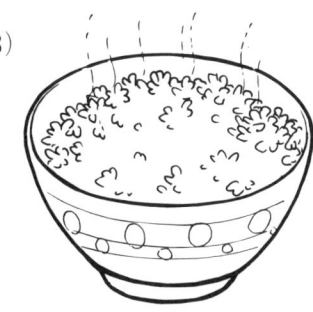

(4) 西瓜　柿　蜜柑

(5) 布団　寝巻　下着

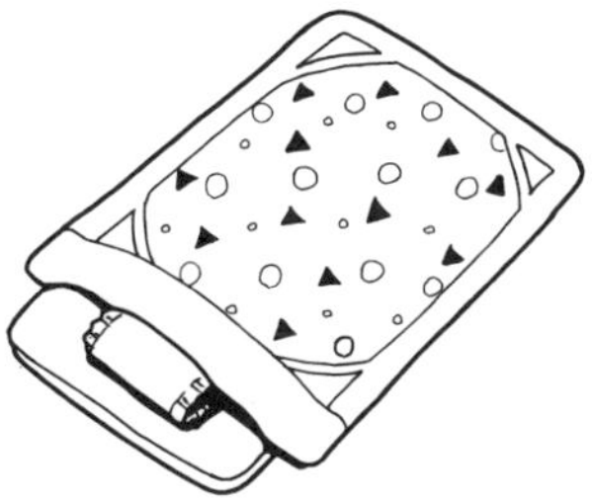

(6) 足　手　頭

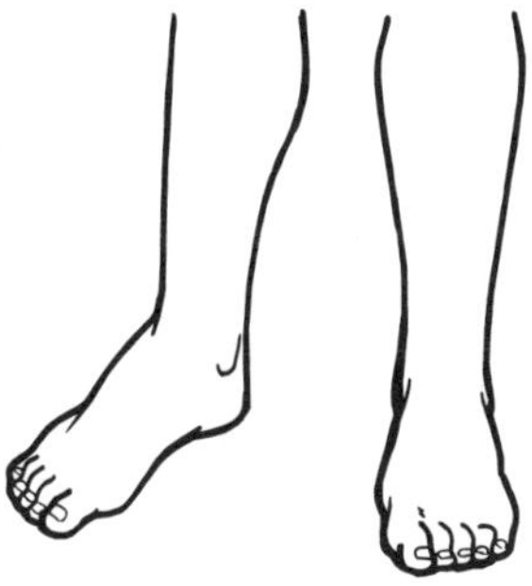

1・2 名詞絵の名前を3語の漢字単語の中から選ぶ

氏名		年　月　日

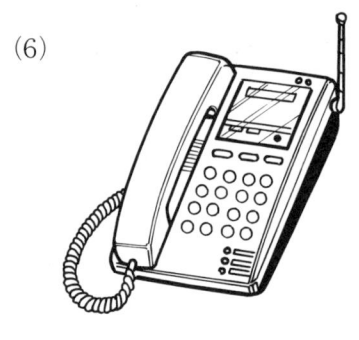

絵の下に3つの単語が書いてあります。正しい語を1つ選んで○で囲んでください。

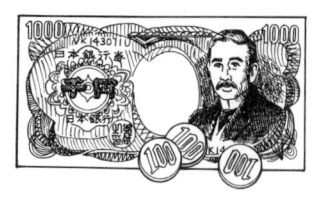

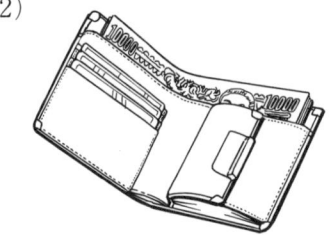

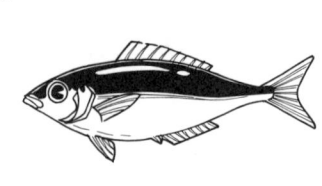

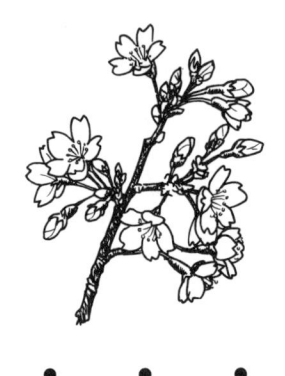

(1) お金 / 切手 / 手紙

(2) 時計 / 眼鏡 / 財布

(3) 花 / 鳥 / 魚

(4) 梅 / 桜 / 松

(5) 石鹸 / 洗面器 / 歯ブラシ

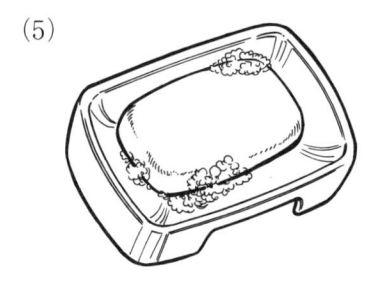

(6) 電報 / 電話 / 手紙

1．2　名詞絵の名前を3語の漢字単語の中から選ぶ

| 氏名 | | 年　月　日 |

絵の下に3つの単語が書いてあります。正しい語を1つ選んで○で囲んでください。

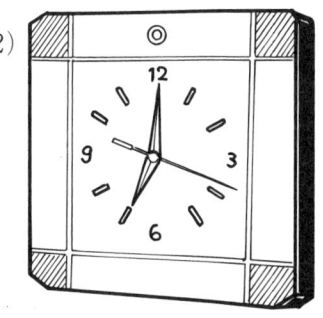

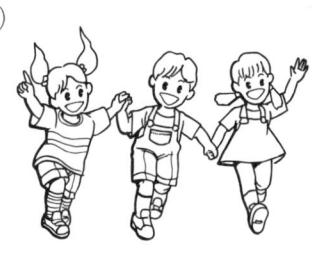

(1) 魚　卵　肉

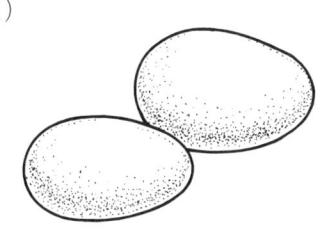

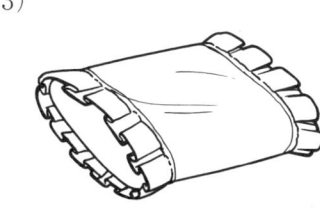

(2) 宝石　時計　眼鏡

(3) 枕　布団　毛布

(4) 眼鏡　時計　財布

(5) 子供　お父さん　お母さん

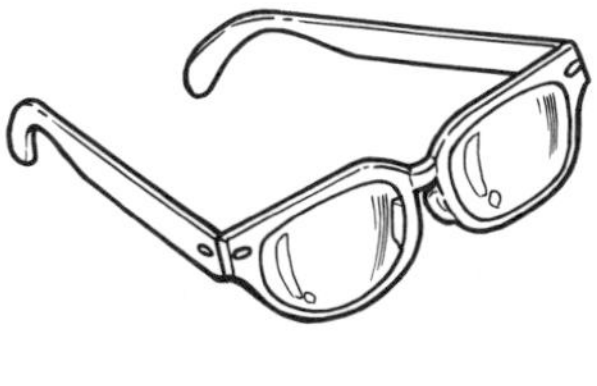

(6) 体温計　薬　注射

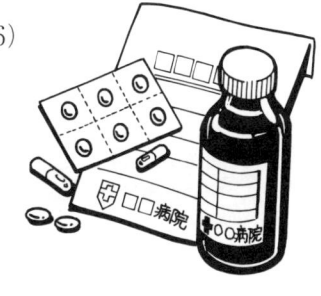

1.2 名詞絵の名前を3語の漢字単語の中から選ぶ

氏名	年　月　日

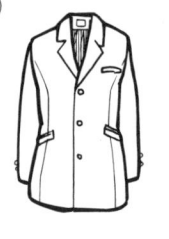

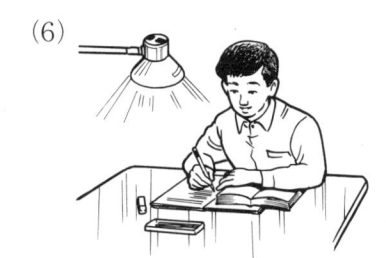

絵の下に3つの単語が書いてあります。正しい語を1つ選んで〇で囲んでください。

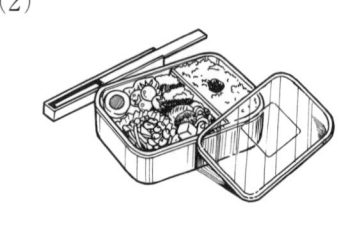

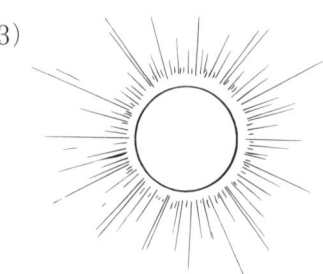

(1) 鼻　目　歯

(2) 水筒　弁当　鮨

(3) 太陽　雲　月

(4) 自動車　電車　自転車

(5) 帽子　靴下　洋服

(6) 勉強　食事　野球

1・2　名詞　絵の名前を3語の漢字単語の中から選ぶ

—40—

氏名		年　月　日

絵の下に3つの単語が書いてあります。正しい語を1つ選んで〇で囲んでください。

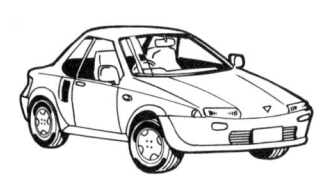

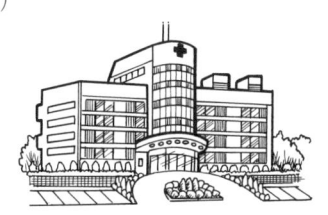

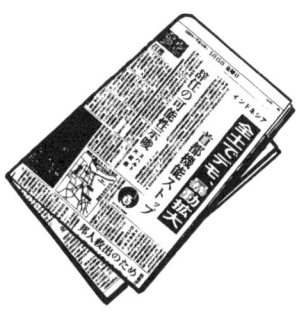

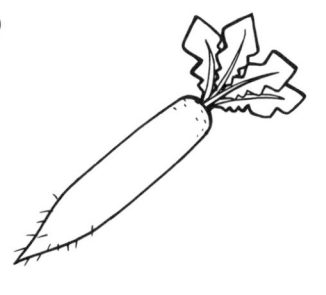

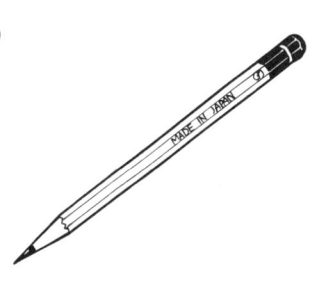

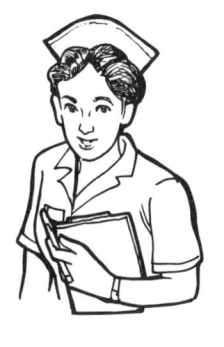

(1) 電車 / 自動車 / 自転車

(2) 病院 / 会社 / 学校

(3) 本 / 手紙 / 新聞

(4) 胡瓜 / 人参 / 大根

(5) 鉛筆 / 筆 / 万年筆

(6) 看護婦 / 医者 / 事務員

1・2　名詞絵の名前を3語の漢字単語の中から選ぶ

氏名		年　月　日

絵の下に3つの単語が書いてあります。正しい語を1つ選んで○で囲んでください。

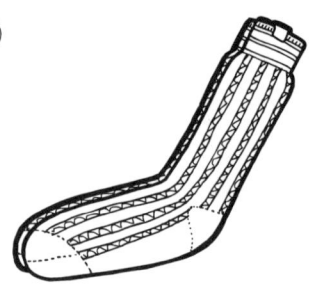

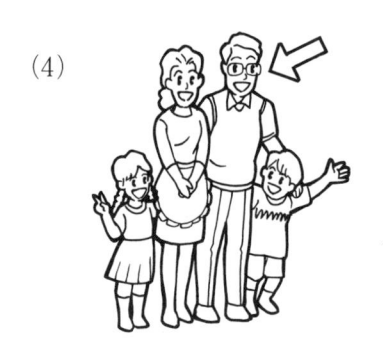

(1)
- 漬物
- 御飯
- 味噌汁

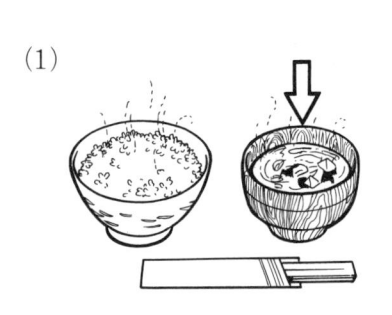

(2)
- 日の丸
- 幕
- 日の出

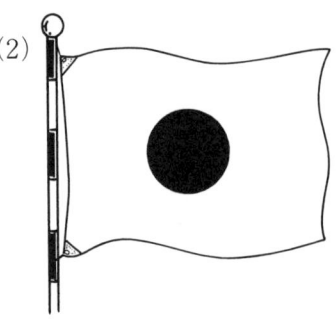

(3)
- 帽子
- 靴下
- 洋服

(4)
- お父さん
- お姉さん
- お母さん

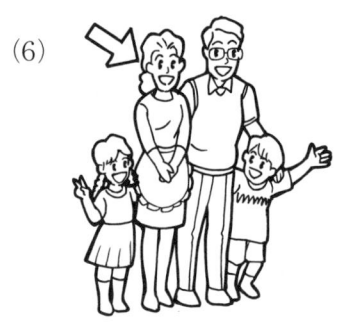

(5)
- 大根
- 人参
- 玉葱

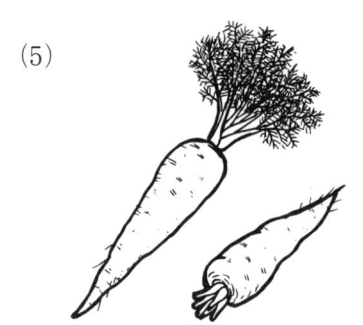

(6)
- お兄さん
- お母さん
- お父さん

1・2　名詞　絵の名前を3語の漢字単語の中から選ぶ

—42—

氏名		年　月　日

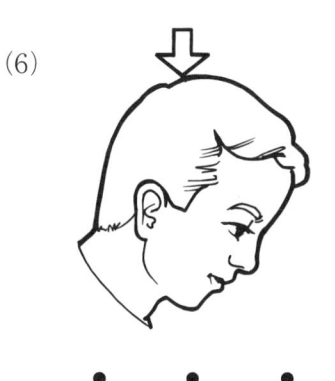

絵の下に３つの単語が書いてあります。正しい語を１つ選んで○で囲んでください。

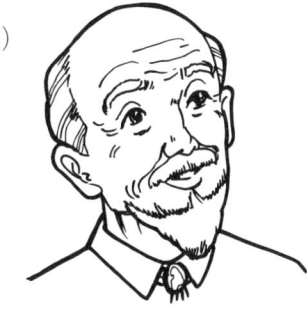

(1) ・お父さん ・お祖母さん ・お祖父さん

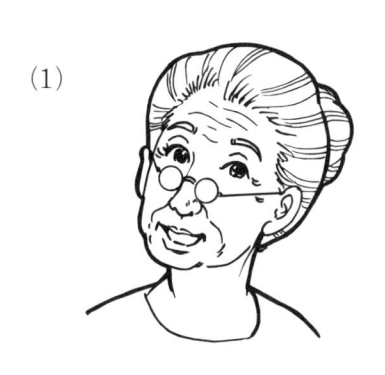

(2) ・お祖母さん ・お母さん ・お祖父さん

(3) ・薬 ・体温計 ・注射

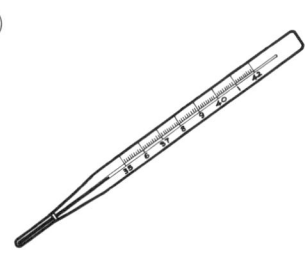

(4) ・足 ・頭 ・手

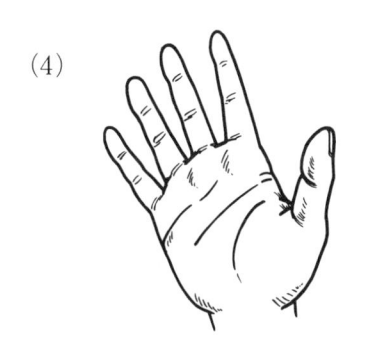

(5) ・口 ・鼻 ・目

(6) ・首 ・頭 ・胸

1・2　名詞絵の名前を３語の漢字単語の中から選ぶ

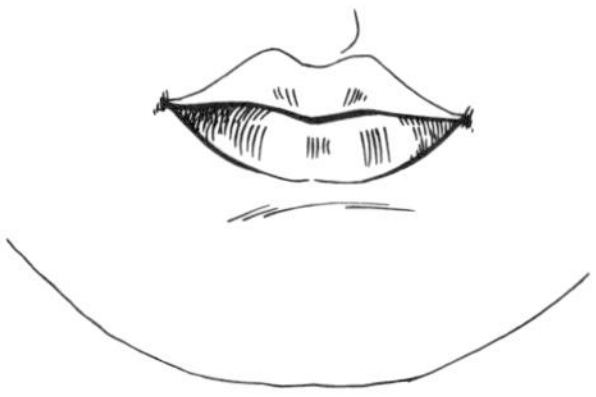

—43—

氏名		年　月　日

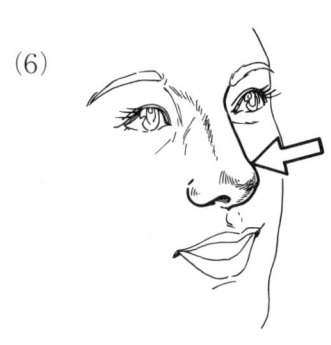

絵の下に3つの単語が書いてあります。正しい語を1つ選んで○で囲んでください。

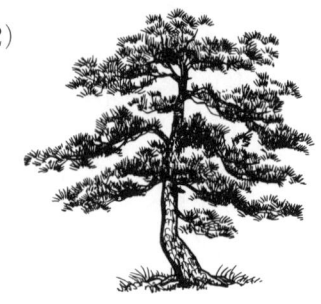

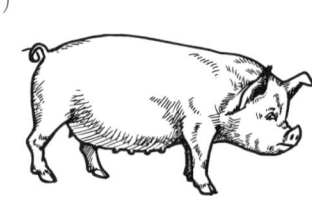

(1) 飴　砂糖　米

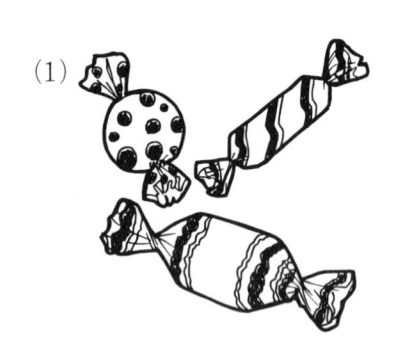

(2) 梅　桜　松

(3) 牛　豚　馬

(4) 花　葉　茎

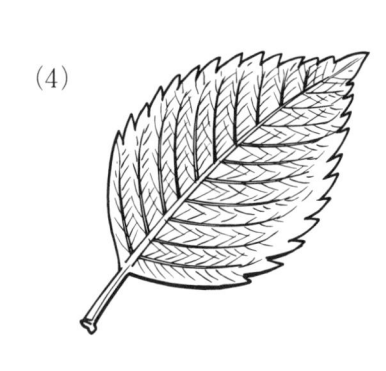

(5) 匙　皿　箸

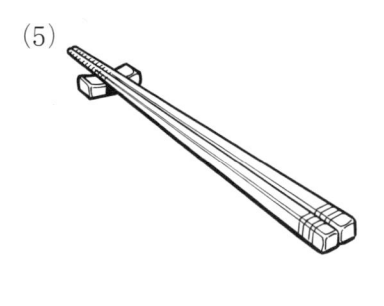

(6) 鼻　目　耳

1.2 名詞絵の名前を3語の漢字単語の中から選ぶ

| 氏名 | | 年　月　日 |

絵の下に3つの単語が書いてあります。正しい語を1つ選んで○で囲んでください。

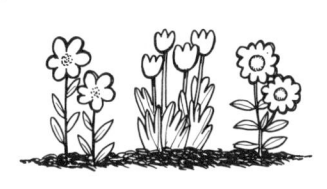

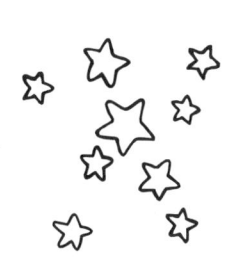

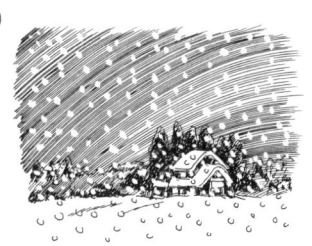

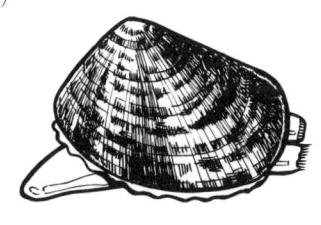

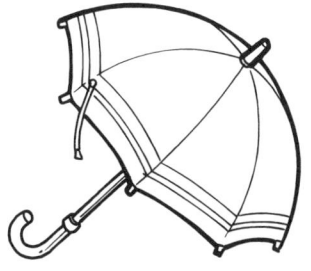

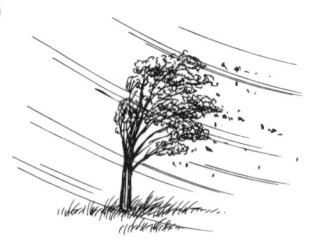

(1) 草　花　木

(2) 星　月　太陽

(3) 雷　雨　雪

(4) 魚　貝　海老

(5) 杖　傘　靴

(6) 風　雪　雨

1-2 名詞絵の名前を3語の漢字単語の中から選ぶ

氏名		年　月　日

絵の下に3つの単語が書いてあります。正しい語を1つ選んで○で囲んでください。

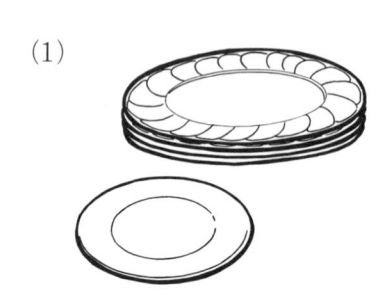

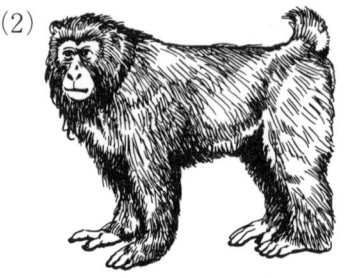

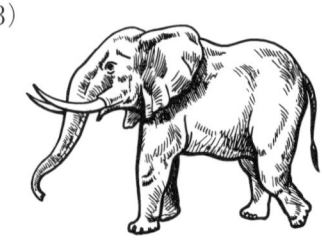

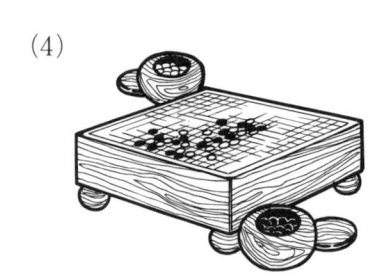

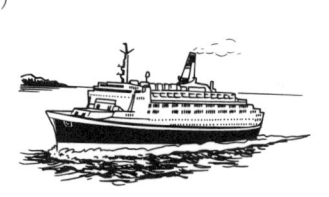

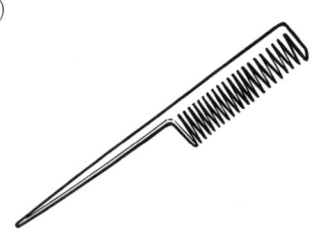

(1) 箸　湯呑　皿

(2) 犬　猿　猫

(3) 牛　虎　象

(4) 碁　茶道　将棋

(5) 車　電車　船

(6) 鏡　櫛　爪切

1・2 名詞　絵の名前を3語の漢字単語の中から選ぶ

—46—

氏名	年　月　日

絵の下に3つの単語が書いてあります。正しい語を1つ選んで〇で囲んでください。

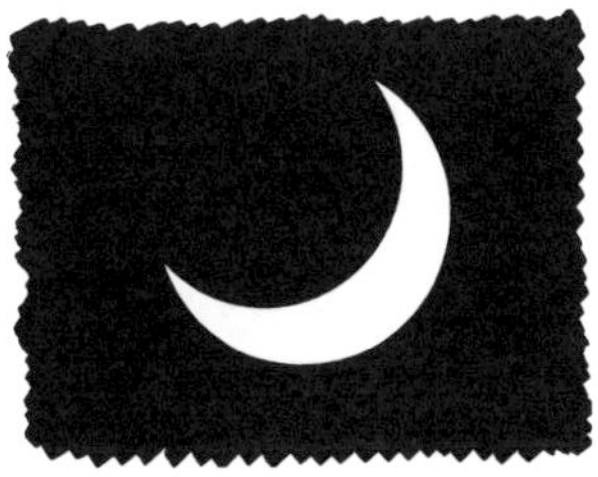

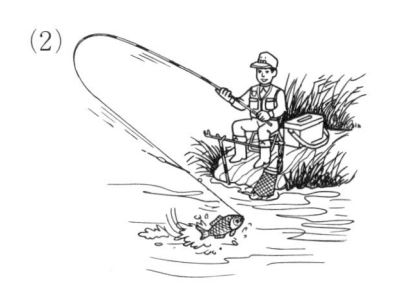

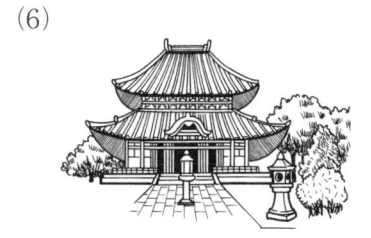

(1) 月　太陽　星

(2) 読書　水泳　釣り

(3) 火　水　風

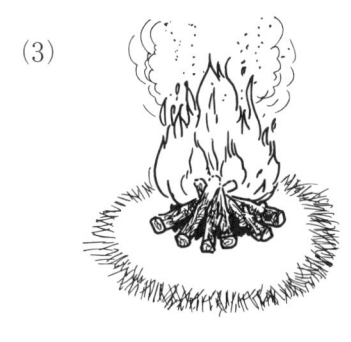

(4) 皿　包丁　鍋

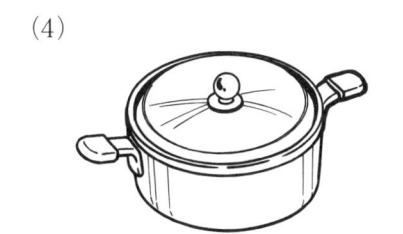

(5) 魚　肉　豆

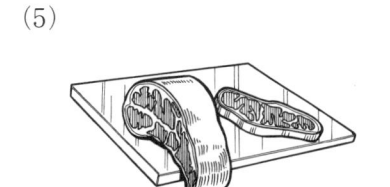

(6) 寺　駅　学校

1-2 名詞絵の名前を3語の漢字単語の中から選ぶ

氏名		年　　月　　日

絵の下に３つの単語が書いてあります。正しい語を１つ選んで○で囲んでください。

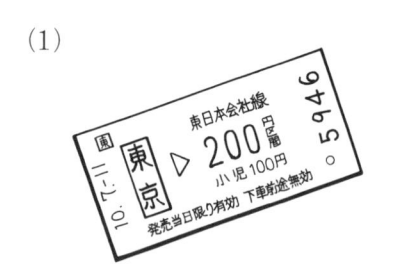

(1) 切手　名刺　切符

(2) 洗濯　掃除　買物

(3) 切手　葉書　手紙

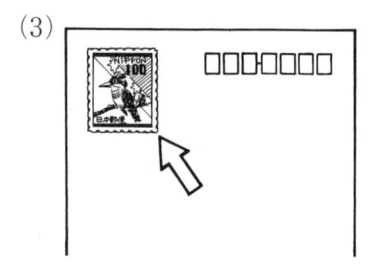

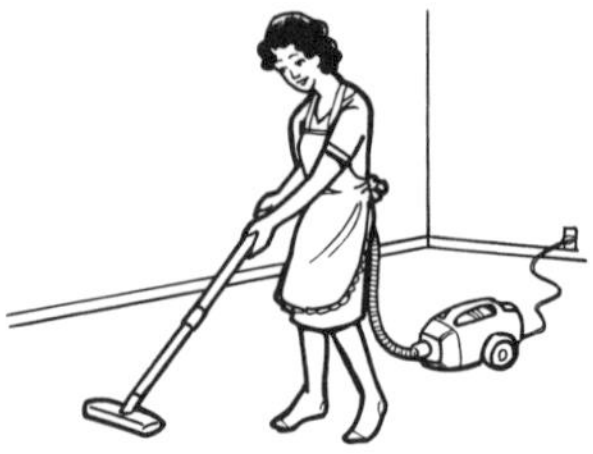

(4) 葉書　封筒　便箋

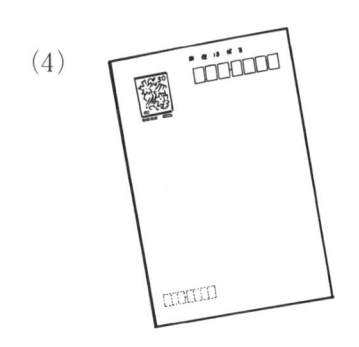

(5) 眉　髪　櫛

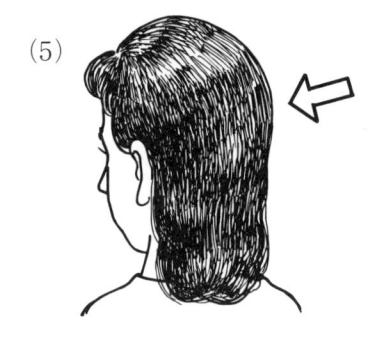

(6) 爪　歯　舌

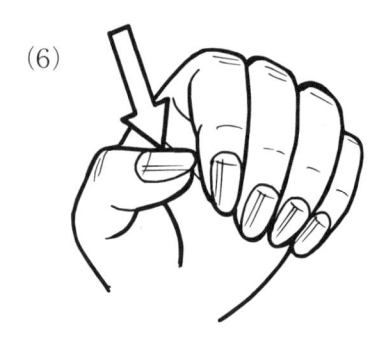

1・2　名詞絵の名前を３語の漢字単語の中から選ぶ

氏名	年　月　日

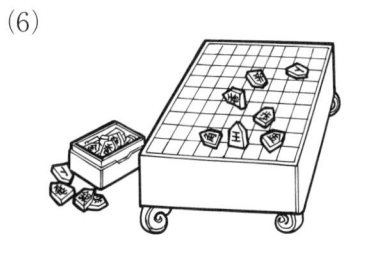

絵の下に3つの単語が書いてあります。正しい語を1つ選んで○で囲んでください。

(1) 背中　腹　胸

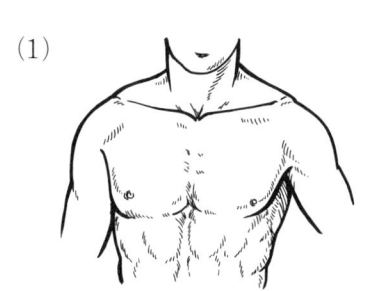

(2) 手　髭　爪

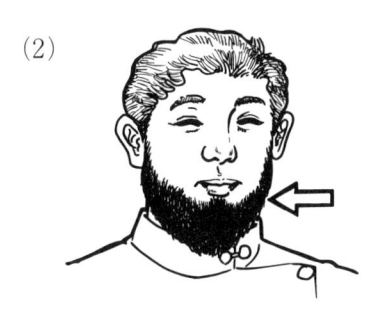

(3) 舌　歯　目

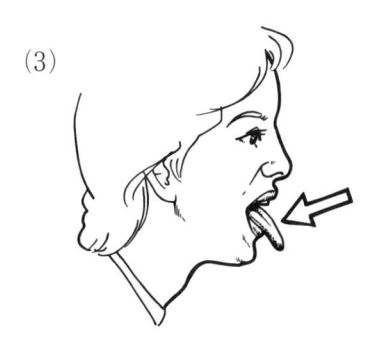

(4) 包丁　鋏　小刀

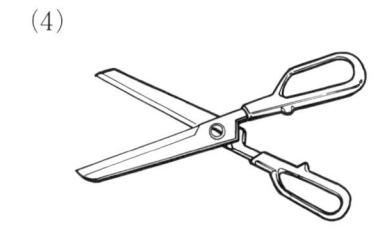

(5) 大根　茄子　胡瓜

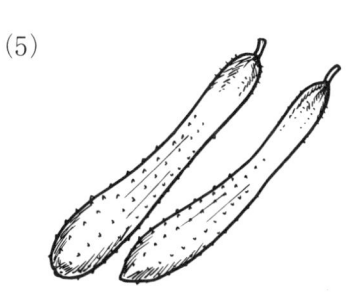

(6) 碁　将棋　麻雀

1・2　名詞絵の名前を3語の漢字単語の中から選ぶ

氏名		年　　月　　日

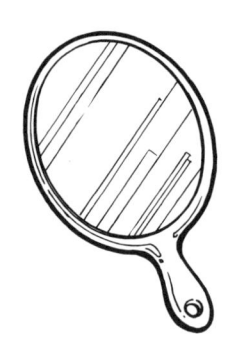

絵の下に3つの単語が書いてあります。正しい語を1つ選んで○で囲んでください。

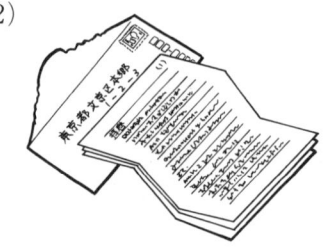

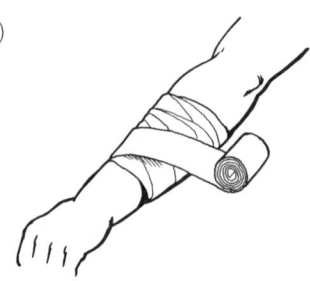

(1) 銀行　花屋　床屋

(2) 手紙　電話　手帳

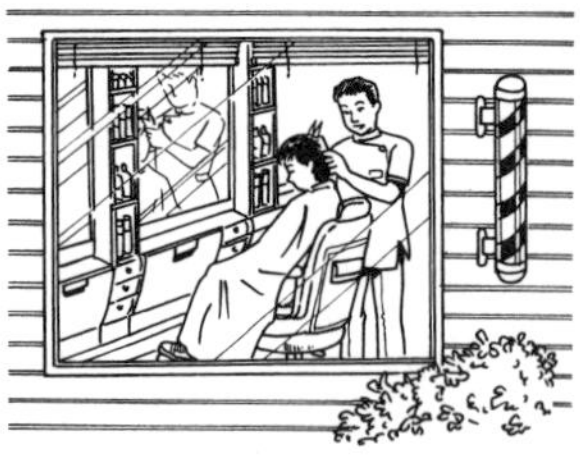

(3) 注射　薬　包帯

(4) 湯呑　皿　急須

(5) 時計　杖　鞄

(6) 櫛　窓　鏡

1・2　名詞絵の名前を3語の漢字単語の中から選ぶ

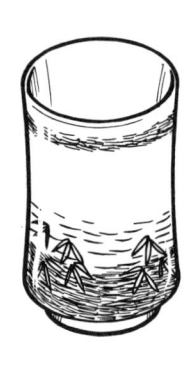

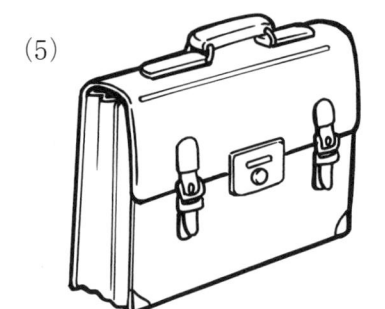

氏名		年　月　日

絵の下に3つの単語が書いてあります。正しい語を1つ選んで〇で囲んでください。

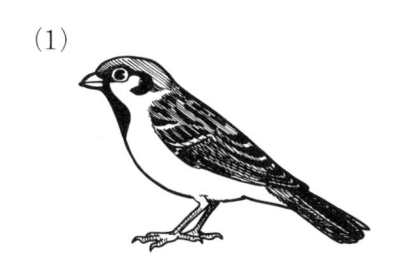

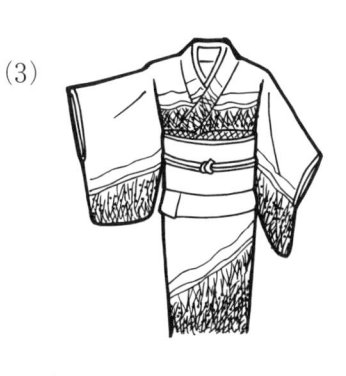

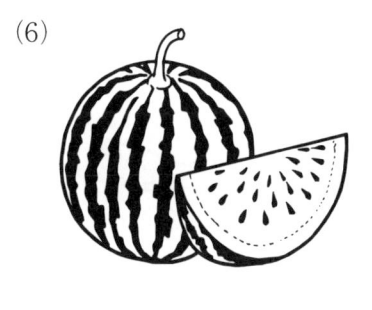

(1) 鳩　雀　鶏

(2) 椅子　棚　机

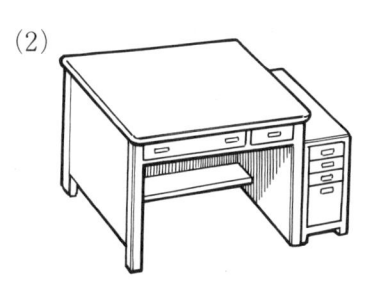

(3) 着物　洋服　背広

(4) 水道　火　電灯

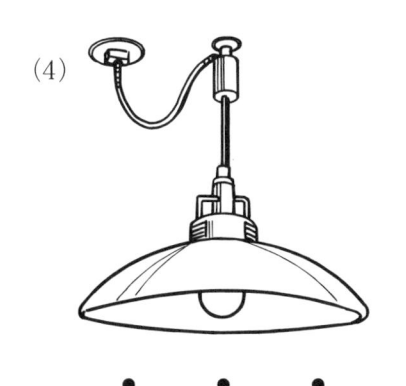

(5) 箱　袋　鞄

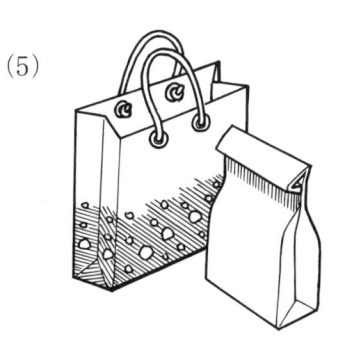

(6) 西瓜　桃　蜜柑

1.2 名詞絵の名前を3語の漢字単語の中から選ぶ

氏名	年　月　日

絵の下に3つの単語が書いてあります。正しい語を1つ選んで○で囲んでください。

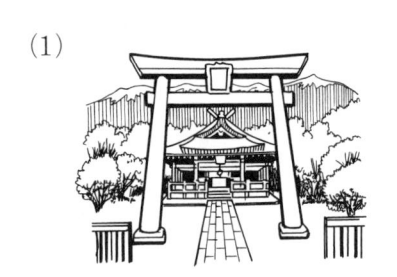

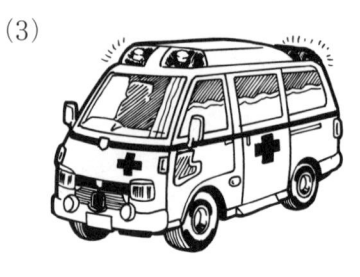

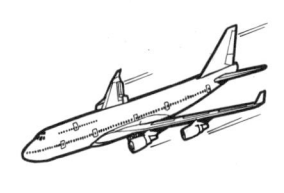

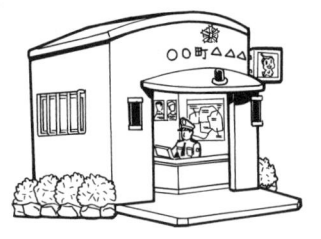

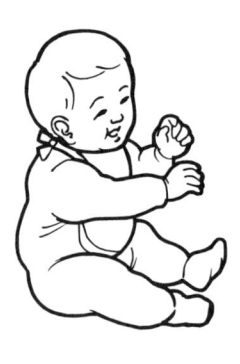

(1) ・神社 ・会社 ・病院

(2) ・湯呑 ・茶碗 ・箸

(3) ・救急車 ・乗用車 ・消防車

(4) ・飛行機 ・船 ・電車

(5) ・郵便局 ・交番 ・駅

(6) ・お父さん ・赤ちゃん ・お母さん

1・2 名詞絵の名前を3語の漢字単語の中から選ぶ

氏名		年　月　日

絵の下に3つの単語が書いてあります。正しい語を1つ選んで〇で囲んでください。

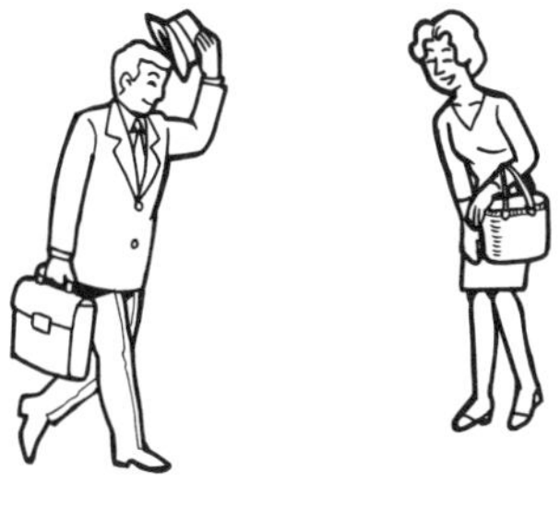

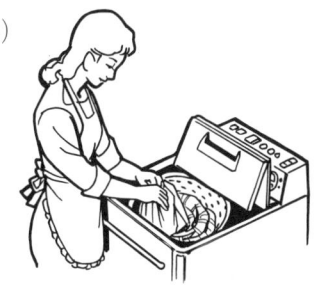

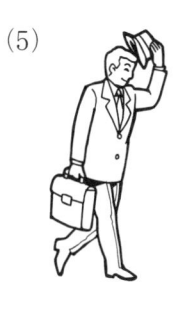

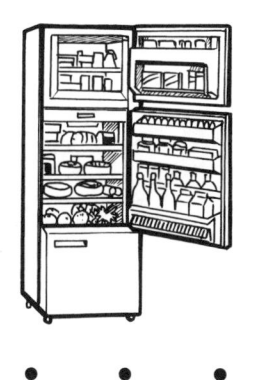

(1)
- 櫛
- 石鹸
- 歯ブラシ

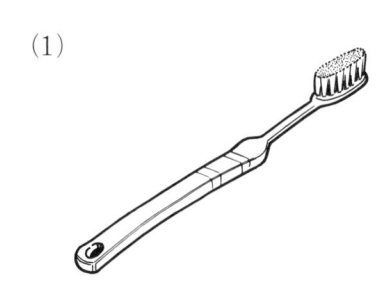

(2)
- 階段
- 玄関
- 廊下

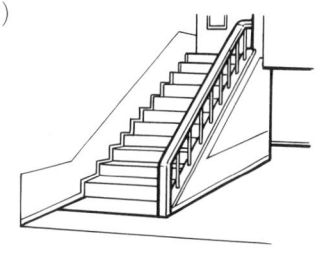

(3)
- 料理
- 掃除
- 洗濯

(4)
- 鋏
- 剃刀
- 爪切

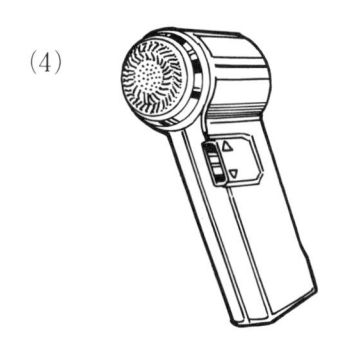

(5)
- 挨拶
- 買物
- 掃除

(6)
- 電気釜
- 冷蔵庫
- 洗濯機

1・2 名詞絵の名前を3語の漢字単語の中から選ぶ

氏名		年　月　日

絵の下に3つの単語が書いてあります。正しい語を1つ選んで○で囲んでください。

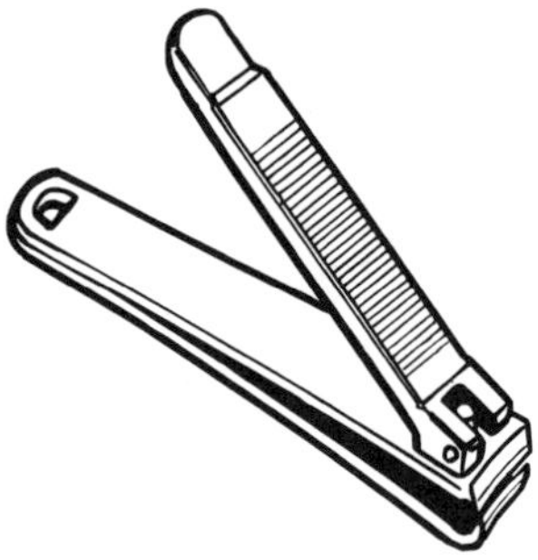

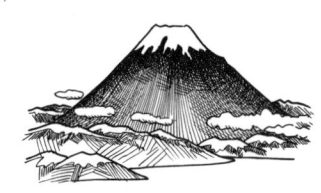

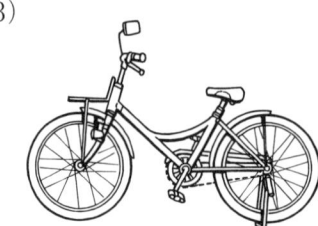

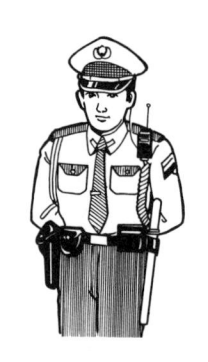

1・2 名詞 絵の名前を3語の漢字単語の中から選ぶ

(1)
- 海
- 湖
- 富士山

(2)
- 靴下
- 手袋
- 帽子

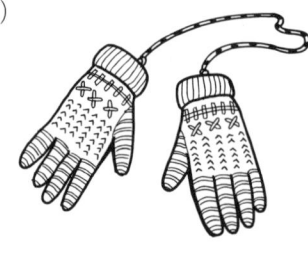

(3)
- 自転車
- 電車
- 自動車

(4)
- 爪切
- 歯ブラシ
- 櫛

(5)
- 万年筆
- 鉛筆
- 消しゴム

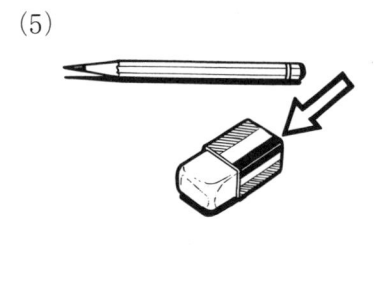

(6)
- 医者
- 警官
- 先生

3. 名詞絵の名前を6語の漢字単語の中から選ぶ

目的
1. 名詞絵に合う名称を想起する能力の改善をはかる。本ドリルでは、名称が漢字単語で呈示されていれば当該の漢字単語を6語の中から選ぶことができる能力の改善をはかる。
2. 選択した語の音読を行い、口頭表出の改善をはかる

適応

失語タイプを問わない重度失語症者

手続き
1. 名詞絵を見てその名称を想起するように促す
2. その名称が ▭ の中のどの漢字単語と合うか問い、患者は該当する漢字単語を指す
3. 誤りの場合は自己修正を促すが、それでも正答に至らない場合はヒントを出す
4. 選んだ漢字単語を（　）の中に書くように促す
5. 書字がすんだら音読を試みる

ヒントの出し方
1. 漢字単語を正しく選ぶことができない場合
    ① 名詞絵の意味的説明を言う
    ② 選択肢の6語の漢字単語を一つ一つゆっくり音読する
    ③ 絵の名称を与える
2. 選んだ漢字単語を音読できない場合
    ① 初頭音1音を与える。それでも困難な場合は音を増やしていく
    ② STが音読し、患者は復唱あるいは斉唱をおこなう

実施上の留意点
1. 選択肢が上部に書かれているため、初めに選択肢の漢字単語を見て次にその漢字単語に合った名詞絵を選ぶことが起こるかもしれないが、初めに名詞絵を見て、それに合った漢字単語を選択肢から選ぶようにする。
2. 書字を行う段階になって、選んだ漢字単語と異なる語を書いたりする場合があるので、そのような場合には書くべき単語を指さして注意を向けることが必要になる。

応用訓練法
1. 聴覚的理解（聴覚的ポインティング課題）
    ① 名詞絵とその横に書いた漢字単語を呈示して行う。
    ② 名詞絵のみを呈示して行う。
    ③ ▭ の中の漢字単語のみを呈示して行う。
    ④ 選択肢の数は患者に合わせて調整する。
2. 音読
    ▭ の中の漢字単語を音読する

3. 呼称

　　名詞絵の横に書いた漢字単語を覆い、① ☐ の中の漢字単語選択肢は呈示したままで行う。

　　② ☐ の中の漢字単語選択肢も覆い名詞絵のみを呈示して行う。

氏名		年　月　日

絵に合う語を □ の中から選んで（　）に書いてください。

馬・猫・雀・牛・魚・犬

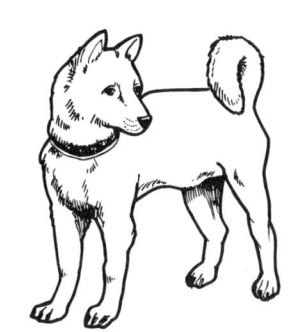

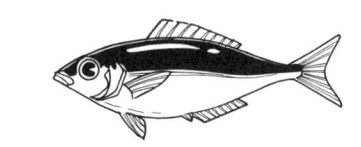

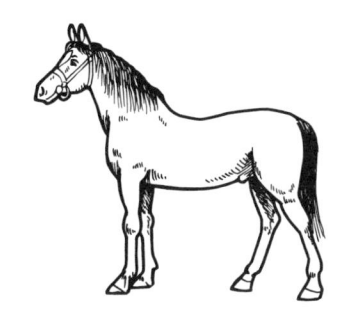

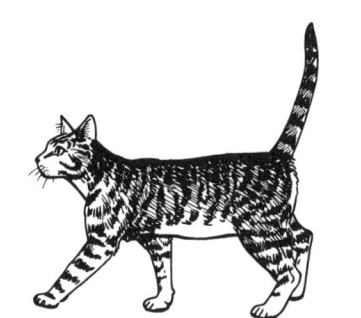

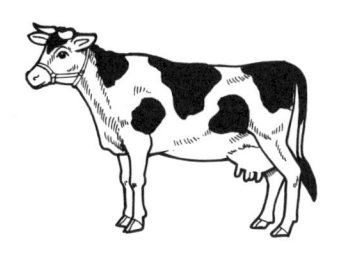

解答例　（犬）

(1)　（　）

(2)　（　）

(3)　（　）

(4)　（　）

(5)　（　）

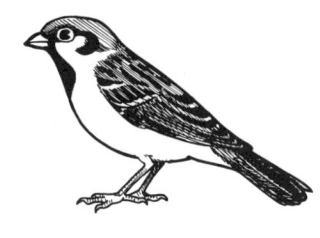

1・3　名詞絵の名前を6語の漢字単語の中から選ぶ

氏名	年　月　日

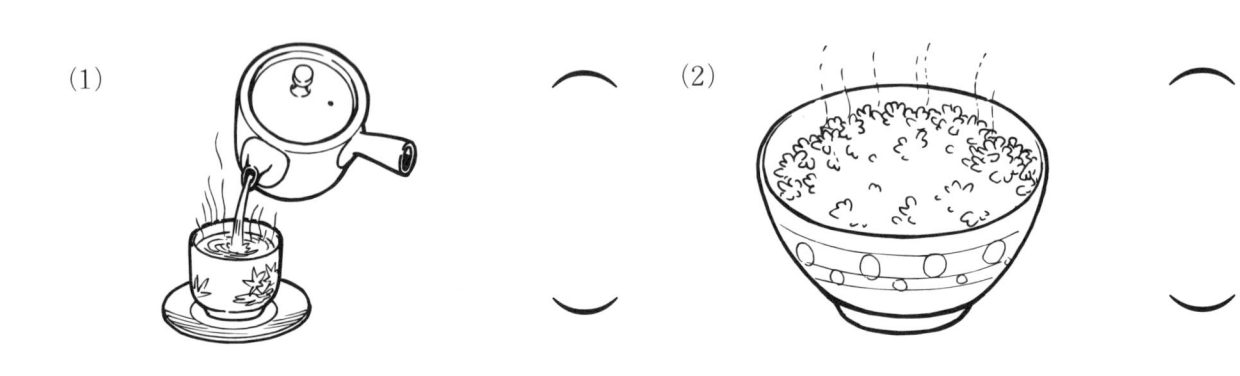

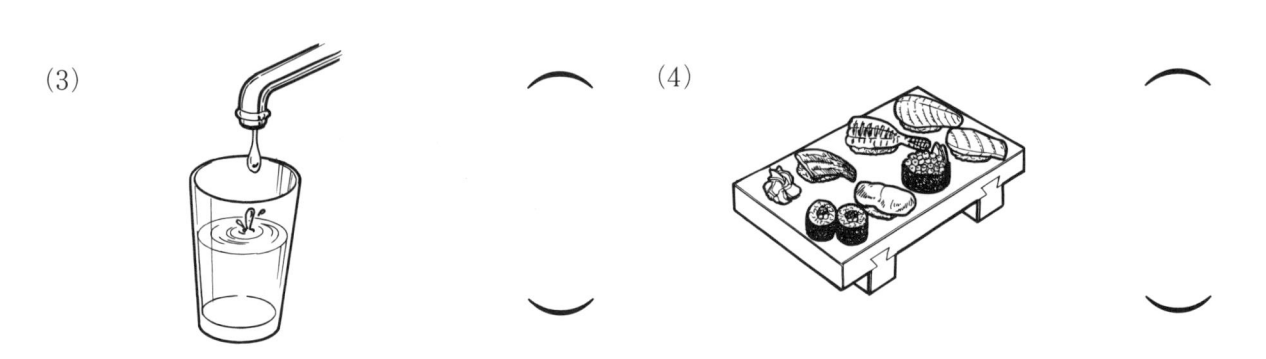

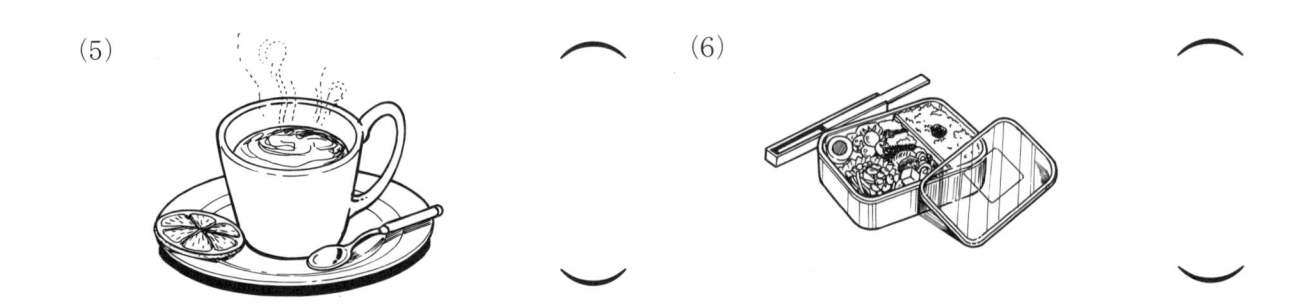

絵に合う語を 　　　　 の中から選んで（　）に書いてください。

> 御飯・水・お茶・鮨・紅茶・弁当

1・3　名詞絵の名前を6語の漢字単語の中から選ぶ

(1) （　　　）

(2) （　　　）

(3) （　　　）

(4) （　　　）

(5) （　　　）

(6) （　　　）

氏名		年　月　日

絵に合う語を ☐ の中から選んで（　）に書いてください。

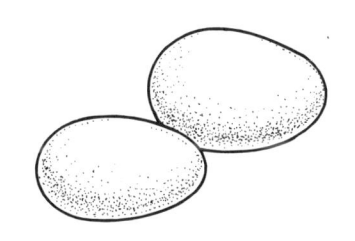

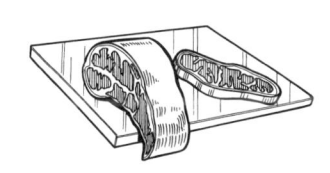

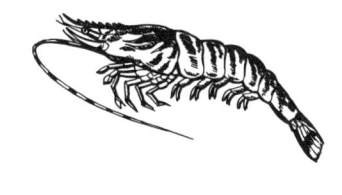

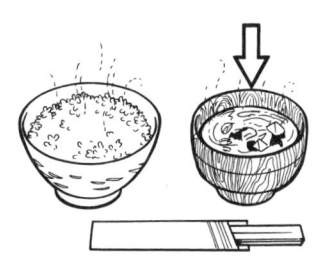

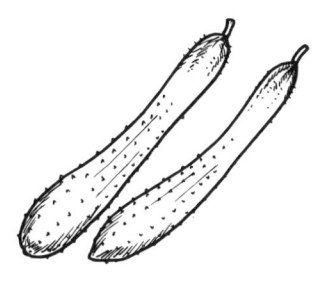

> 卵・貝・胡瓜・肉・海老・味噌汁

(1) （　）

(2) （　）

(3) （　）

(4) （　）

(5) （　）

(6) （　）

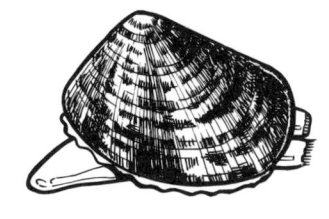

1・3　名詞絵の名前を6語の漢字単語の中から選ぶ

氏名	年　月　日

絵に合う語を □ の中から選んで（　）に書いてください。

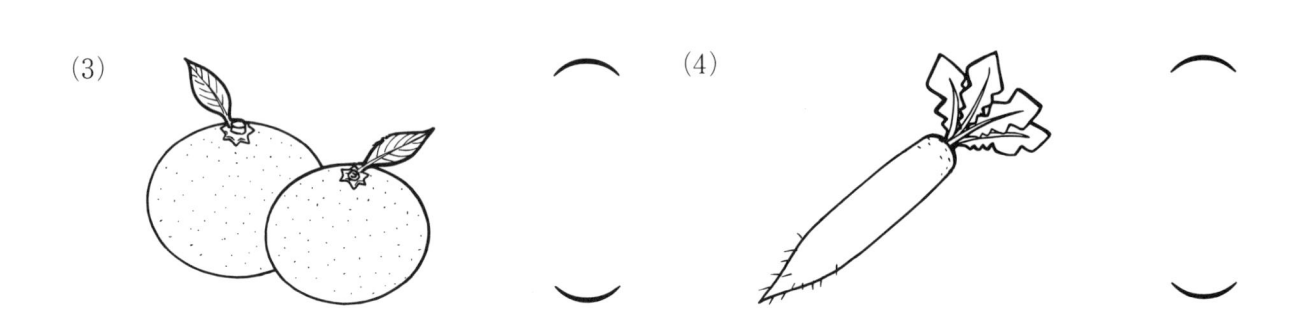

```
人・西・大・芋・桃・蜜
参 瓜 根    柑
```

(1) （　）

(2) （　）

(3) （　）

(4) （　）

(5) （　）

(6) （　）

1・3　名詞絵の名前を6語の漢字単語の中から選ぶ

氏名	年　月　日

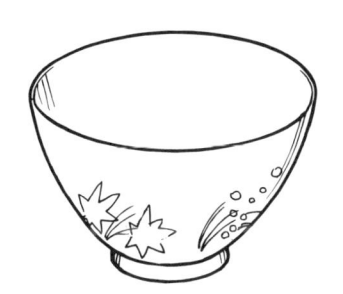

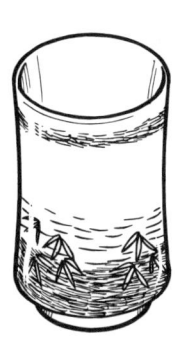

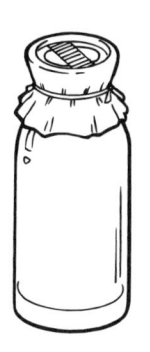

絵に合う語を□の中から選んで（　）に書いてください。

牛乳・箸・皿・茶碗・湯呑・飴

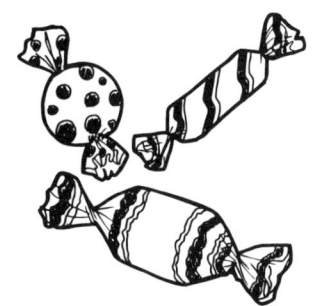

(1) 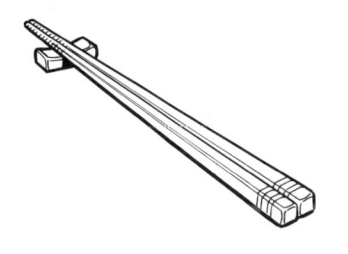　箸　（　　）

(2)　茶碗　（　　）

(3)　湯呑　（　　）

(4) 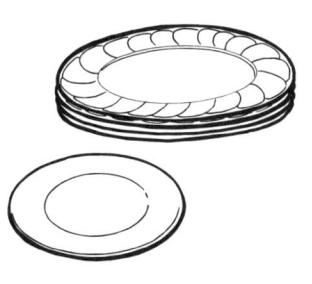　皿　（　　）

(5)　牛乳　（　　）

(6)　飴　（　　）

1・3　名詞絵の名前を6語の漢字単語の中から選ぶ

| 氏名 | 年 月 日 |

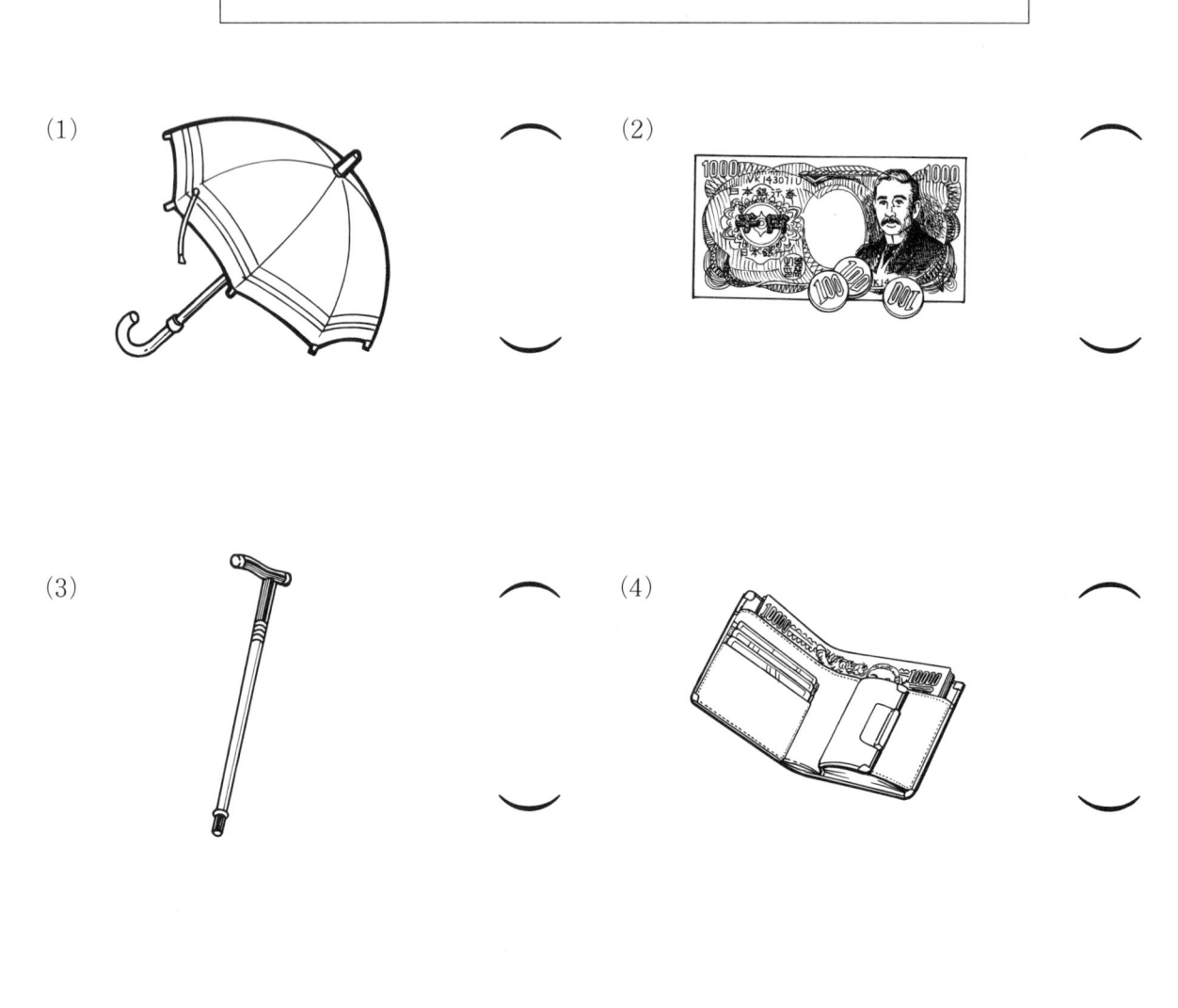

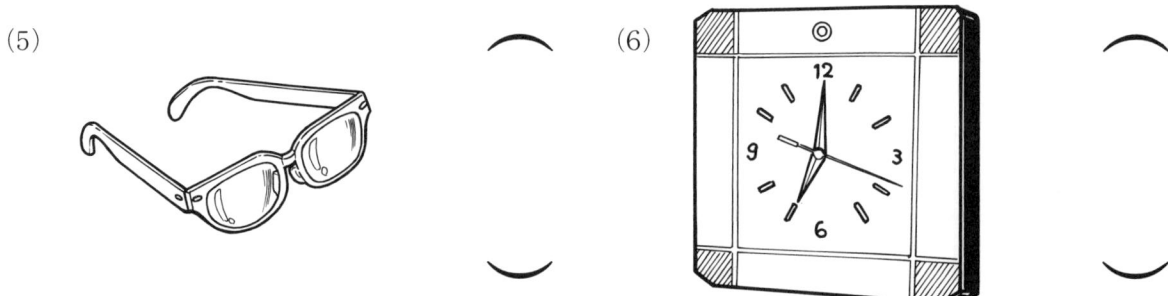

絵に合う語を □ の中から選んで（ ）に書いてください。

```
財・お・傘・時・眼・杖
布 金   計 鏡
```

1・3 名詞絵の名前を6語の漢字単語の中から選ぶ

(1) （　）

(2) （　）

(3) （　）

(4) （　）

(5) （　）

(6) （　）

—62—

氏名		年　月　日

絵に合う語を □ の中から選んで（　）に書いてください。

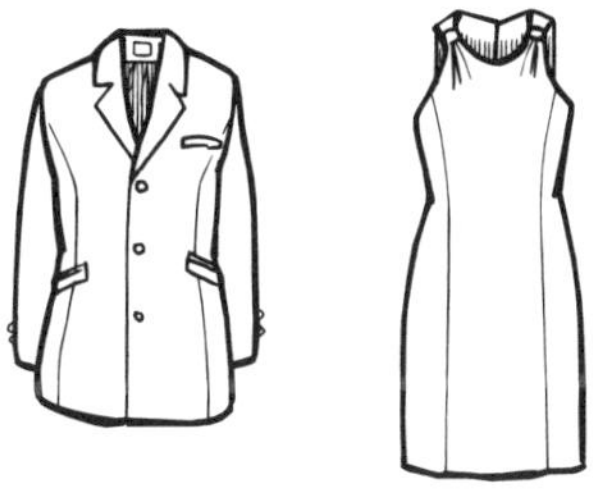

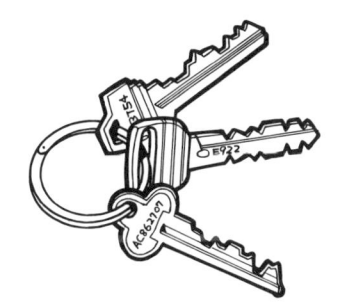

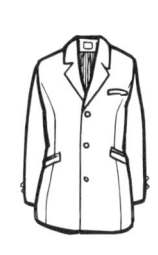

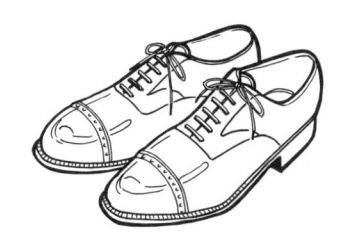

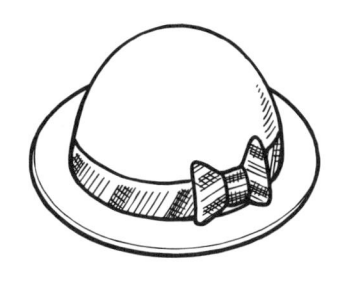

```
鍵・手袋・靴下・帽子・靴・洋服
```

(1) （　）

(2) （　）

(3) （　）

(4) （　）

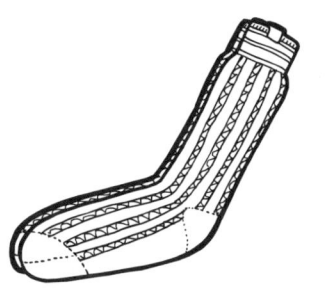

(5) （　）

(6) （　）

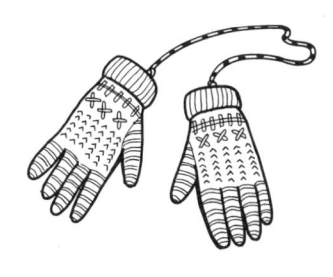

1・3　名詞絵の名前を6語の漢字単語の中から選ぶ

氏名	年　月　日

絵に合う語を □ の中から選んで（　）に書いてください。

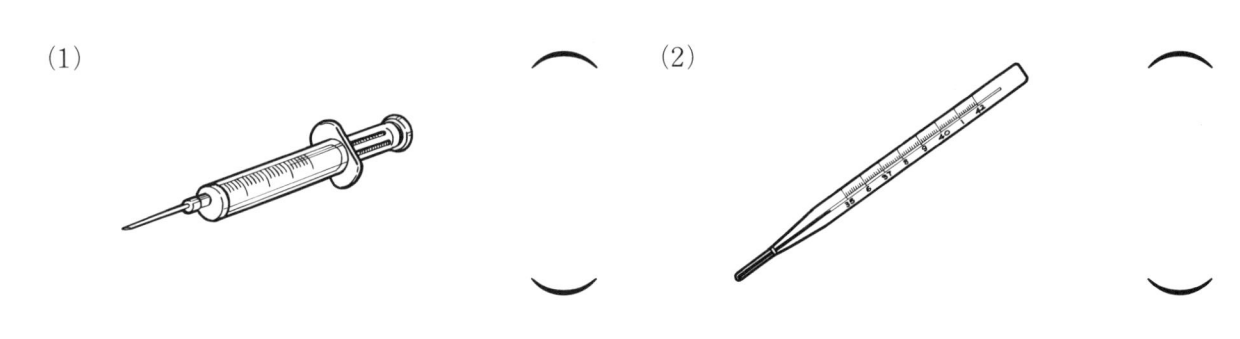

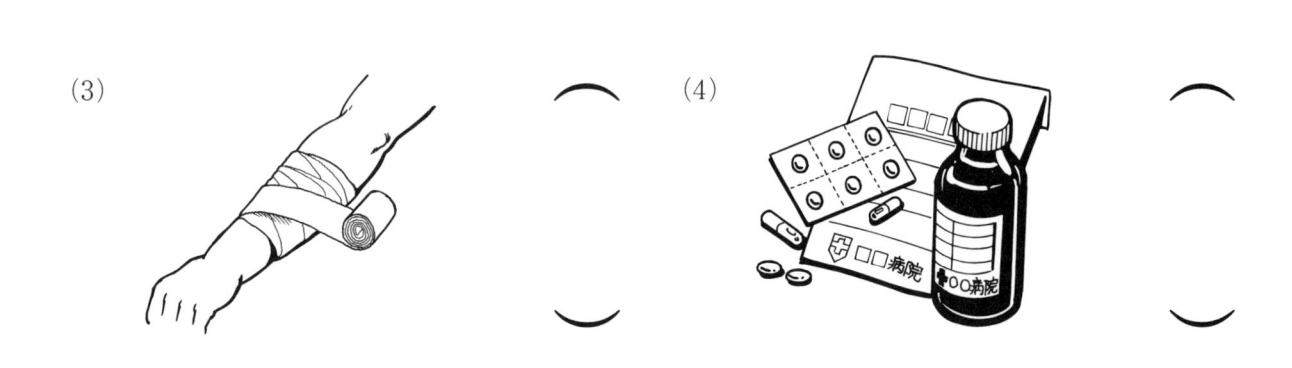

```
薬 ・ 注射 ・ 医者 ・ 看護婦 ・ 体温計 ・ 包帯
```

1・3　名詞絵の名前を6語の漢字単語の中から選ぶ

(1) （　　）

(2) （　　）

(3) （　　）

(4) （　　）

(5) （　　）

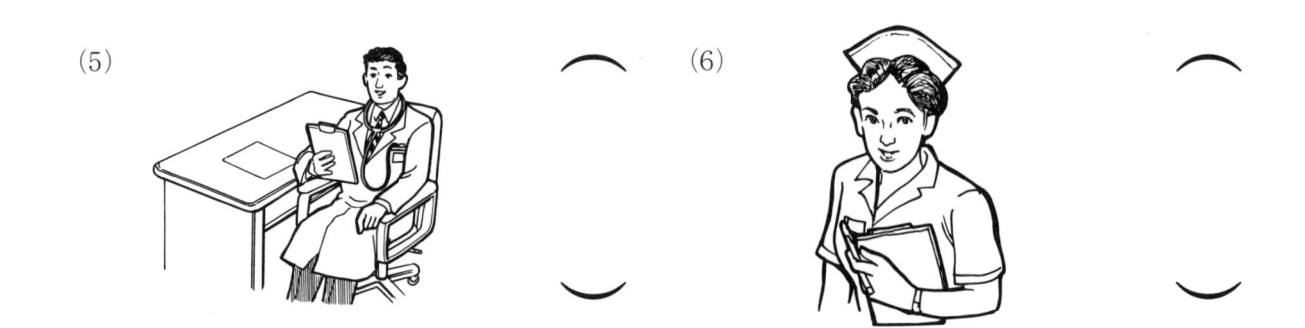

(6) （　　）

氏名	年　　月　　日

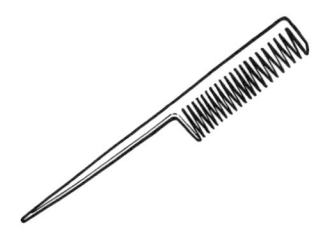

絵に合う語を □ の中から選んで（　）に書いてください。

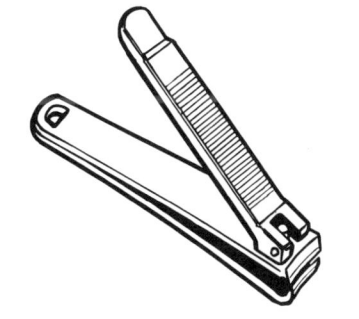

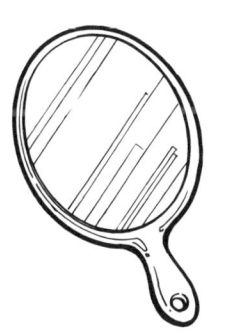

```
歯ブラシ
石鹸 ・ 鏡 ・ 歯ブラシ ・ 爪切 ・ 剃刀 ・ 櫛
```

(1) （　　）

(2) （　　）

(3) （　　）

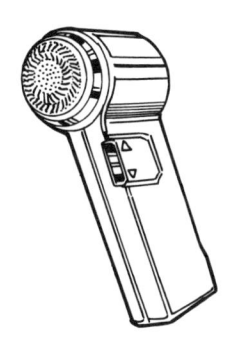

(4) （　　）

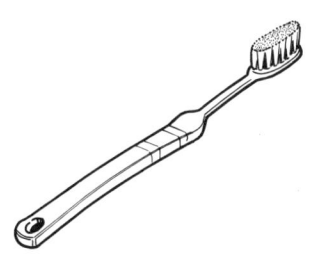

(5) （　　）

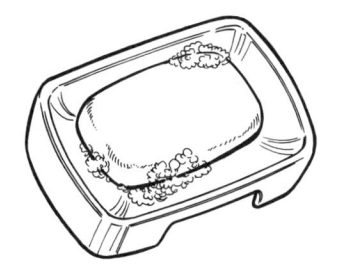

(6) （　　）

1・3　名詞絵の名前を6語の漢字単語の中から選ぶ

| 氏名 | | 年　月　日 |

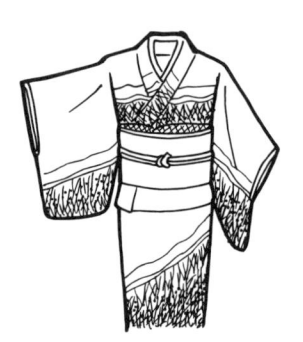

絵に合う語を ☐ の中から選んで（ ）に書いてください。

```
毛布 ・ 布団 ・ 枕 ・ 着物 ・ 鞄 ・ 袋
```

(1) 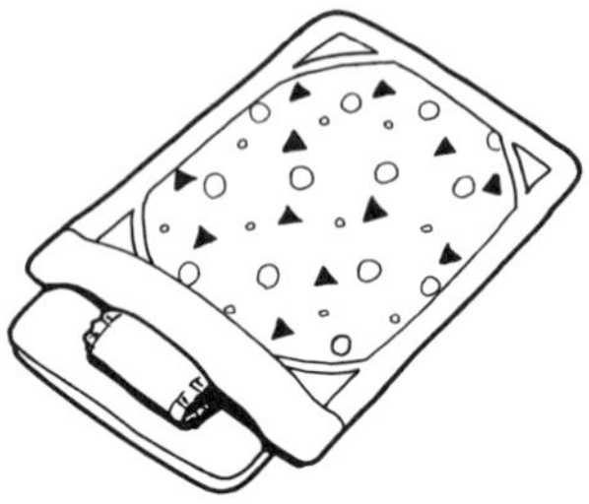 （　　　）

(2) （　　　）

(3) 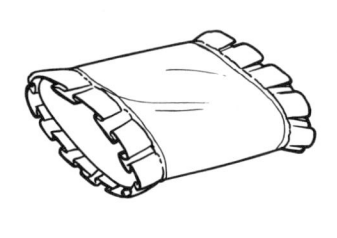 （　　　）

(4) （　　　）

(5) 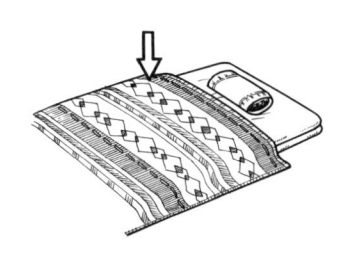 （　　　）

(6) （　　　）

1・3 名詞 絵の名前を6語の漢字単語の中から選ぶ

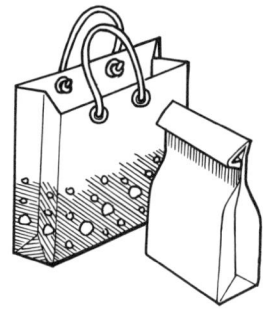

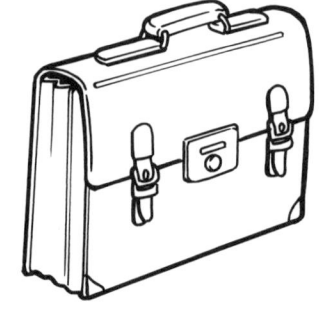

氏名	年　月　日

絵に合う語を　□　の中から選んで（　）に書いてください。

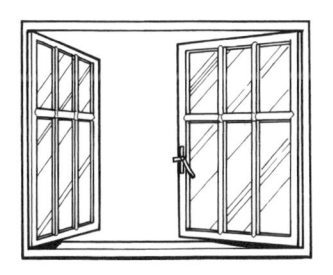

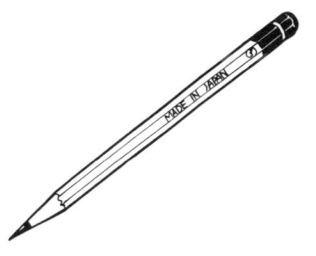

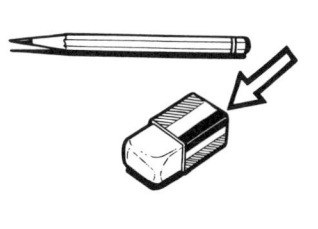

階段・電灯・窓・鉛筆・机・消しゴム

(1) 窓　（　　）

(2) 鉛筆　（　　）

(3) 電灯　（　　）

(4) 消しゴム　（　　）

(5) 階段　（　　）

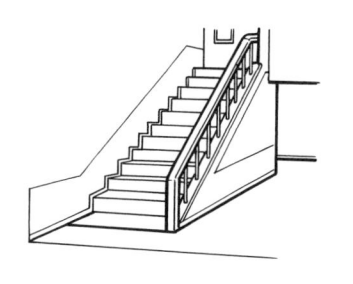

(6) 机　（　　）

1・3　名詞絵の名前を6語の漢字単語の中から選ぶ

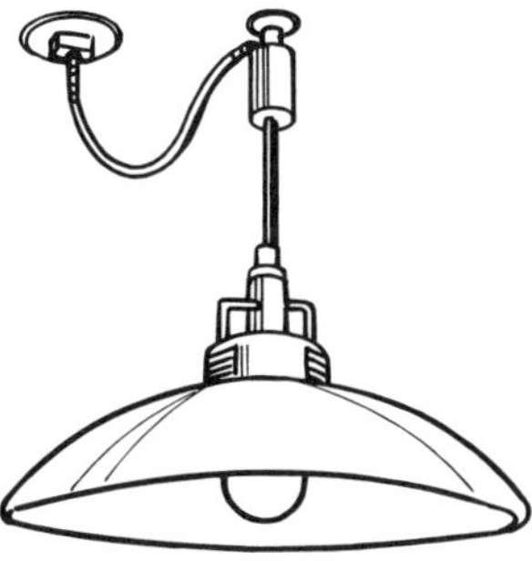

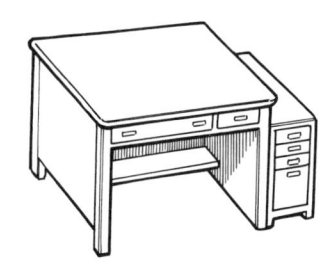

| 氏名 | 年 月 日 |

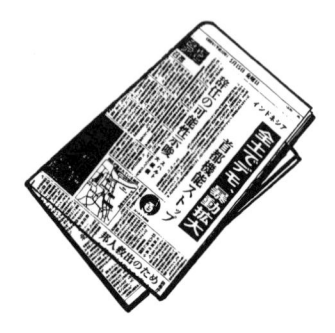

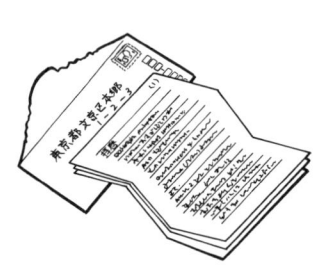

絵に合う語を ☐ の中から選んで（　）に書いてください。

```
葉・手・切・新・電・本
書　紙　手　聞　話
```

(1) （　　　）

(2) （　　　）

(3) （　　　）

(4) （　　　）

(5) （　　　）

(6) （　　　）

1・3　名詞絵の名前を6語の漢字単語の中から選ぶ

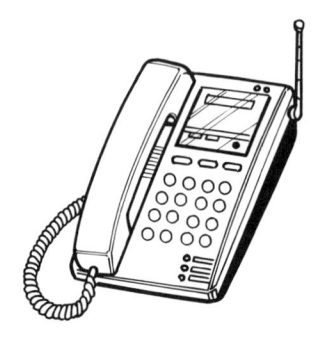

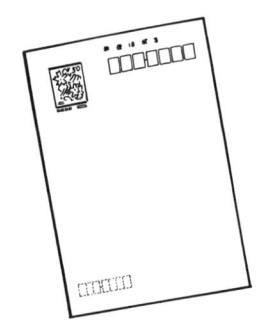

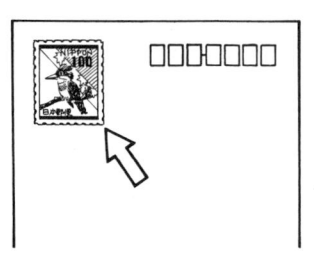

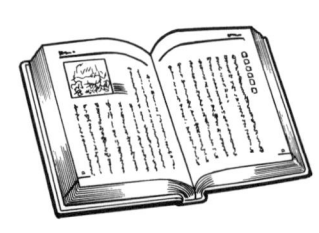

氏名	年　月　日

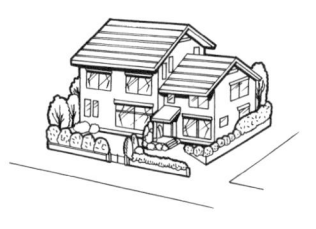

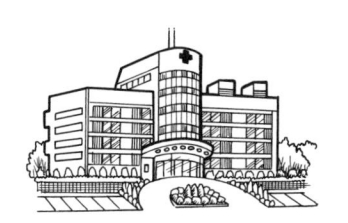

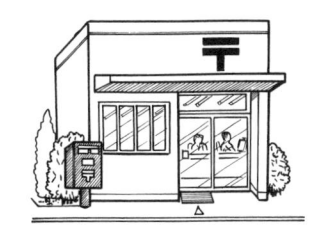

絵に合う語を □ の中から選んで（　）に書いてください。

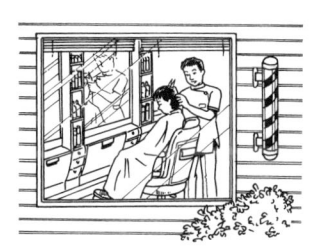

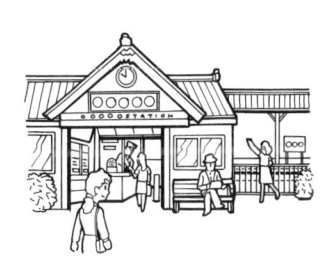

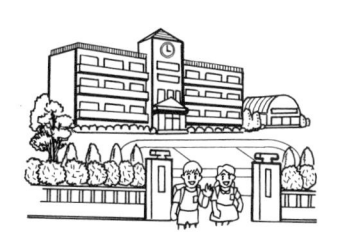

```
駅 ・ 病院 ・ 学校 ・ 郵便局 ・ 床屋 ・ 家
```

(1) （　　）

(2) （　　）

(3) （　　）

(4) （　　）

(5) （　　）

(6) （　　）

1・3　名詞絵の名前を6語の漢字単語の中から選ぶ

| 氏名 | | 年　　月　　日 |

絵に合う語を □ の中から選んで（　）に書いてください。

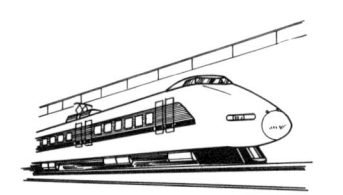

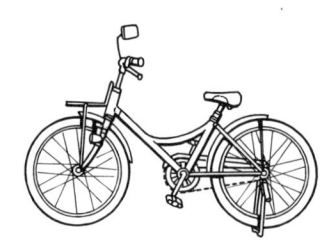

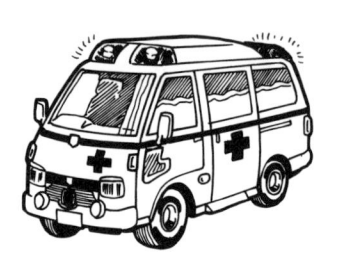

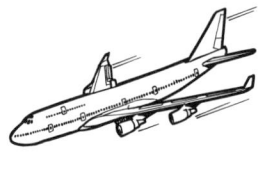

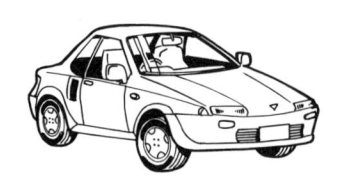

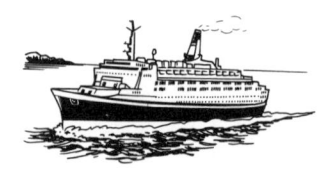

```
救急車 ・ 自転車 ・ 船 ・ 新幹線 ・ 自動車 ・ 飛行機
```

(1) （　　　）

(2) （　　　）

(3) （　　　）

(4) （　　　）

(5) （　　　）

(6) （　　　）

1・3　名詞絵の名前を6語の漢字単語の中から選ぶ

氏名		年　月　日

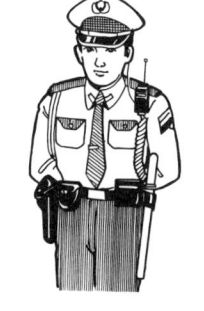

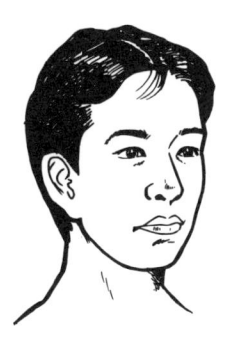

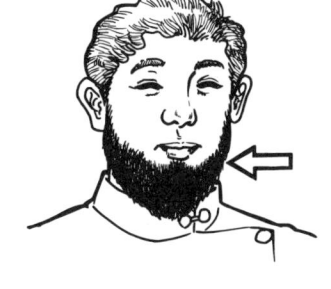

絵に合う語を □ の中から選んで（　）に書いてください。

```
交・切・電・警・顔・髭
番・符・車・官
```

(1) （　）

(2) （　）

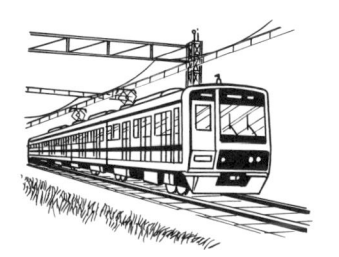

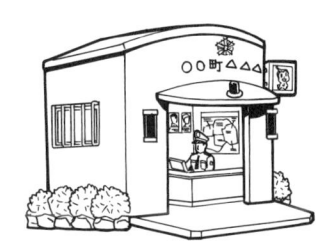

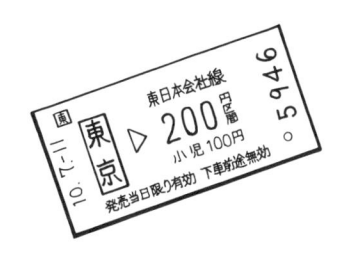

(3) （　）

(4) （　）

(5) （　）

(6) （　）

1・3　名詞絵の名前を6語の漢字単語の中から選ぶ

氏名		年　月　日

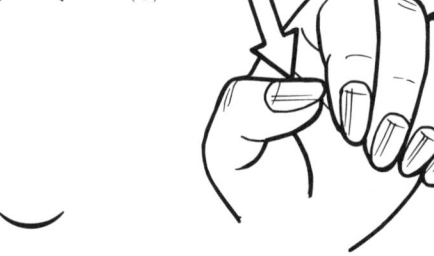

絵に合う語を ☐ の中から選んで（　）に書いてください。

```
頭・足・手・胸・爪・髪
```

(1) （　）

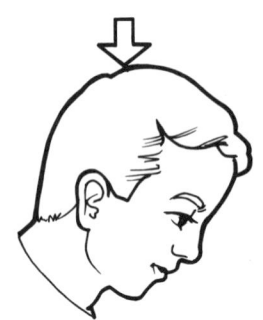

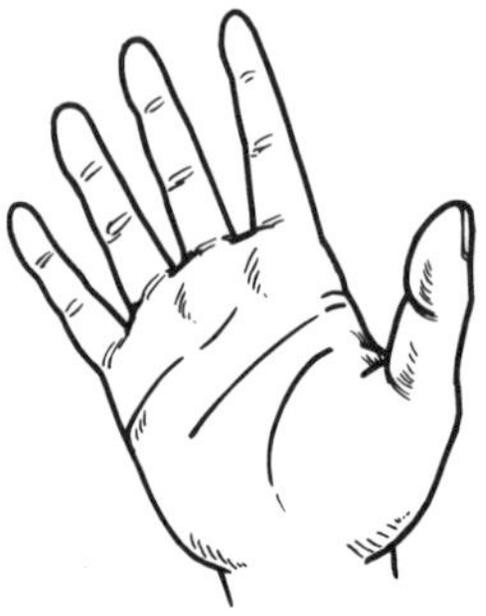

(2) （　）

(3) （　）

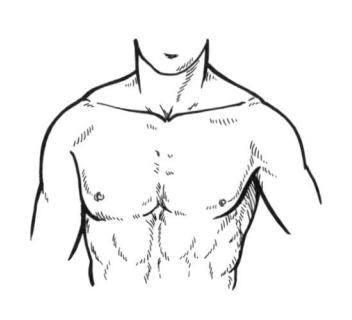

(4) （　）

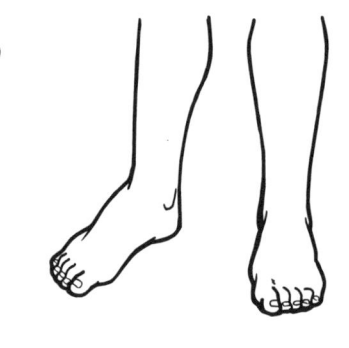

(5) （　）

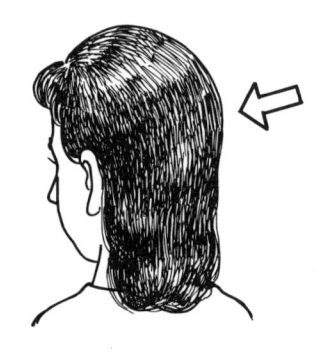

(6) （　）

1・3　名詞絵の名前を6語の漢字単語の中から選ぶ

| 氏名 | | 年　月　日 |

絵に合う語を ☐ の中から選んで（　）に書いてください。

耳・歯・口・鼻・目・舌

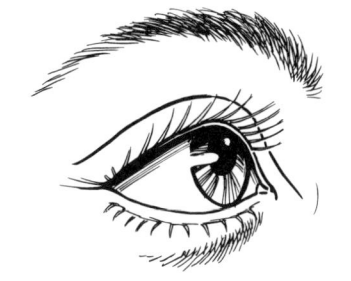

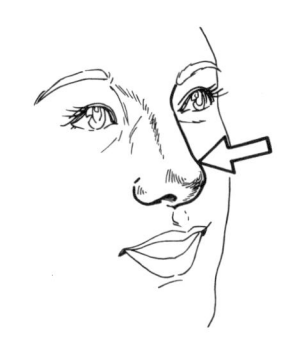

(1) （　　）

(2) 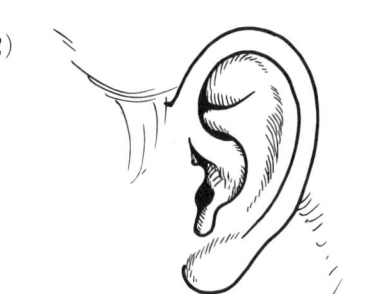 （　　）

(3) （　　）

(4) （　　）

(5) 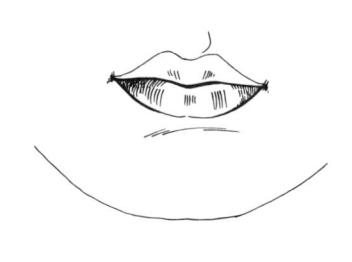 （　　）

(6) 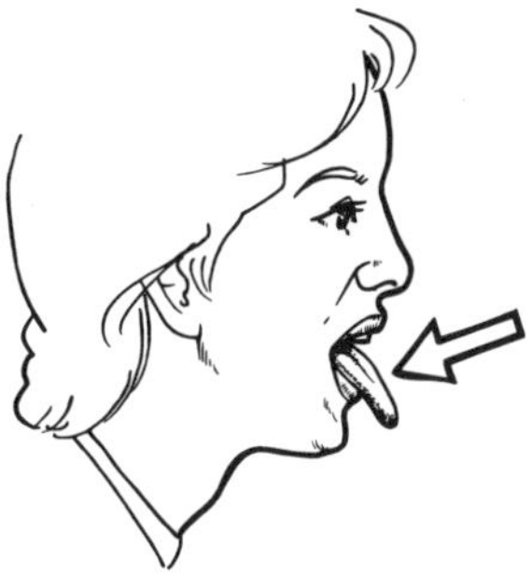 （　　）

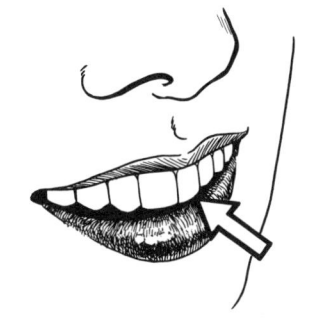

1・3　名詞絵の名前を6語の漢字単語の中から選ぶ

氏名		年　月　日

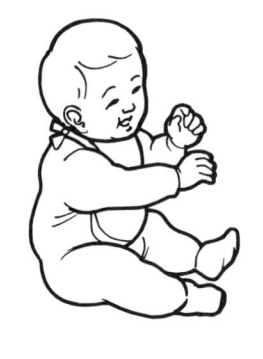

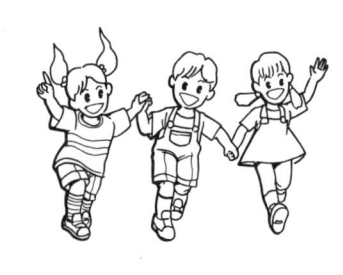

絵に合う語を 　　　 の中から選んで（　）に書いてください。

```
赤ちゃん・お父さん・お祖母さん・お祖父さん・子供・お母さん
```

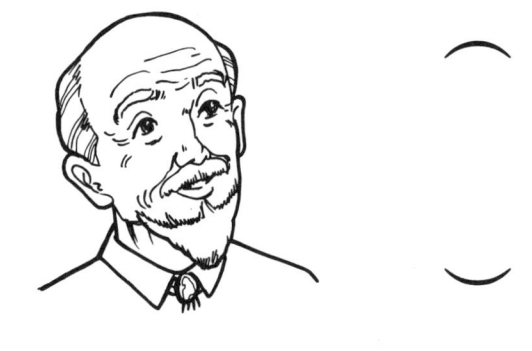

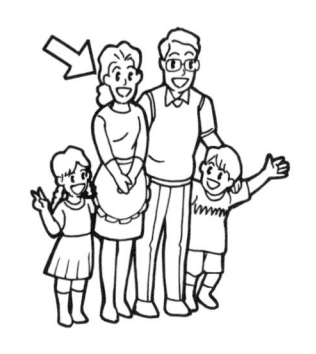

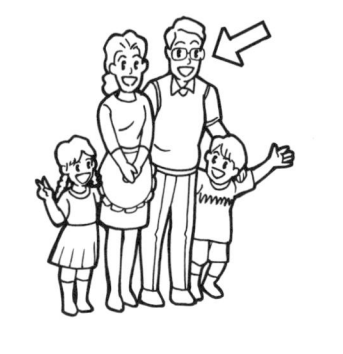

(1) 　　　（　　　）

(2) 　　　（　　　）

(3) 　　　（　　　）

(4) 　　　（　　　）

(5) 　　　（　　　）

(6) 　　　（　　　）

1・3　名詞絵の名前を6語の漢字単語の中から選ぶ

氏名	年　月　日

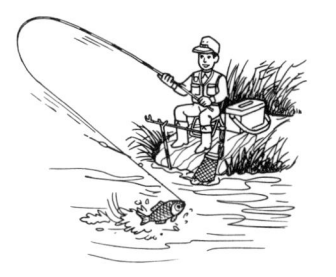

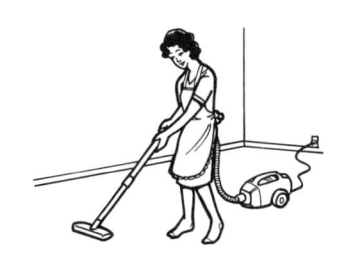

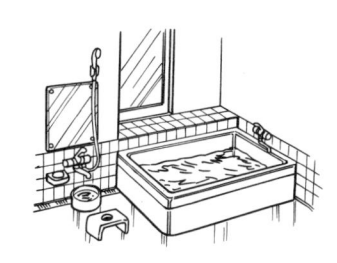

絵に合う語を □ の中から選んで（　）に書いてください。

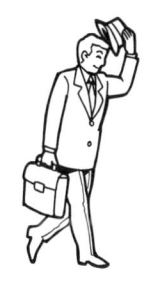

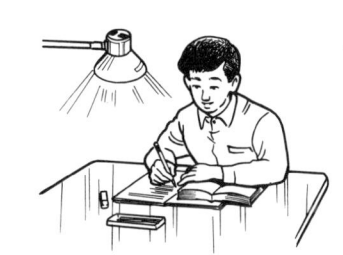

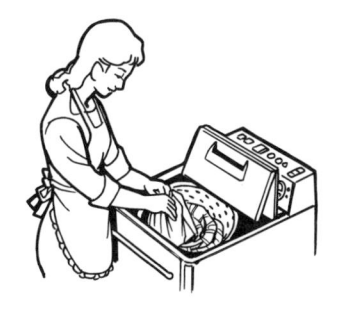

釣り ・ 挨拶 ・ 勉強 ・ 風呂 ・ 掃除 ・ 洗濯

(1) （　　　）

(2) （　　　）

(3) （　　　）

(4) （　　　）

(5) （　　　）

(6) （　　　）

1・3　名詞絵の名前を6語の漢字単語の中から選ぶ

氏名	年　月　日

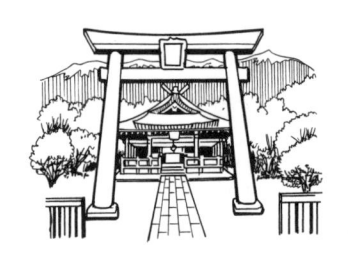

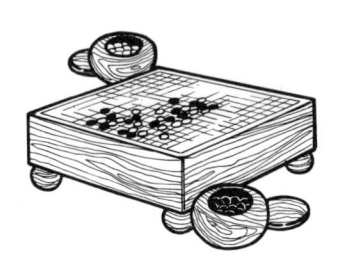

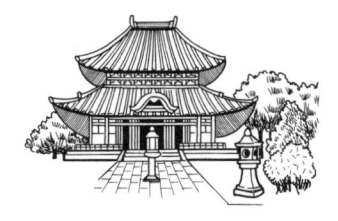

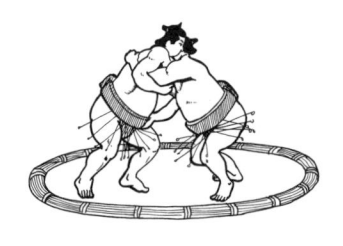

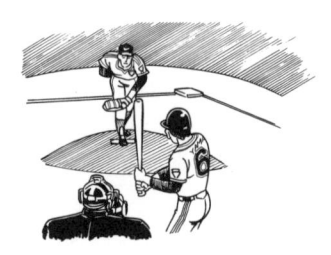

絵に合う語を □ の中から選んで（　）に書いてください。

野球・相撲・神社・寺・碁・将棋

---

(1) (　　)

(2) (　　)

(3) (　　)

(4) (　　)

(5) (　　)

(6) (　　)

1・3　名詞絵の名前を6語の漢字単語の中から選ぶ

4. 名詞絵の名前を未完成漢字単語をヒントに想起する

目的
1. 名詞絵に合う名称を想起する能力の改善をはかる。本ドリルでは、漢字文字の一部を与え、それをヒントに語を想起できる能力の改善をはかる。
2. 完成語の音読を行い、口頭表出の改善をはかる。
3. 漢字単語の形態想起の改善をはかる。

適応
1. 語の想起が困難でも漢字単語の形態想起がある程度できる重～中度失語症者
2. 漢字単語の形態想起が悪い中度以上の失語症者

手続き
1. 名詞絵の名称を示す漢字の一部が表記されていることを指しながら示し、それを手掛かりに名称を想起するように促す。
2. 想起した語の口頭での表出、および漢字での表出を試みる。
3. 書字の場合、ヒントになっている漢字の一部に続けて書いてもよいが、その後で（　）の中にあらためて書くようにする。
4. 先に口頭表出を行った場合にはつぎに書字を、書字で行った場合にはつぎに音読を試みる。
5. 誤りや無反応の場合にはヒントを出す。

ヒントの出し方
1. 口頭表出や音読が難しい場合
    ① 初頭音1音を与える。それでも困難な場合は音を増やしていく。
    ② STが音読し、患者は復唱あるいは斉唱をおこなう。
2. 書字が難しい場合
    ① 呈示されている漢字の一部をなぞって見せ筆順を与える。
    ② 漢字の画を少しずつつけたして書けるところまで与える。

実施上の留意点
　呈示されている画数だけでは困難である場合には、あらかじめ患者に合わせて画数を増やして呈示するとよい。

応用訓練法
1. 聴覚的理解（聴覚的ポインティング課題）
    ① 絵と文字を呈示して行う。
    ② 絵のみ呈示して行う。
    選択肢の数は患者に合わせて調整する。
2. 呼称

    漢字一部のヒントを覆って行う。
 3. 書字
    漢字一部のヒントを覆って行う。

氏名		年　月　日

絵の横に漢字の一部が書いてあります。これをヒントに絵の名前を考えて、（　）に完成した漢字を書いてください。

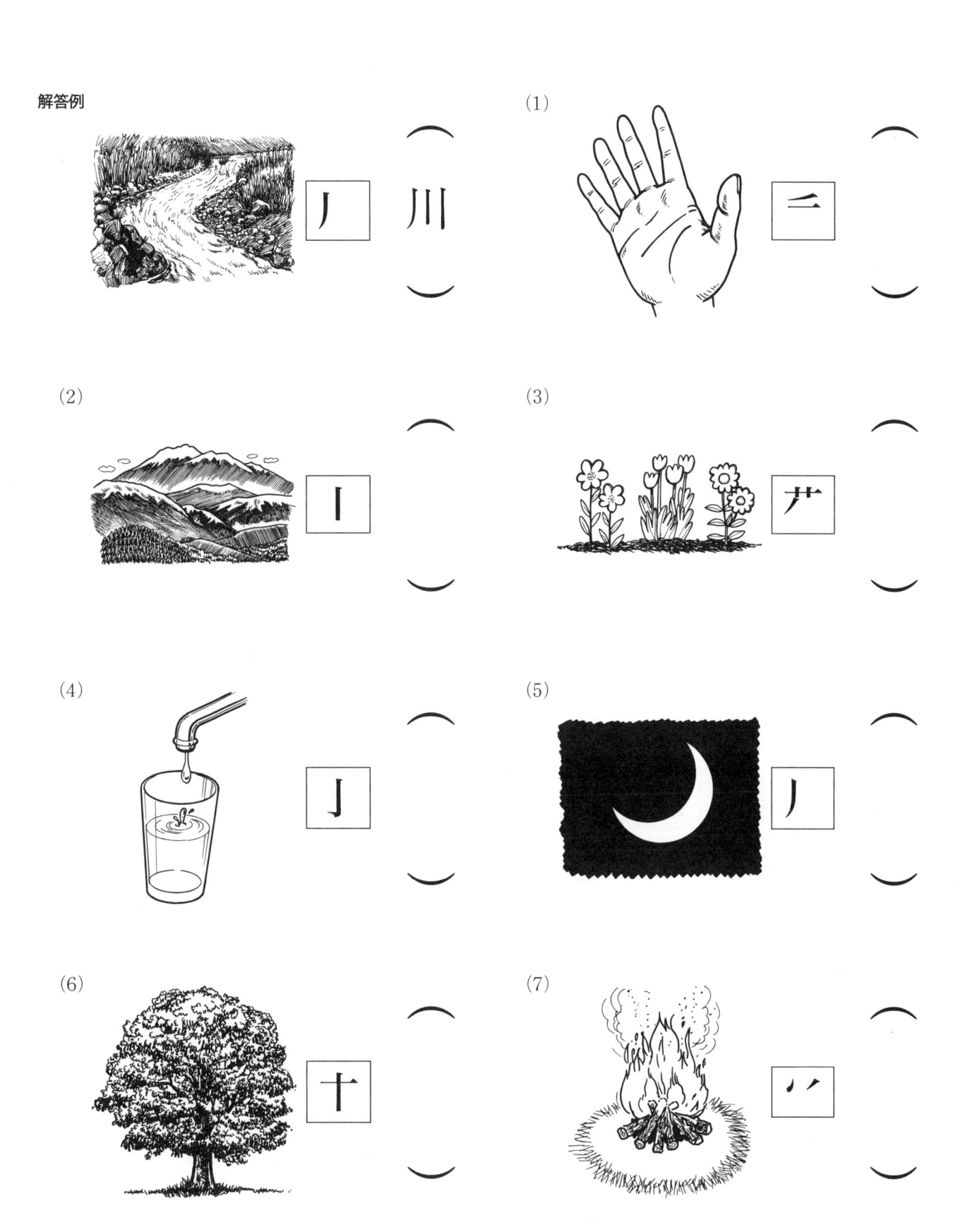

解答例

(例) ノ　川　（　）

(1) 二　（　）

(2) 丨　（　）

(3) 艹　（　）

(4) 亅　（　）

(5) ノ　（　）

(6) 十　（　）

(7) 灬　（　）

1・4　名詞絵の名前を未完成漢字単語をヒントに想起する

氏名		年　月　日

絵の横に漢字の一部が書いてあります。これをヒントに絵の名前を考えて、（　）に完成した漢字を書いてください。

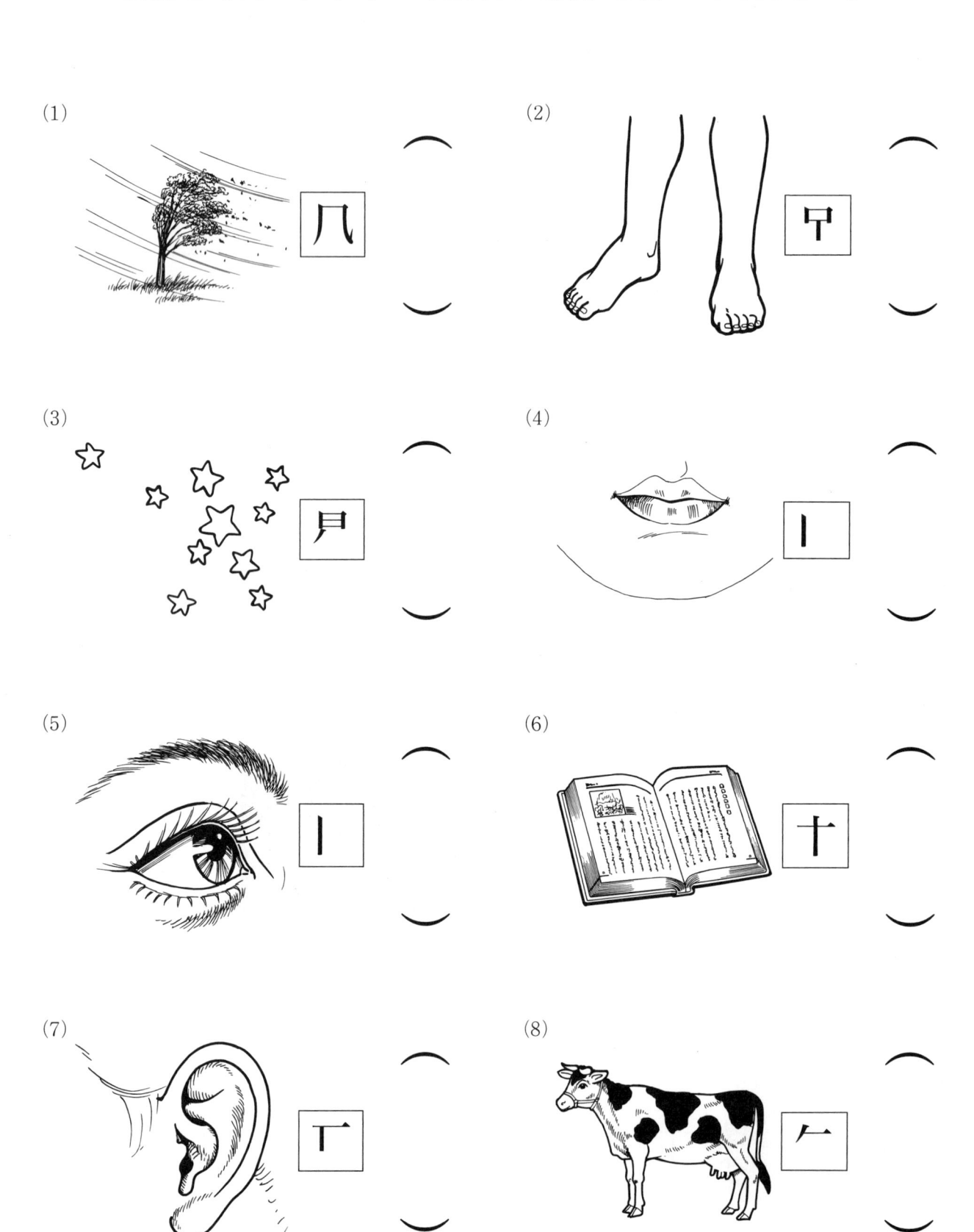

(1) 风 　（　　）

(2) 呂 　（　　）

(3) 尸 　（　　）

(4) ｜ 　（　　）

(5) ｜ 　（　　）

(6) 十 　（　　）

(7) 丁 　（　　）

(8) 厂 　（　　）

1・4　名詞絵の名前を未完成漢字・単語をヒントに想起する

| 氏名 | | 年　月　日 |

絵の横に漢字の一部が書いてあります。これをヒントに絵の名前を考えて、（　）に完成した漢字を書いてください。

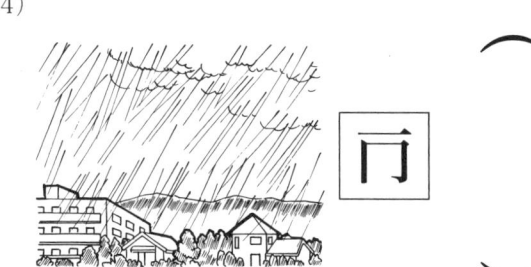

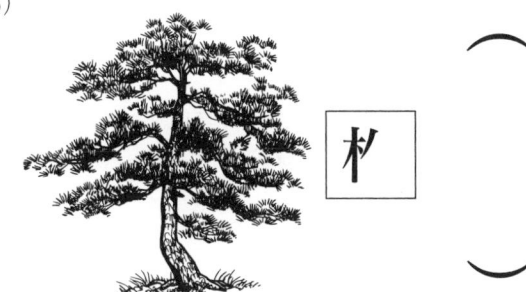

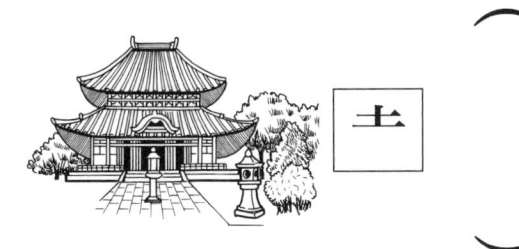

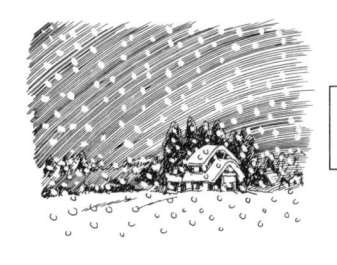

(1) 馬　（　　）

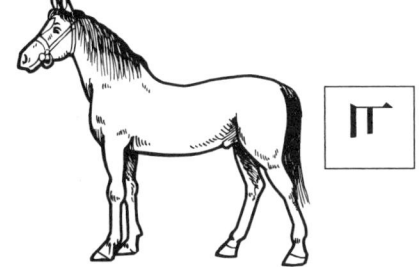

(2) 家　（　　）

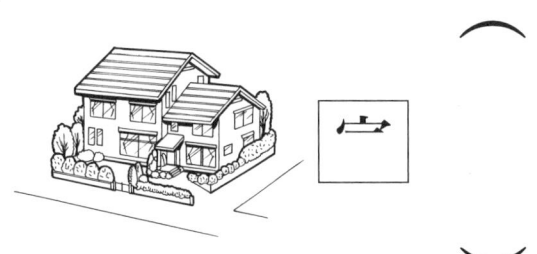

(3) 犬　（　　）

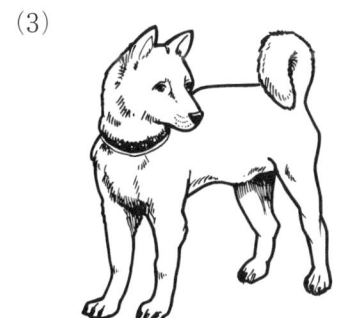

(4) 雨　（　　）

(5) 皿　（　　）

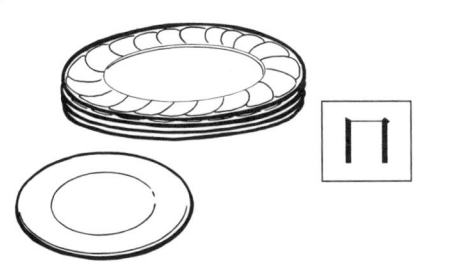

(6) 松　（　　）

(7) 寺　（　　）

(8) 雪　（　　）

1・4　名詞絵の名前を未完成漢字単語をヒントに想起する

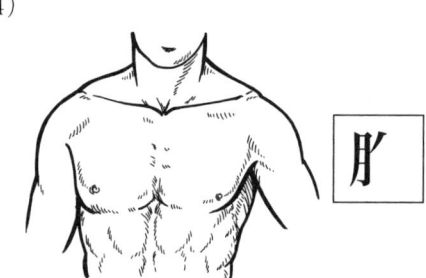

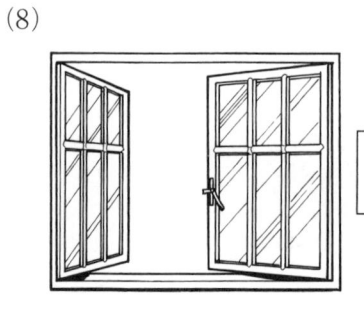

| 氏名 | 年　月　日 |

絵の横に漢字の一部が書いてあります。これをヒントに絵の名前を考えて、（　）に完成した漢字を書いてください。

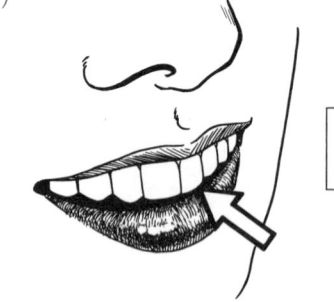

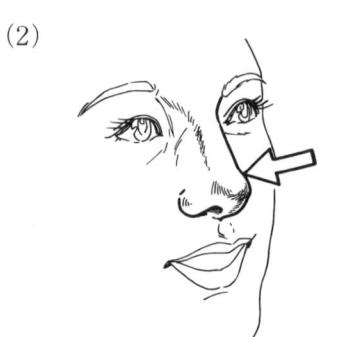

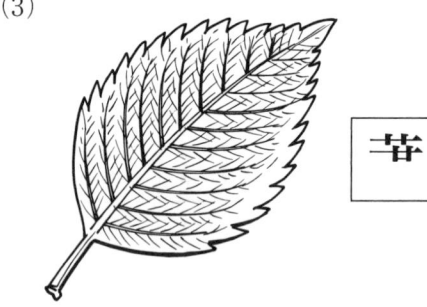

(1) 　歯　（　　）

(2) 　自　（　　）

(3) 　苦　（　　）

(4) 　月　（　　）

(5) 　内　（　　）

(6) 　月　（　　）

(7) 　彦　（　　）

(8) 　空　（　　）

1・4　名詞絵の名前を未完成漢字単語をヒントに想起する

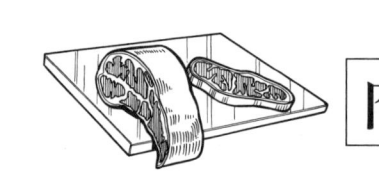

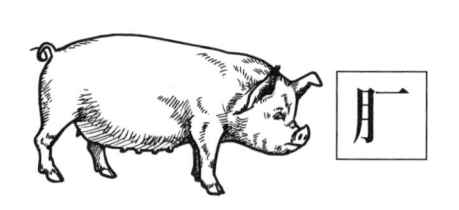

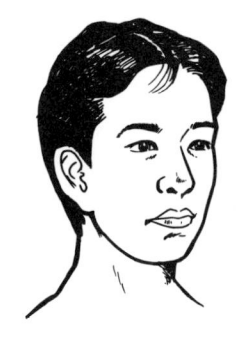

氏名	年　月　日

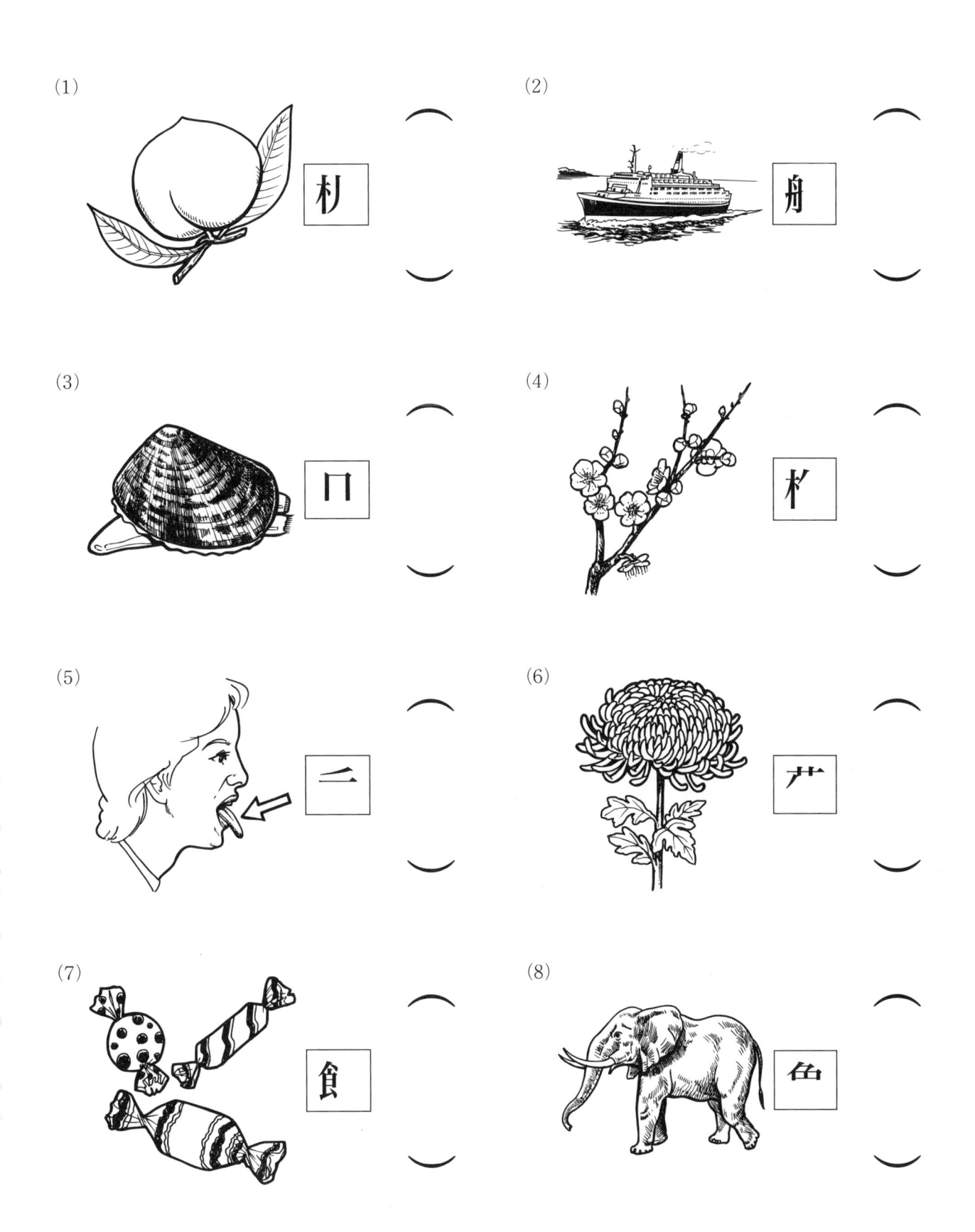

絵の横に漢字の一部が書いてあります。これをヒントに絵の名前を考えて、（　）に完成した漢字を書いてください。

(1) 木 　（　）

(2) 舟 　（　）

(3) 口 　（　）

(4) 木 　（　）

(5) 二 　（　）

(6) 艹 　（　）

(7) 食 　（　）

(8) 色 　（　）

1・4　名詞絵の名前を未完成漢字単語をヒントに想起する

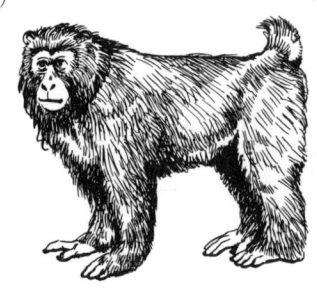

氏名		年　月　日

絵の横に漢字の一部が書いてあります。これをヒントに絵の名前を考えて、（　）に完成した漢字を書いてください。

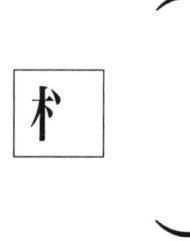

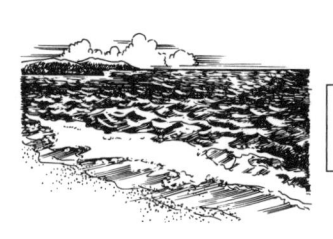

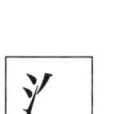

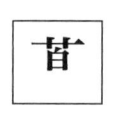

(1) 猫　犭　（　）

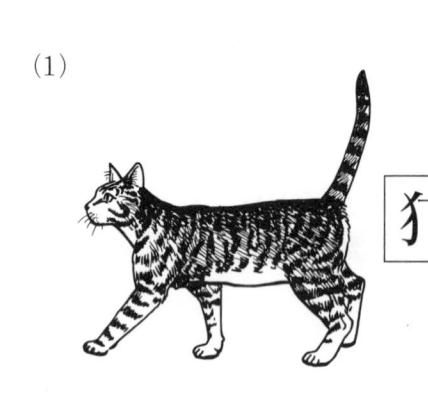

(2) 桜　木　（　）

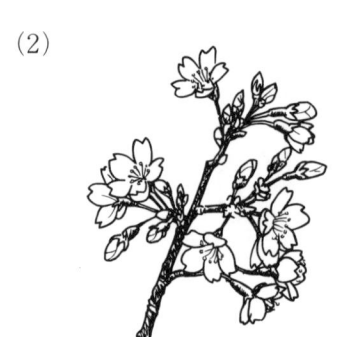

(3) 鮨　魚　（　）

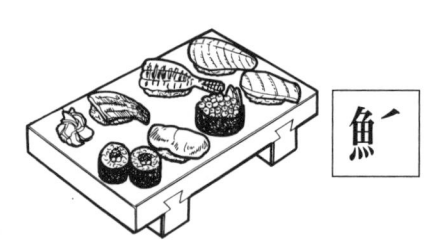

(4) 卵　𠄌　（　）

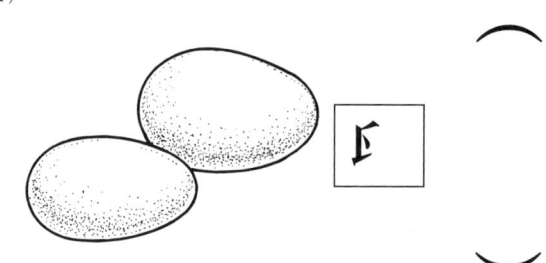

(5) 海　氵　（　）

(6) 薬　艹　（　）

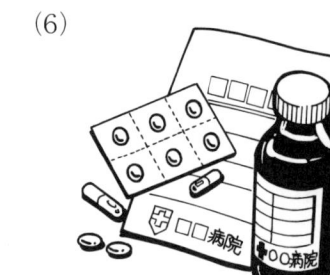

(7) 猿　犭　（　）

(8) 枕　木　（　）

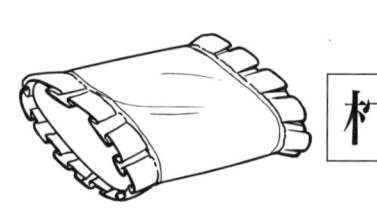

氏名		年　月　日

絵の横に漢字の一部が書いてあります。これをヒントに絵の名前を考えて、（　）に完成した漢字を書いてください。

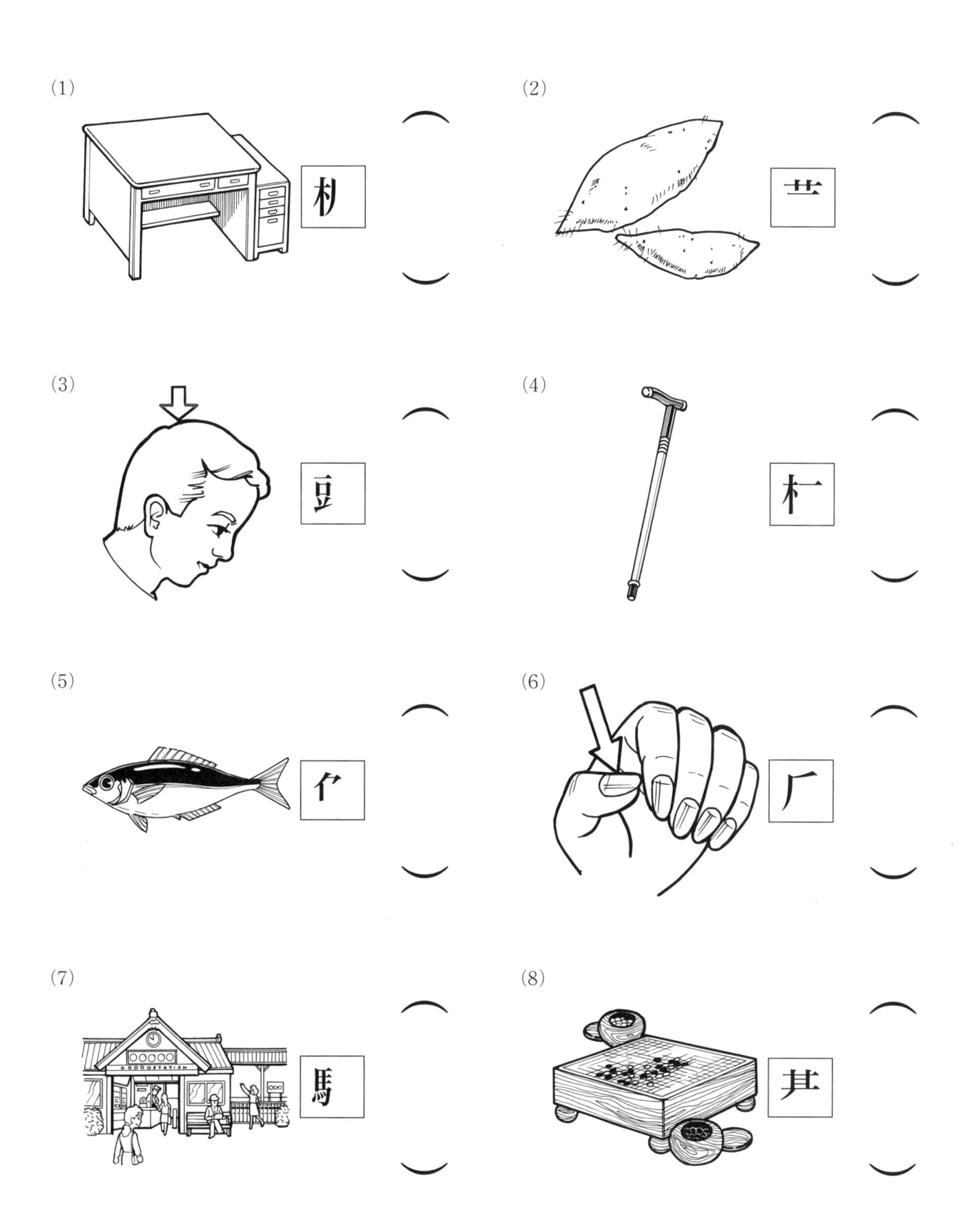

(1) 机　木　（　）

(2) 芋　艹　（　）

(3) 頭　豆　（　）

(4) 杖　木　（　）

(5) 鯵　魚　（　）

(6) 厂　（　）

(7) 駅　馬　（　）

(8) 碁　其　（　）

1・4　名詞絵の名前を未完成漢字単語をヒントに想起する

氏名		年　月　日

絵の横に漢字の一部が書いてあります。これをヒントに絵の名前を考えて、（　）に完成した漢字を書いてください。

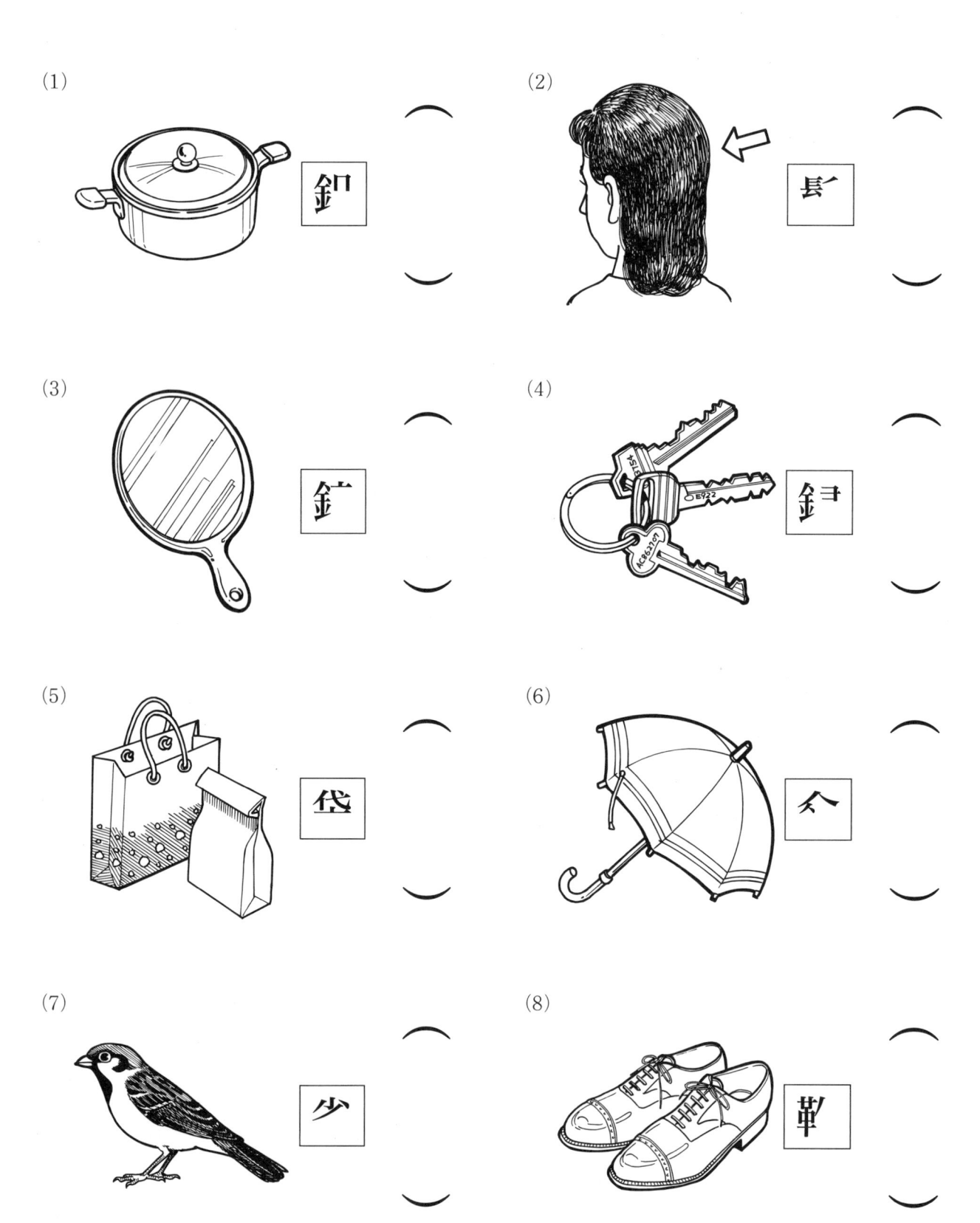

(1) 鍋　（　　　）

(2) 髪　（　　　）

(3) 鏡　（　　　）

(4) 鍵　（　　　）

(5) 袋　（　　　）

(6) 傘　（　　　）

(7) 雀　（　　　）

(8) 靴　（　　　）

1・4　名詞絵の名前を未完成漢字単語をヒントに想起する

氏名	年　　月　　日

絵の横に2文字の漢字についてその一部ずつが書いてあります。
これをヒントに絵の名前を考えて、（　）に完成した漢字（2文字）
を書いてください。

(1) 医者　（　　）

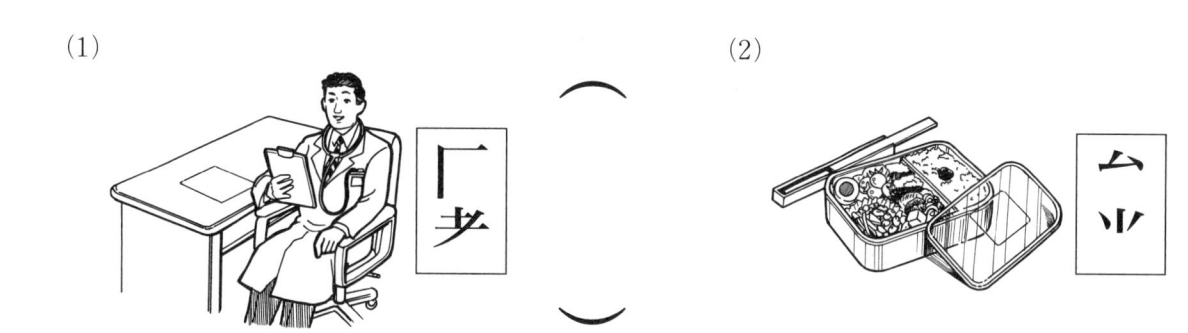

(2) 弁当　（　　）

(3) 学校　（　　）

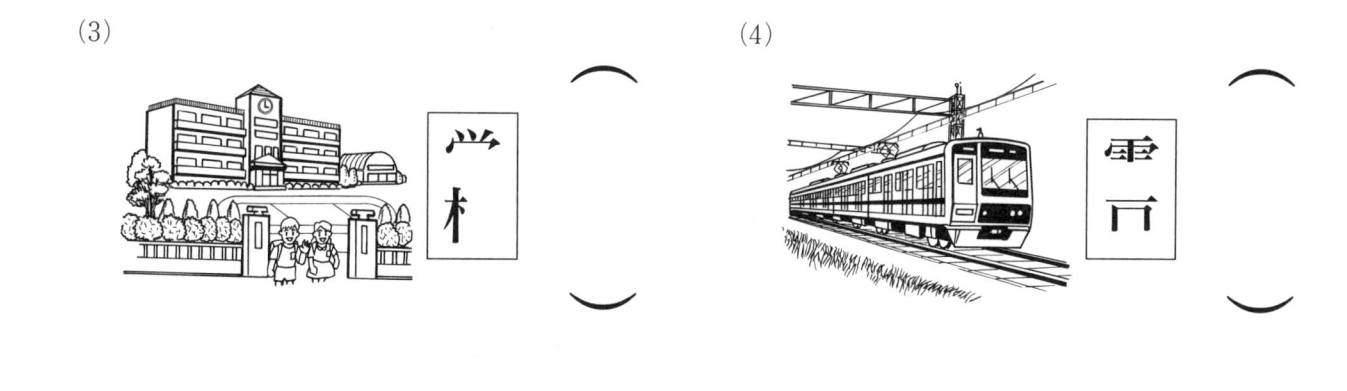

(4) 電車　（　　）

(5) 電話　（　　）

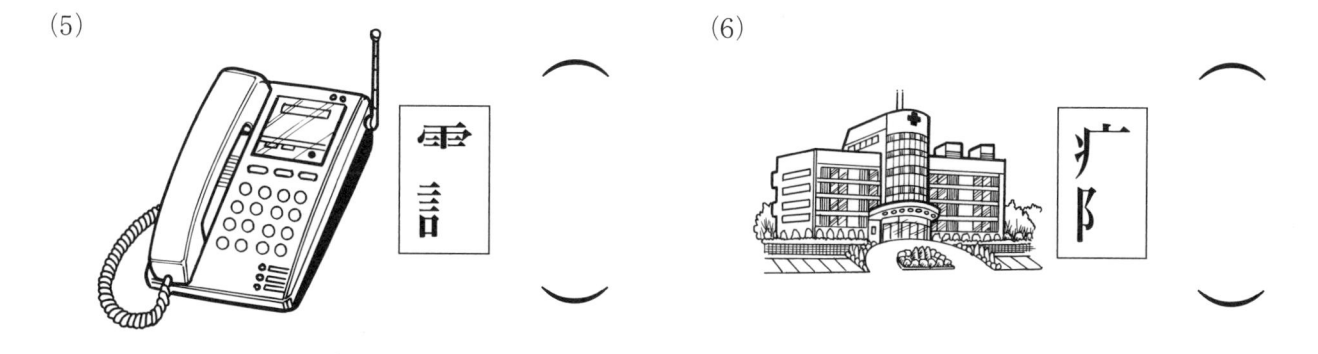

(6) 病院　（　　）

(7) 時計　（　　）

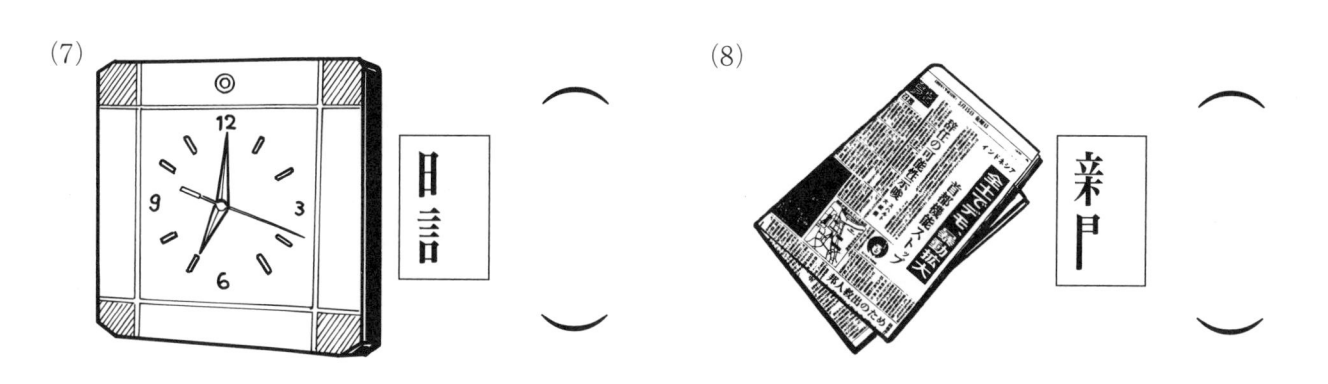

(8) 新聞　（　　）

1・4　名詞絵の名前を未完成漢字単語をヒントに想起する

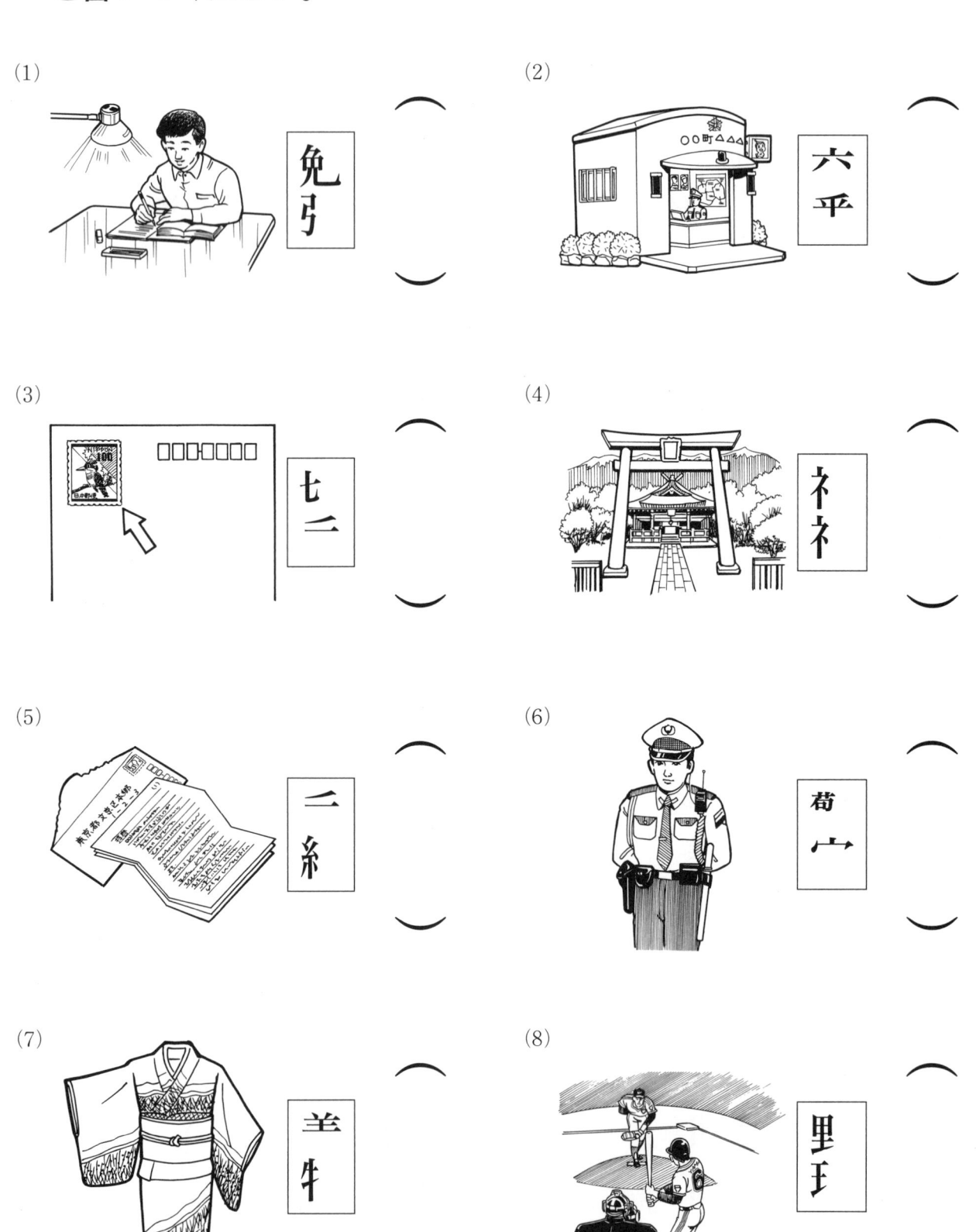

氏名		年　月　日

絵の横に2文字の漢字についてその一部ずつが書いてあります。これをヒントに絵の名前を考えて、（　）に完成した漢字（2文字）を書いてください。

(1) 免弓　（勉強）

(2) 六平　（交番）

(3) 七二　（切手）

(4) ネネ　（神社）

(5) 二糸　（手紙）

(6) 荀宀　（警官）

(7) 羊牛　（着物）

(8) 里王　（野球）

1・4　名詞絵の名前を未完成漢字単語をヒントに想起する

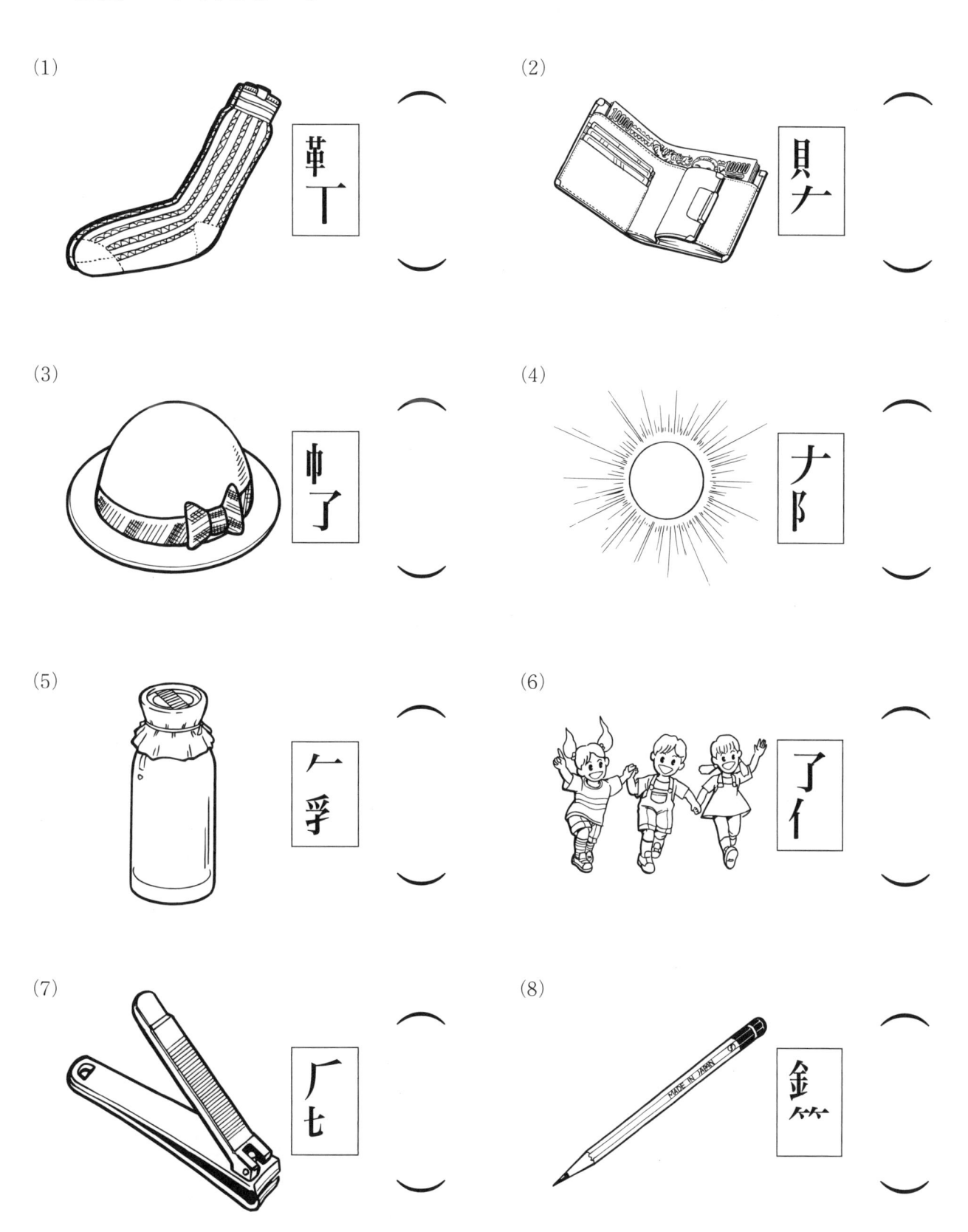

| 氏名 | | 年　月　日 |

絵の横に2文字の漢字についてその一部ずつが書いてあります。これをヒントに絵の名前を考えて、（　）に完成した漢字（2文字）を書いてください。

(1) 靴下　　革丁　（　　）

(2) 財布　　貝ナ　（　　）

(3) 帽子　　巾了　（　　）

(4) 太陽　　ナド　（　　）

(5) 牛乳　　ヒ孚　（　　）

(6) 子供　　了イ　（　　）

(7) 爪切り　厂七　（　　）

(8) 鉛筆　　金竹　（　　）

1・4　名詞絵の名前を未完成漢字単語をヒントに想起する

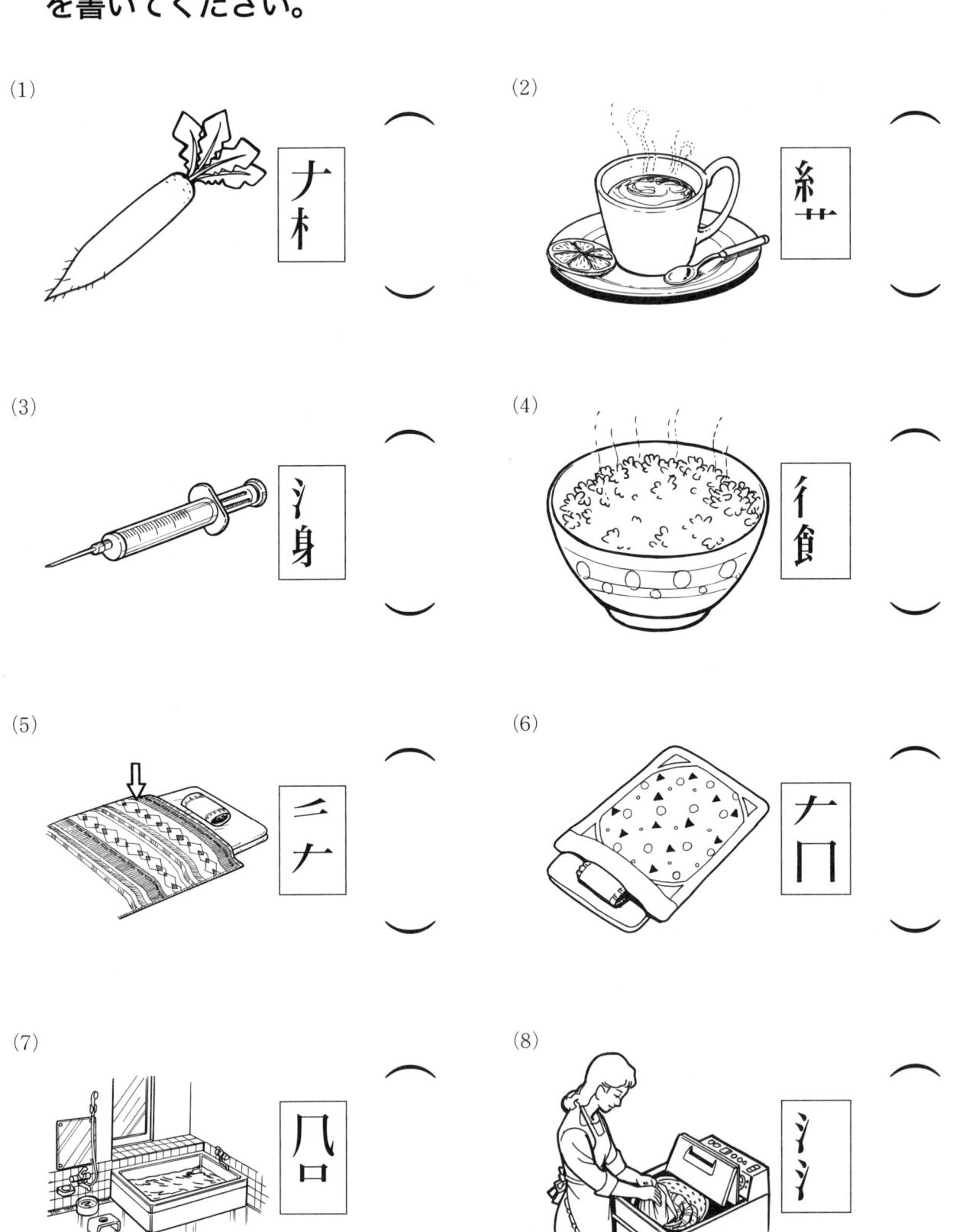

氏名		年　月　日

絵の横に2文字の漢字についてその一部ずつが書いてあります。これをヒントに絵の名前を考えて、（　）に完成した漢字（2文字）を書いてください。

(1) ナ　木　（　　　）

(2) 糸　井　（　　　）

(3) 氵　身　（　　　）

(4) 彳　食　（　　　）

(5) 二　ナ　（　　　）

(6) ナ　口　（　　　）

(7) 八　口　（　　　）

(8) 氵　氵　（　　　）

1・4　名詞絵の名前を未完成漢字単語をヒントに想起する

| 氏名 | | 年　　月　　日 |

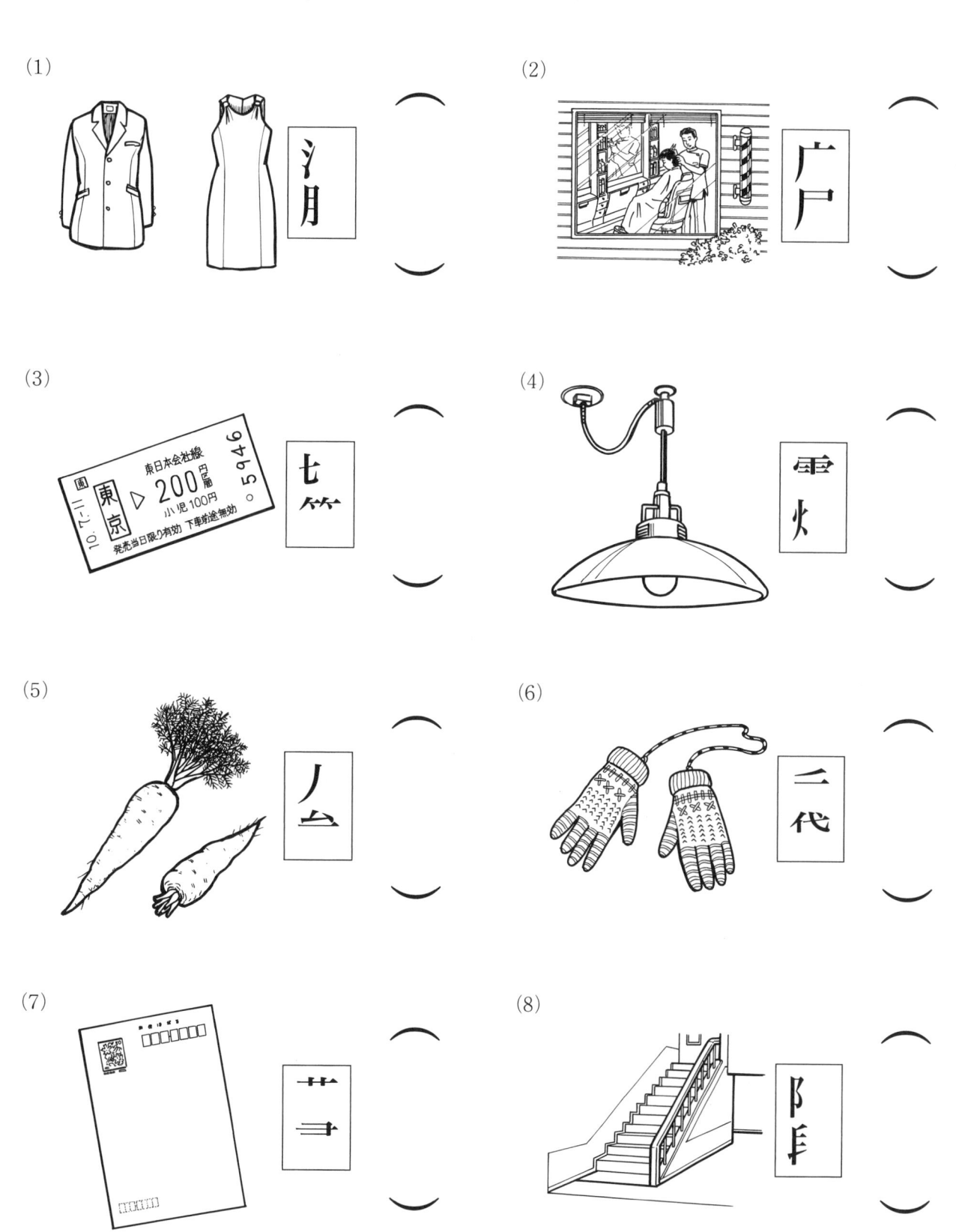

絵の横に2文字の漢字についてその一部ずつが書いてあります。これをヒントに絵の名前を考えて、（　）に完成した漢字（2文字）を書いてください。

(1) 氵月　（　　　）

(2) 广戸　（　　　）

(3) 七竹　（　　　）

(4) 雲火　（　　　）

(5) ノム　（　　　）

(6) 二代　（　　　）

(7) 艹聿　（　　　）

(8) 阝毛　（　　　）

1・4　名詞絵の名前を未完成漢字・単語をヒントに想起する

| 氏名 | | 年　月　日 |

絵の横に2文字の漢字についてその一部ずつが書いてあります。これをヒントに絵の名前を考えて、（　）に完成した漢字（2文字）を書いてください。

(1) 　（　　　）

(2) 　（　　　）

(3) 　（　　　）

(4) 　（　　　）

(5) 　（　　　）

(6) 　（　　　）

(7) 　（　　　）

(8) 　（　　　）

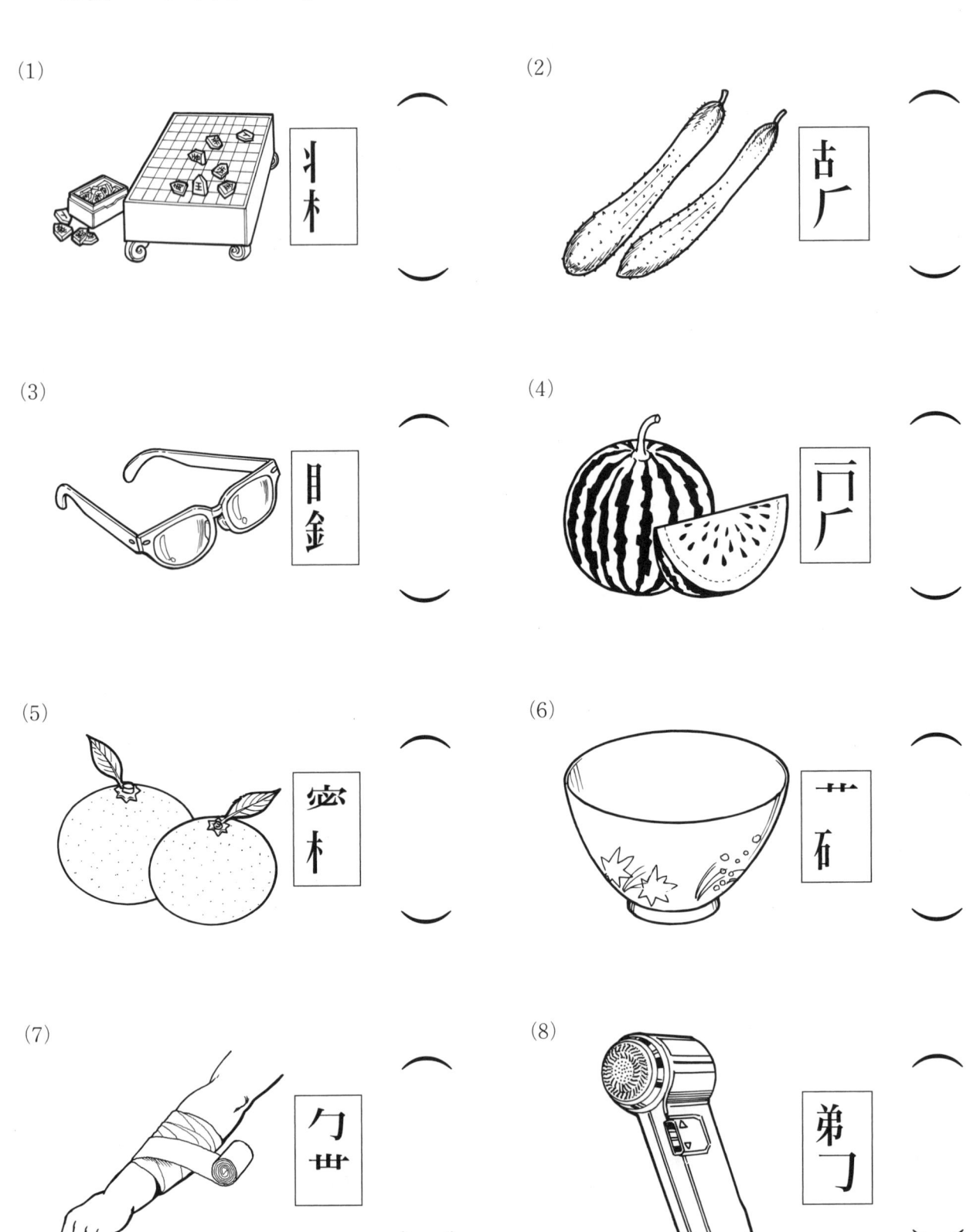

1・4　名詞絵の名前を未完成漢字単語をヒントに想起する

—92—

氏名		年　月　日

絵の横に2～3文字の漢字についてその一部ずつが書いてあります。これをヒントに絵の名前を考えて、（　）に完成した漢字（2～3文字）を書いてください。

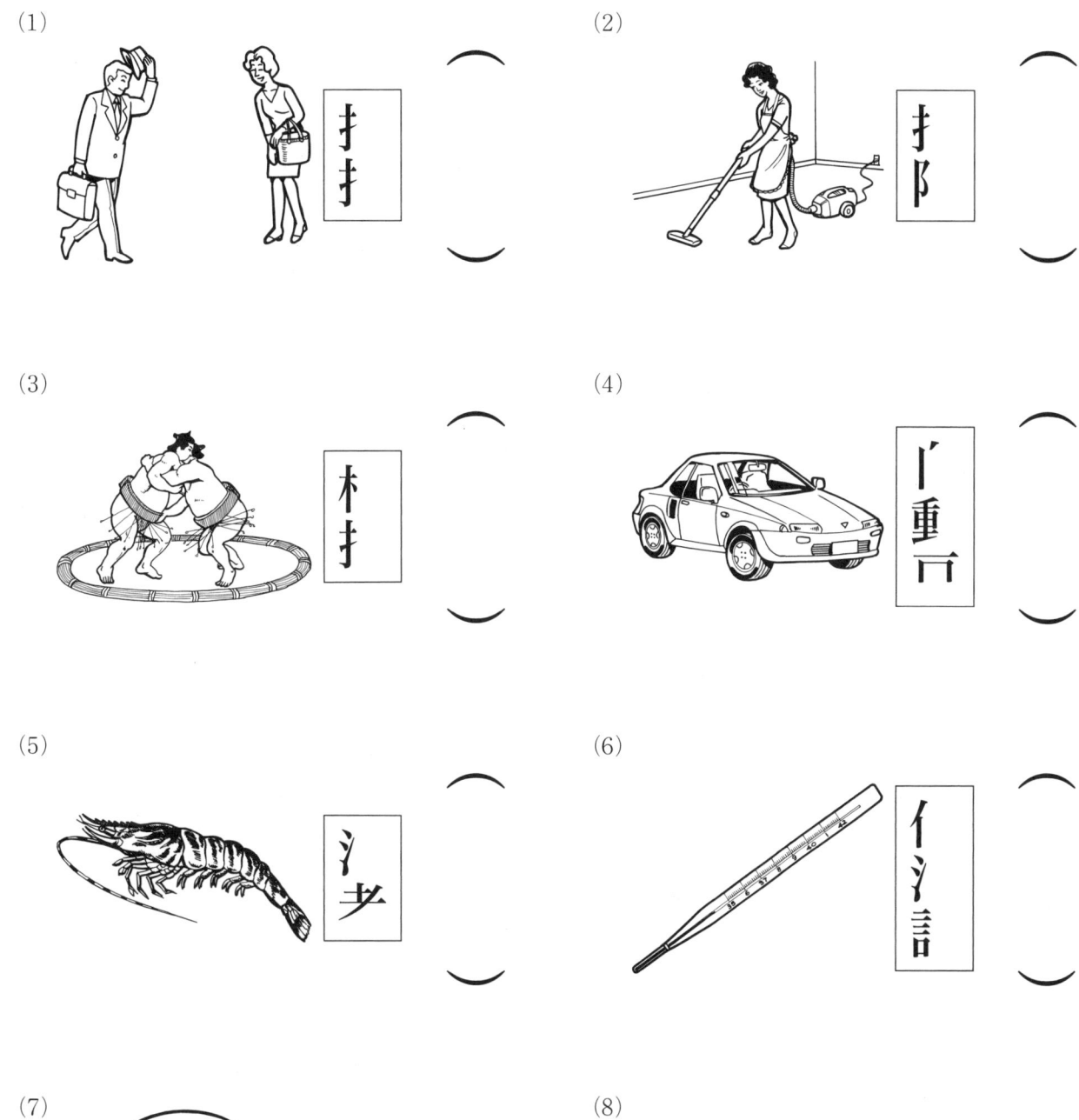

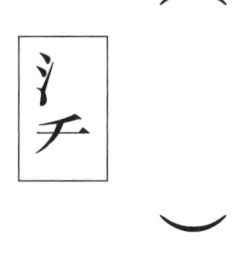

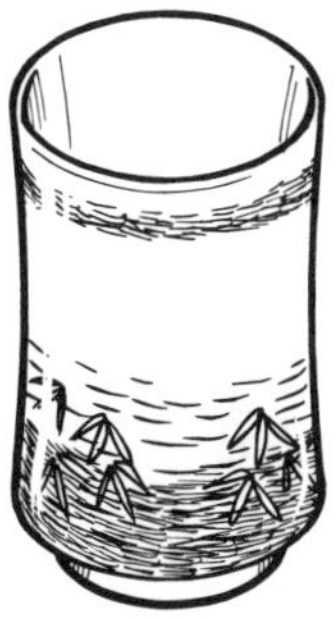

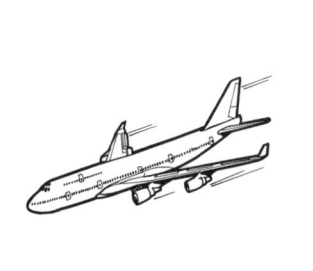

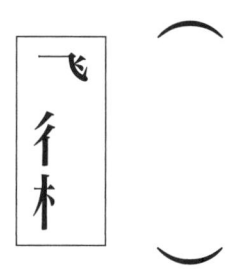

(1) 扌 扌　（　　　）

(2) 扌 阝　（　　　）

(3) 木 扌　（　　　）

(4) 广 車 言　（　　　）

(5) 氵 尹　（　　　）

(6) 亻 氵 言　（　　　）

(7) 氵 千　（　　　）

(8) 飞 彳 木　（　　　）

1・4　名詞絵の名前を未完成漢字単語をヒントに想起する

—93—

氏名		年　月　日

絵の横に3文字の漢字についてその一部ずつが書いてあります。これをヒントに絵の名前を考えて、（　）に完成した漢字（3文字）を書いてください。

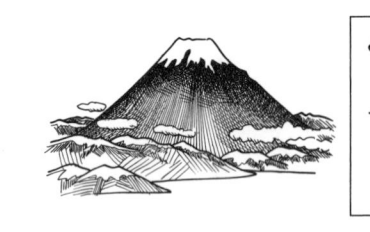

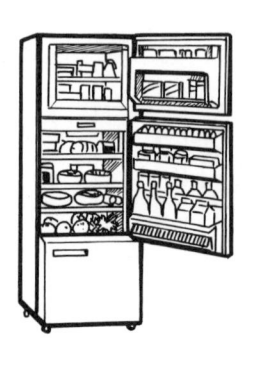

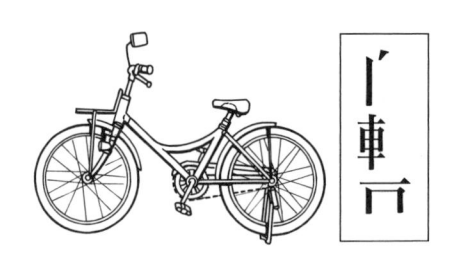

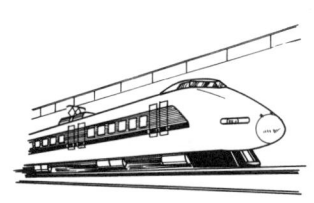

1・4　名詞絵の名前を未完成漢字単語をヒントに想起する

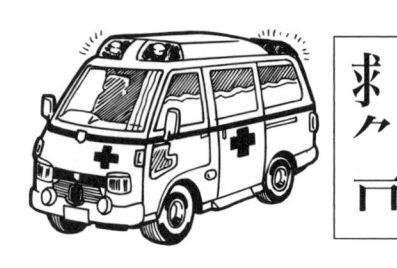

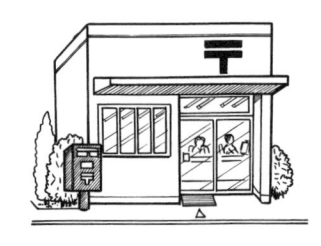

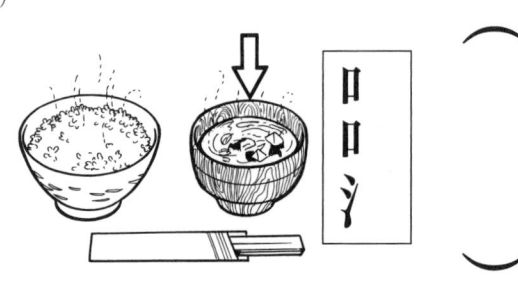

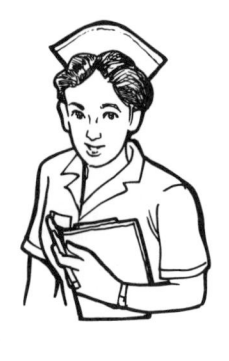

(1) 富士山（　　　）

(2) 冷蔵庫（　　　）

(3) 自転車（　　　）

(4) 新幹線（　　　）

(5) 救急車（　　　）

(6) 郵便局（　　　）

(7) 味噌汁（　　　）

(8) 看護婦（　　　）

5. 名詞絵の名前を想起する

目的
名詞絵に合う名称を想起する能力の改善をはかる。本ドリルでは、ヒントなしに口頭および書字で表出する能力の改善をはかる（呼称と書称）。

適応
失語タイプを問わない失語症者全般

手続き
1. 名詞絵を見てその名称を想起するように促す。
2. 表出はまず口頭で試みてみるが、口頭よりも書字の方がよい場合は先に書字で行う。
3. 口頭表出や書字表出に誤りや困難がある場合はヒントを与える。
4. 初めに口頭表出を行った場合はつぎに書字表出を行う。また書字表出を初めに行った場合はその語の音読を行う。
5. 書字は漢字あるいは仮名どちらでもよい。

ヒントの出し方
1. 口頭表出が困難な場合
    ① 名詞絵の説明を行い、意味的ヒントを与える。
    ② 初頭音を与え、必要に応じてヒントの音を増やしていく。
    ③ 構音が困難な患者には、口型を見せながらゆっくり初頭音あるいは初頭から2～3音をヒントとして与える。または一緒に斉唱を行う。
2. 書字表出が困難な場合
    ① 漢字の一部を書く、あるいは仮名単語の初頭1～2文字を書く。
    ② 文字の選択肢を設ける。

実施上の留意点
1. ヒントの呈示がないので重度の患者にとっては困難になることが多いと思われる。漢字の一部あるいは初頭音の仮名文字ヒントが有効な場合は、ドリル分冊Ⅰ－4や分冊Ⅱ－6の方法を参考に行うとよい。
2. このドリルに使われている名詞絵は、まず使用頻度により大まかに2段階に分け、さらにその段階内をモーラ数の少ない順から並べてあるので、途中の頁から頻度はより低いがモーラ数が少ない語が出てくる。したがってモーラ数を考慮した方がよい患者については、途中のモーラ数が少ない頁を高頻度多音節語の前に利用してみるとよい。

応用訓練法
聴覚的理解（聴覚的ポインティング課題）
1頁に掲載されている語はほぼモーラ数が同じ語なので、モーラ数が同じ語においての聴覚的理解の訓練ができる。
    ① 絵と書いた文字を呈示して行う。

② 絵のみ呈示して行う。

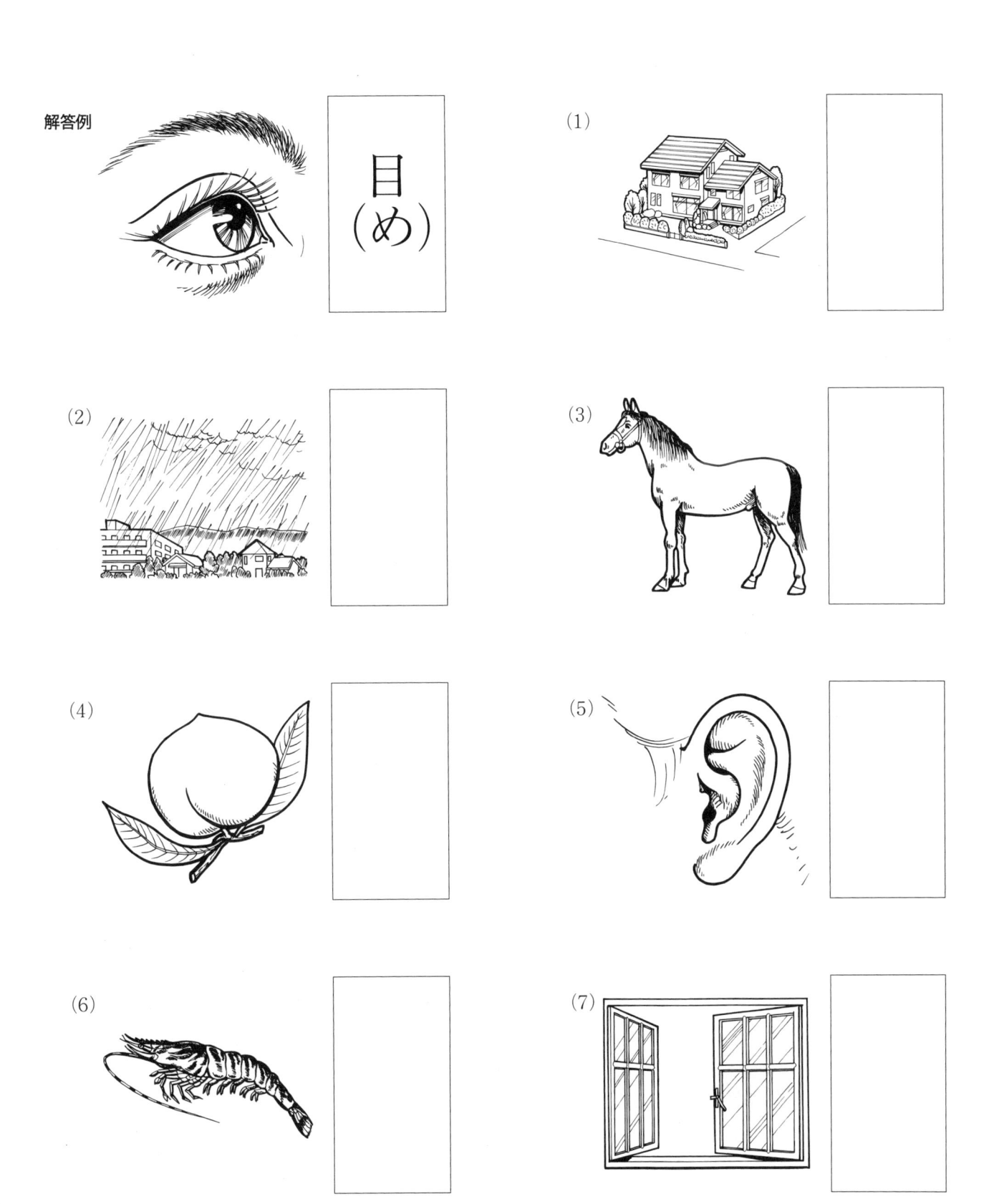

氏名	年　月　日

絵の名前を漢字または仮名で書いてください。

解答例　目（め）

(1)

(2)

(3)

(4)

(5)

(6)

(7)

1・5　名詞絵の名前を想起する

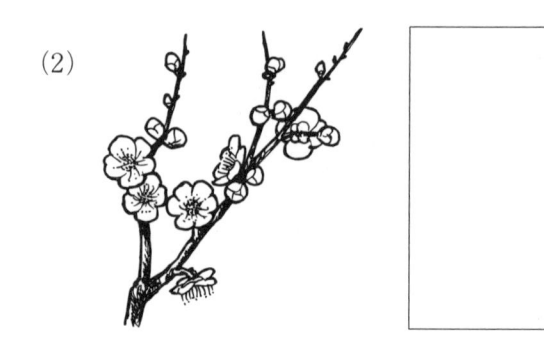

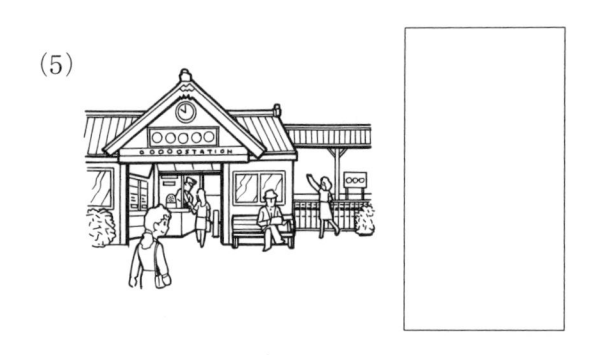

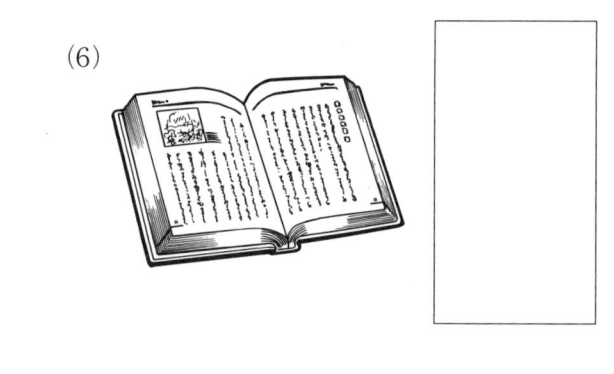

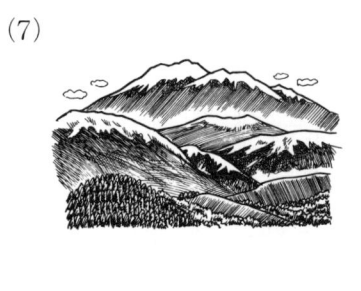

| 氏名 | 年　月　日 |

絵の名前を漢字または仮名で書いてください。

(1)

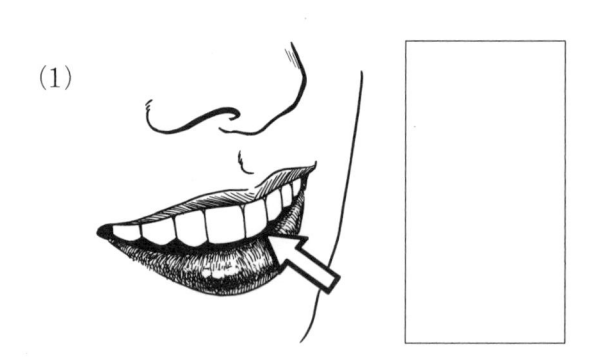

(2)

(3)

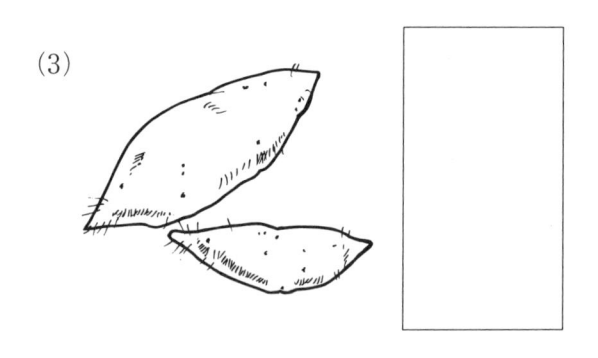

(4)

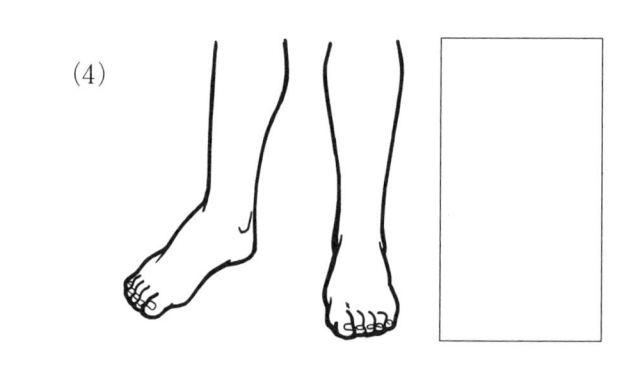

(5)

(6)

(7)

(8)

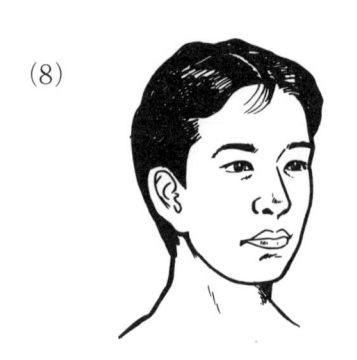

1・5　名詞絵の名前を想起する

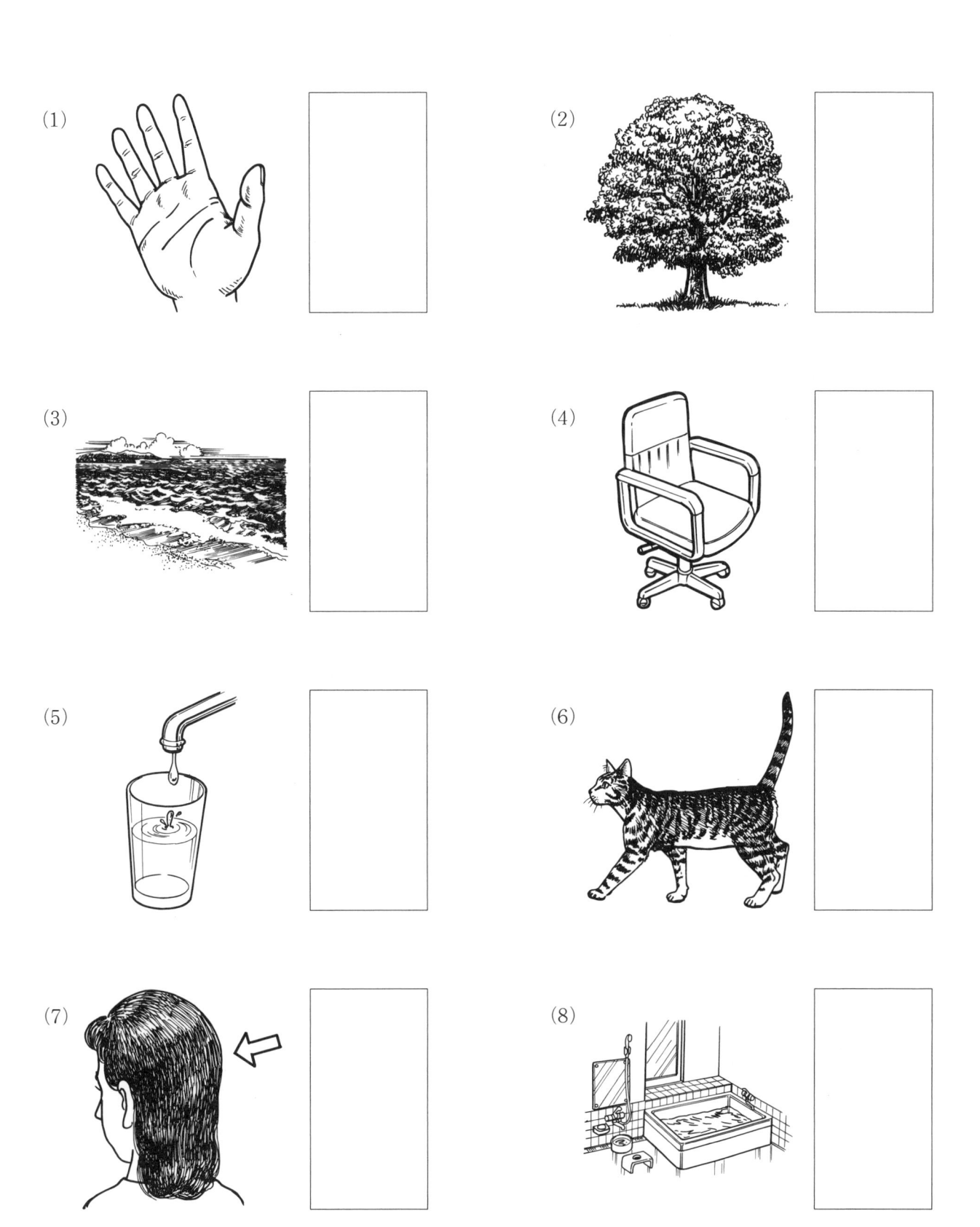

氏名		年　月　日

絵の名前を漢字または仮名で書いてください。

(1) 　　　　　　　　　　　　　(2)

(3) 　　　　　　　　　　　　　(4)

(5) 　　　　　　　　　　　　　(6)

(7) 　　　　　　　　　　　　　(8)

1・5　名詞絵の名前を想起する

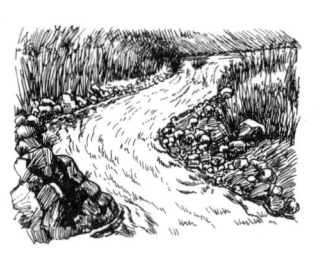

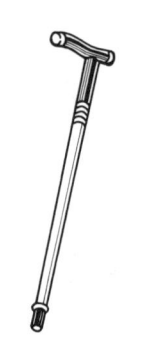

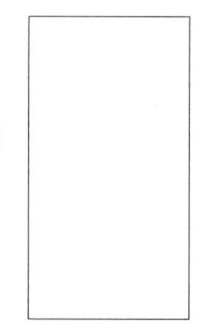

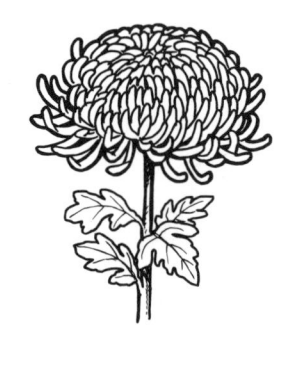

氏名		年　月　日

絵の名前を漢字または仮名で書いてください。

(1)　　　　　　　　　　　　　　　(2)

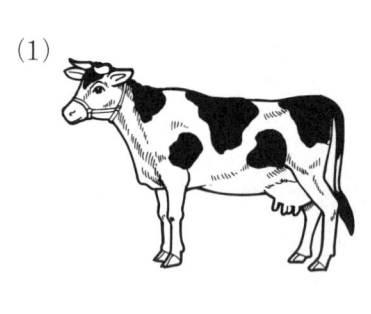

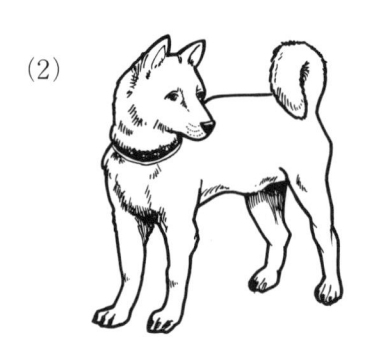

(3)　　　　　　　　　　　　　　　(4)

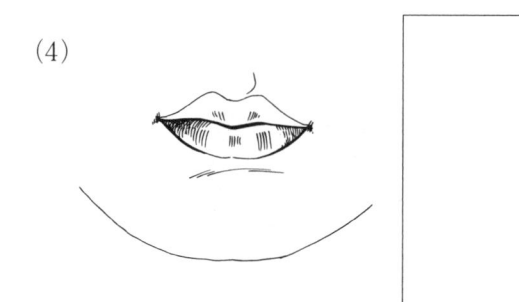

(5)　　　　　　　　　　　　　　　(6)

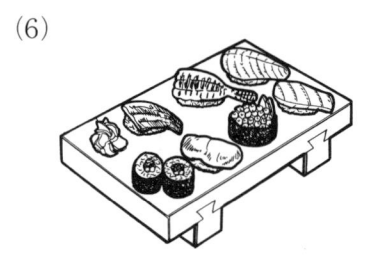

(7)　　　　　　　　　　　　　　　(8)

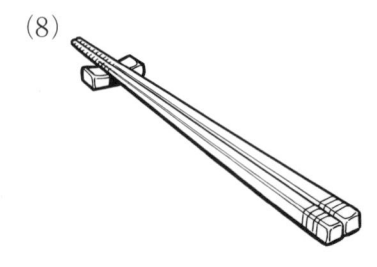

1・5　名詞絵の名前を想起する

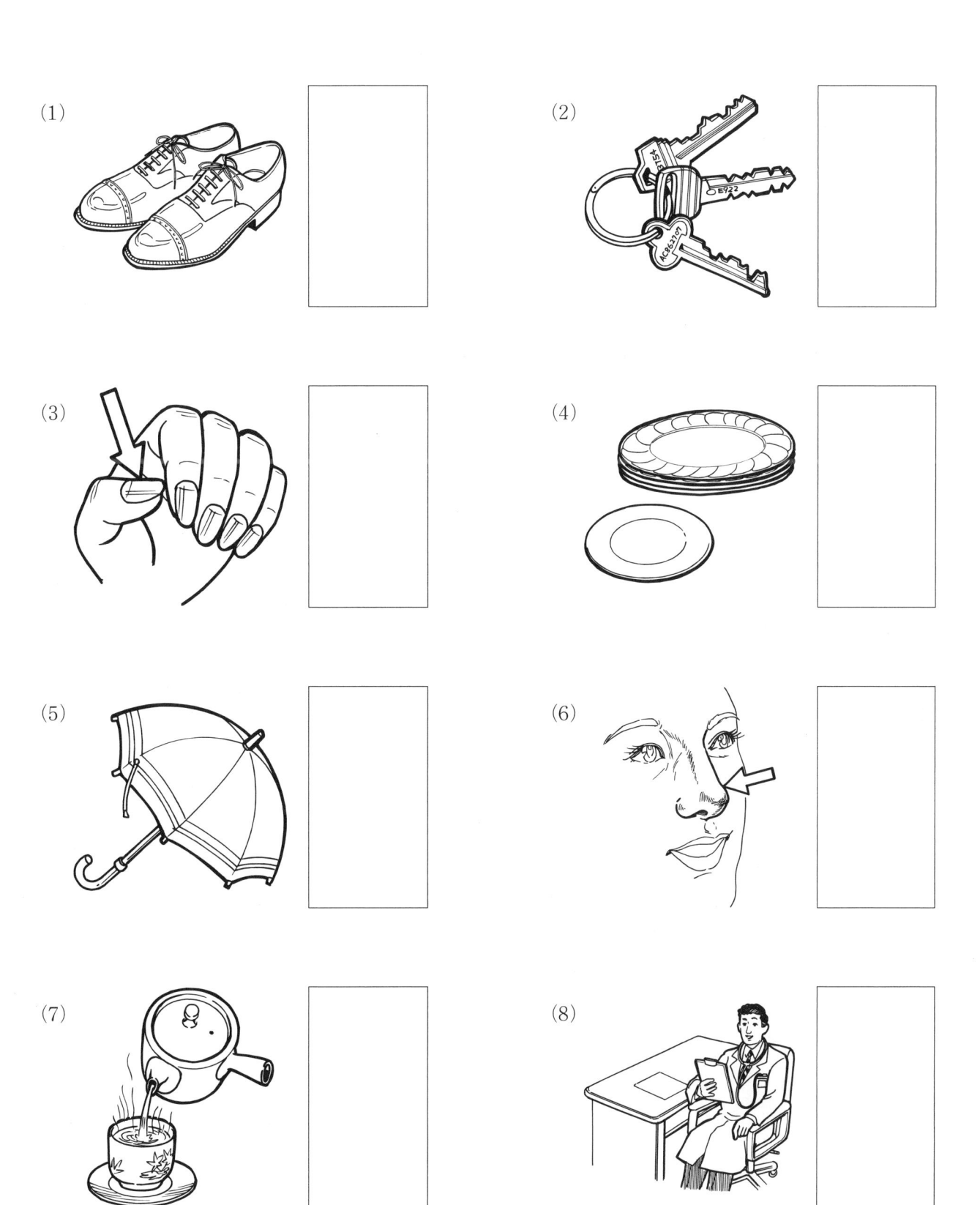

| 氏名 | | 年　月　日 |

絵の名前を漢字または仮名で書いてください。

(1)
(2)
(3)
(4)
(5)
(6)
(7)
(8)

1・5　名詞絵の名前を想起する

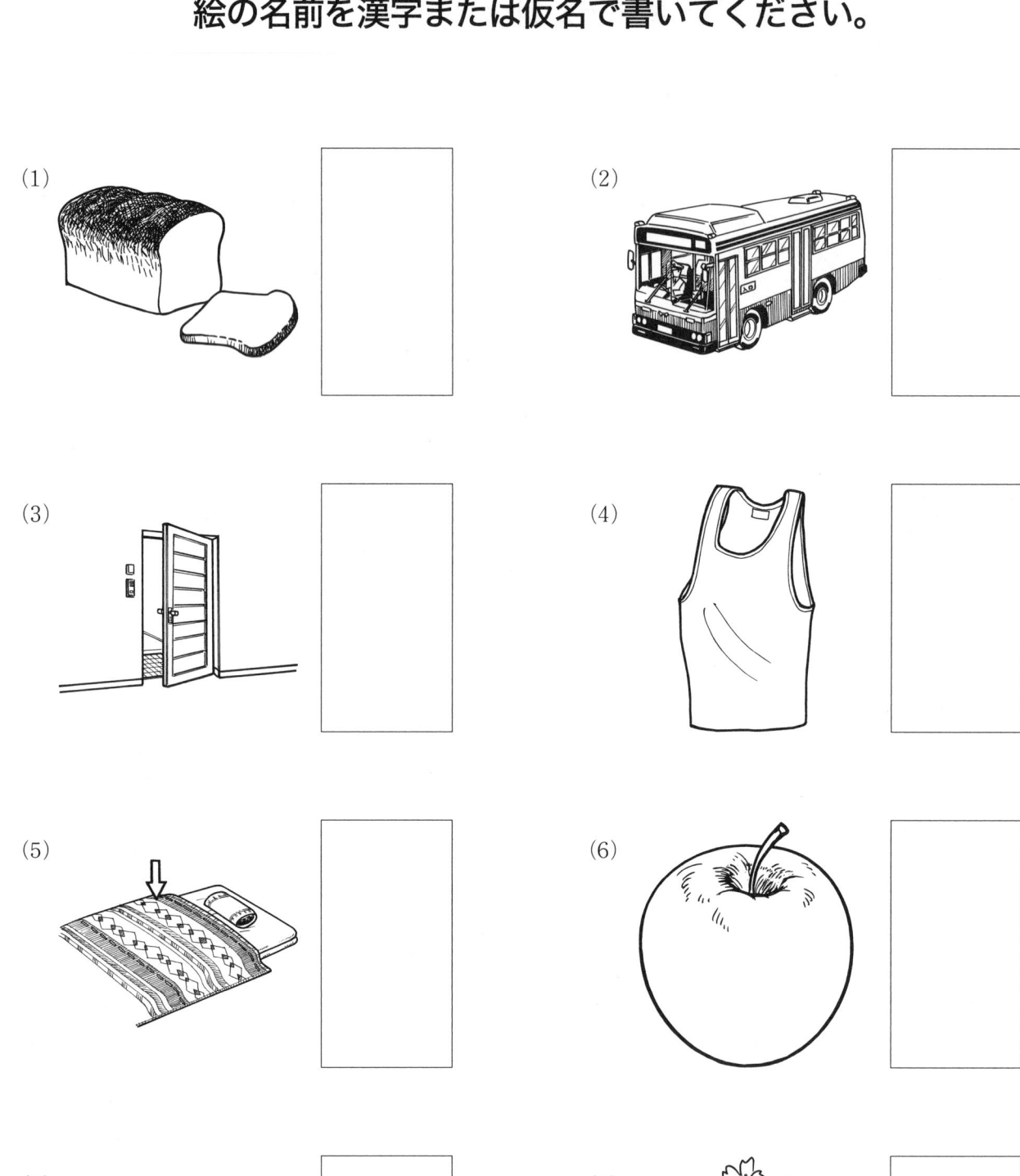

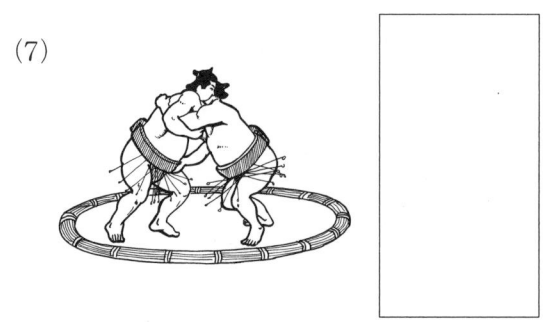

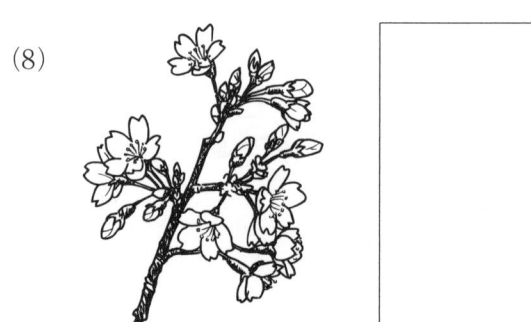

| 氏名 | | 年　月　日 |

絵の名前を漢字または仮名で書いてください。

1・5　名詞絵の名前を想起する

(1) [食パン]

(2) [バス]

(3) [ドア]

(4) [ランニング／タンクトップ]

(5) [体重計]

(6) [りんご]

(7) [相撲]

(8) [桜]

—102—

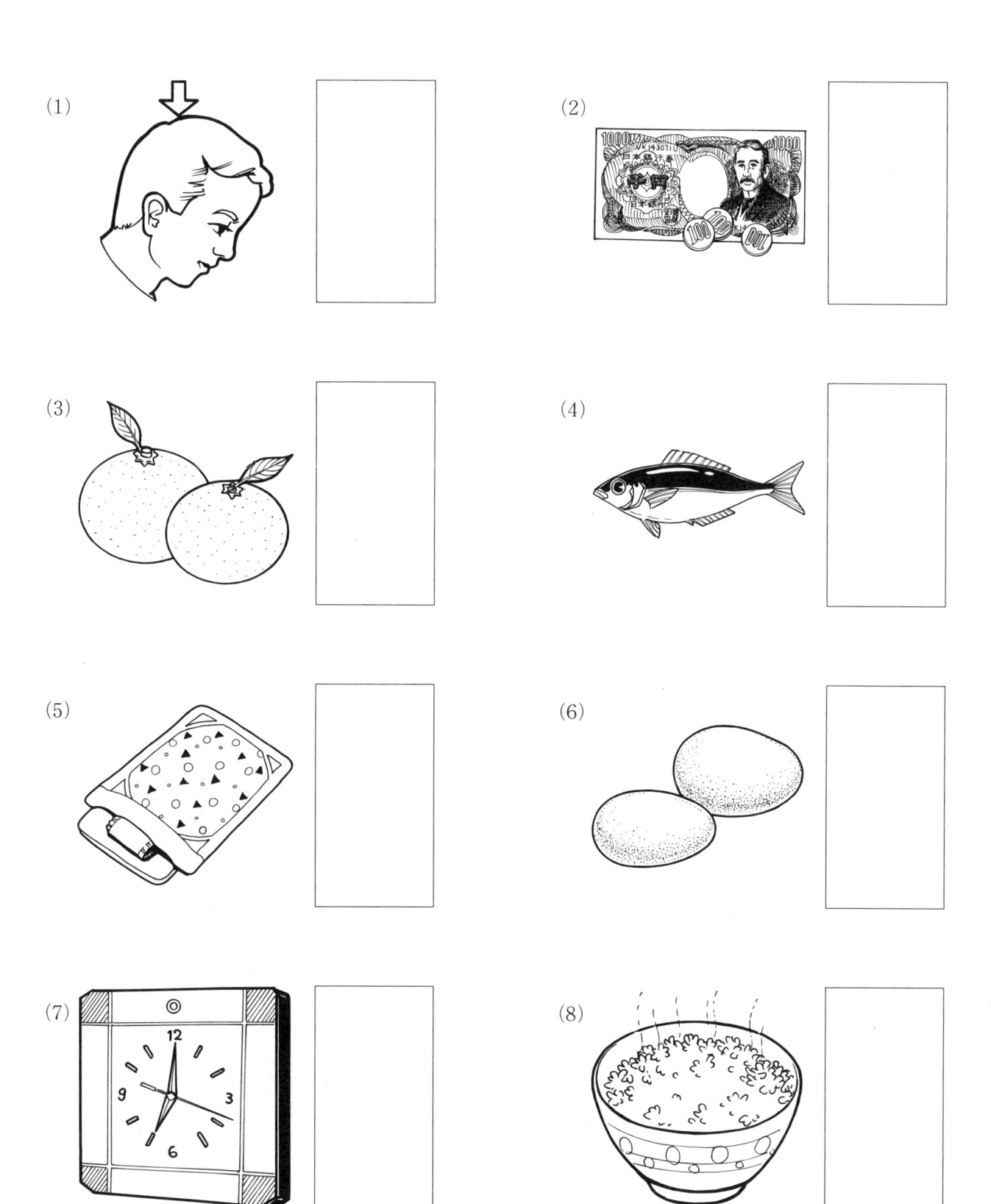

| 氏名 | | 年　　月　　日 |

絵の名前を漢字または仮名で書いてください。

(1)

(2)

(3)

(4)

(5)

(6)

(7)

(8)

1・5　名詞絵の名前を想起する

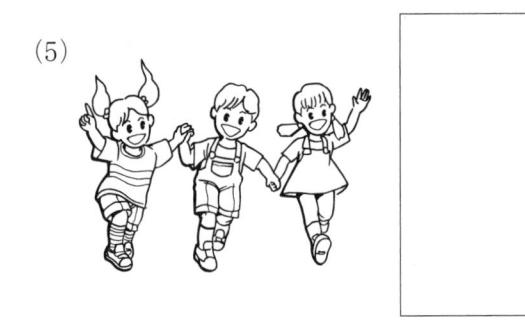

氏名	年　月　日

絵の名前を漢字または仮名で書いてください。

(1)

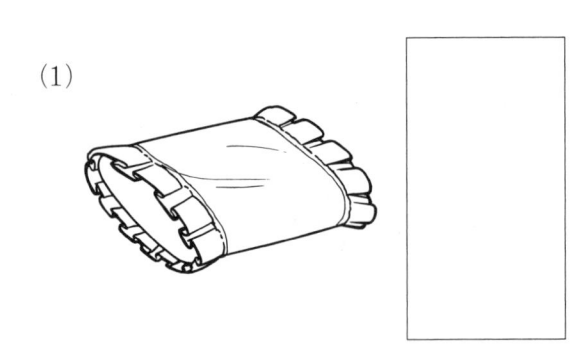

(2)

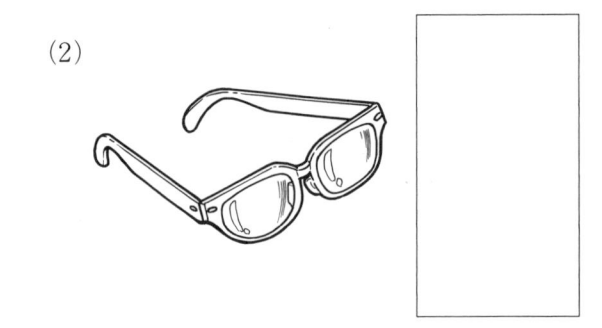

(3)

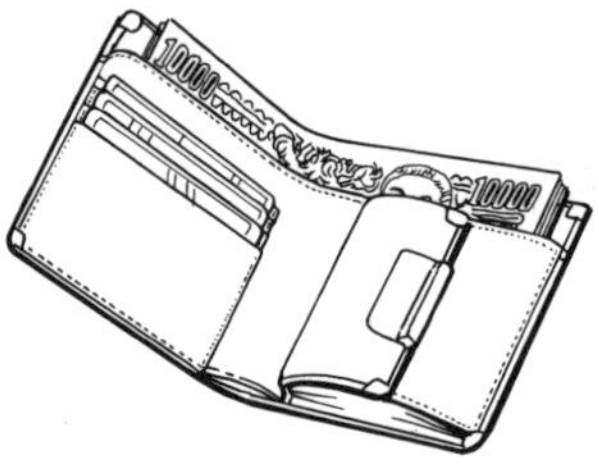

(4)

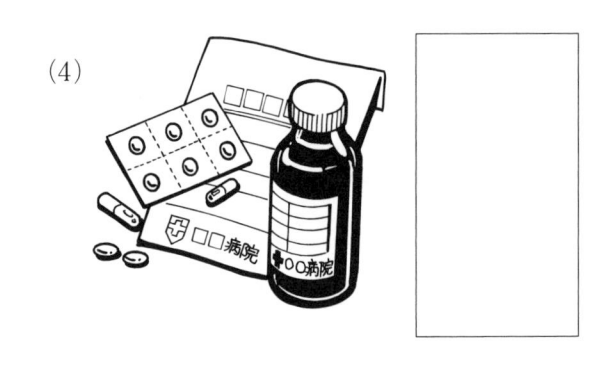

(5)

(6)

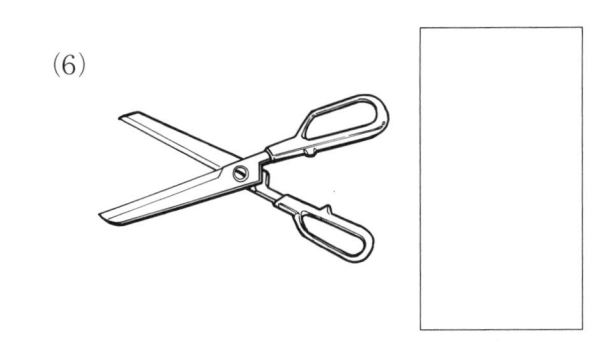

(7)

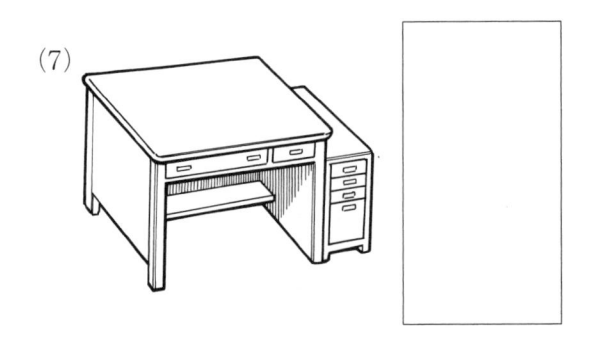

(8)

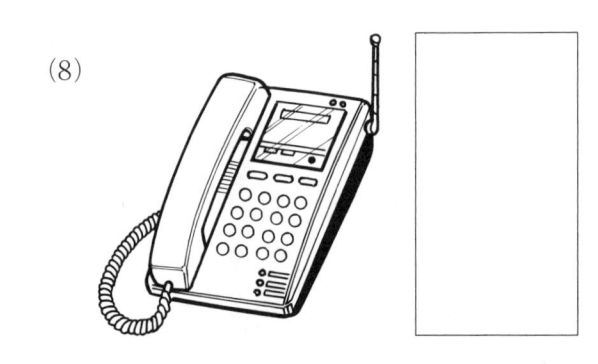

1・5　名詞　絵の名前を想起する

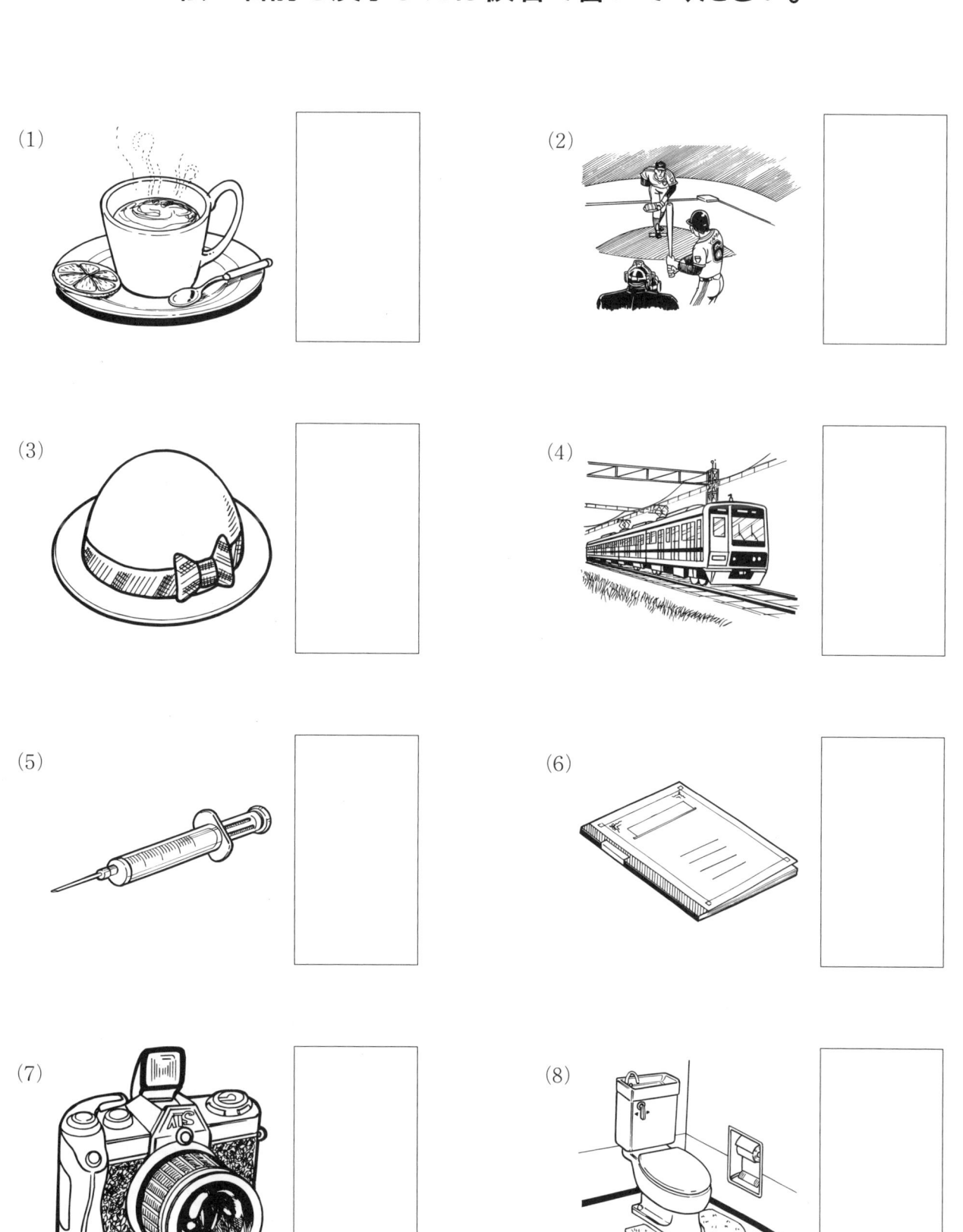

| 氏名 | | 年　月　日 |

絵の名前を漢字または仮名で書いてください。

(1)

(2)

(3)

(4)

(5)

(6)

(7)

(8)

1・5　名詞絵の名前を想起する

| 氏名 | | 年　月　日 |

絵の名前を漢字または仮名で書いてください。

(1)

(2)

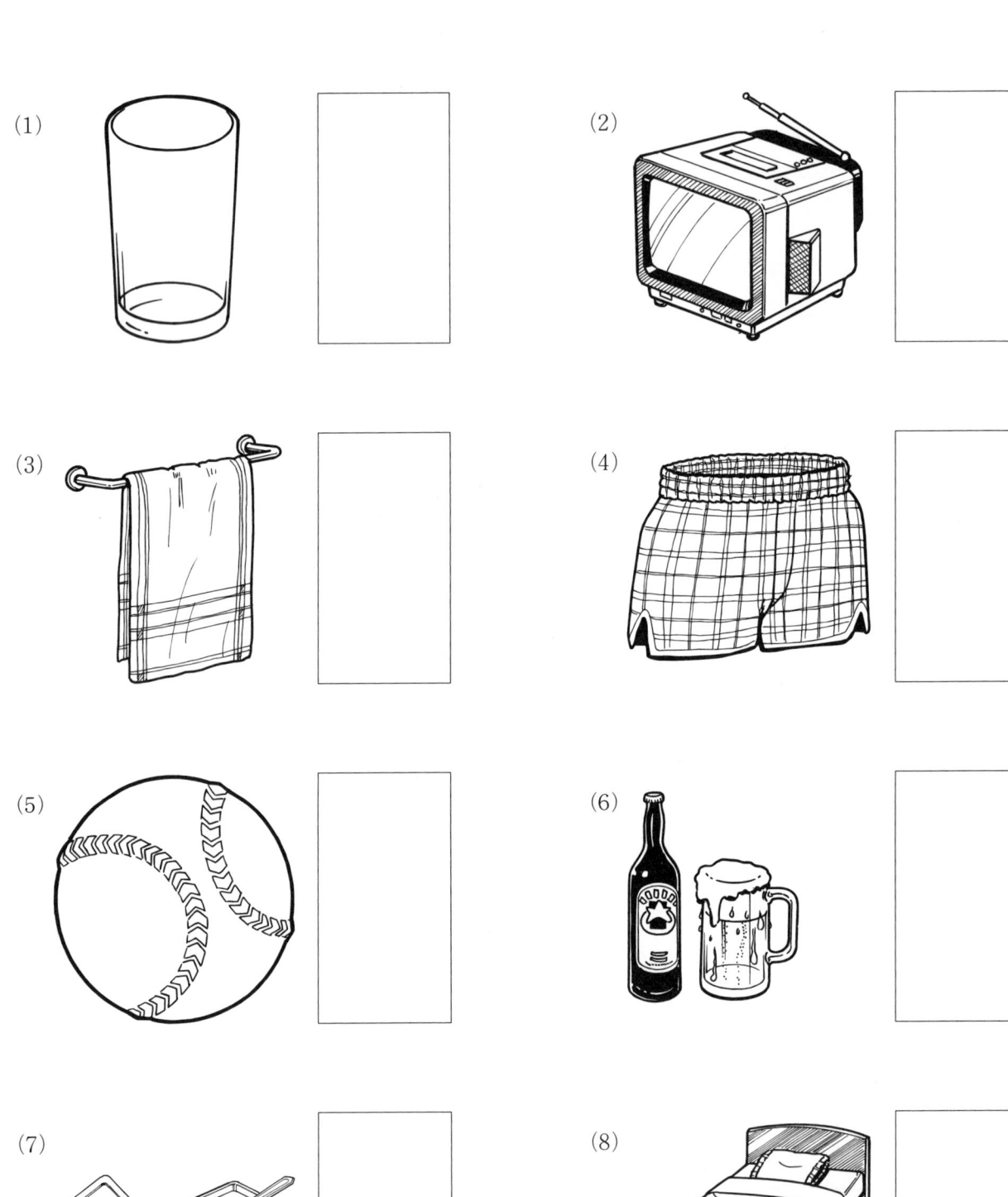

(3)

(4)

(5)

(6)

(7)

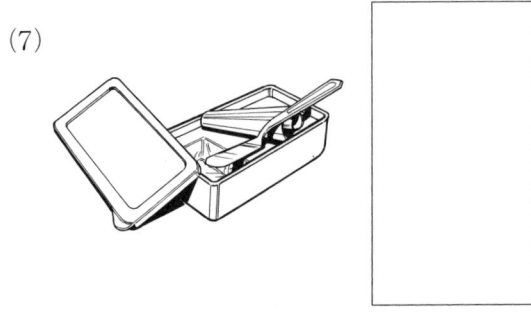

(8)

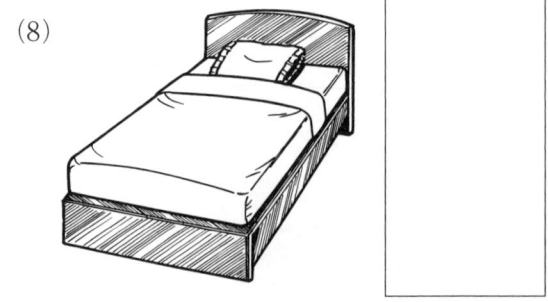

1・5　名詞　絵の名前を想起する

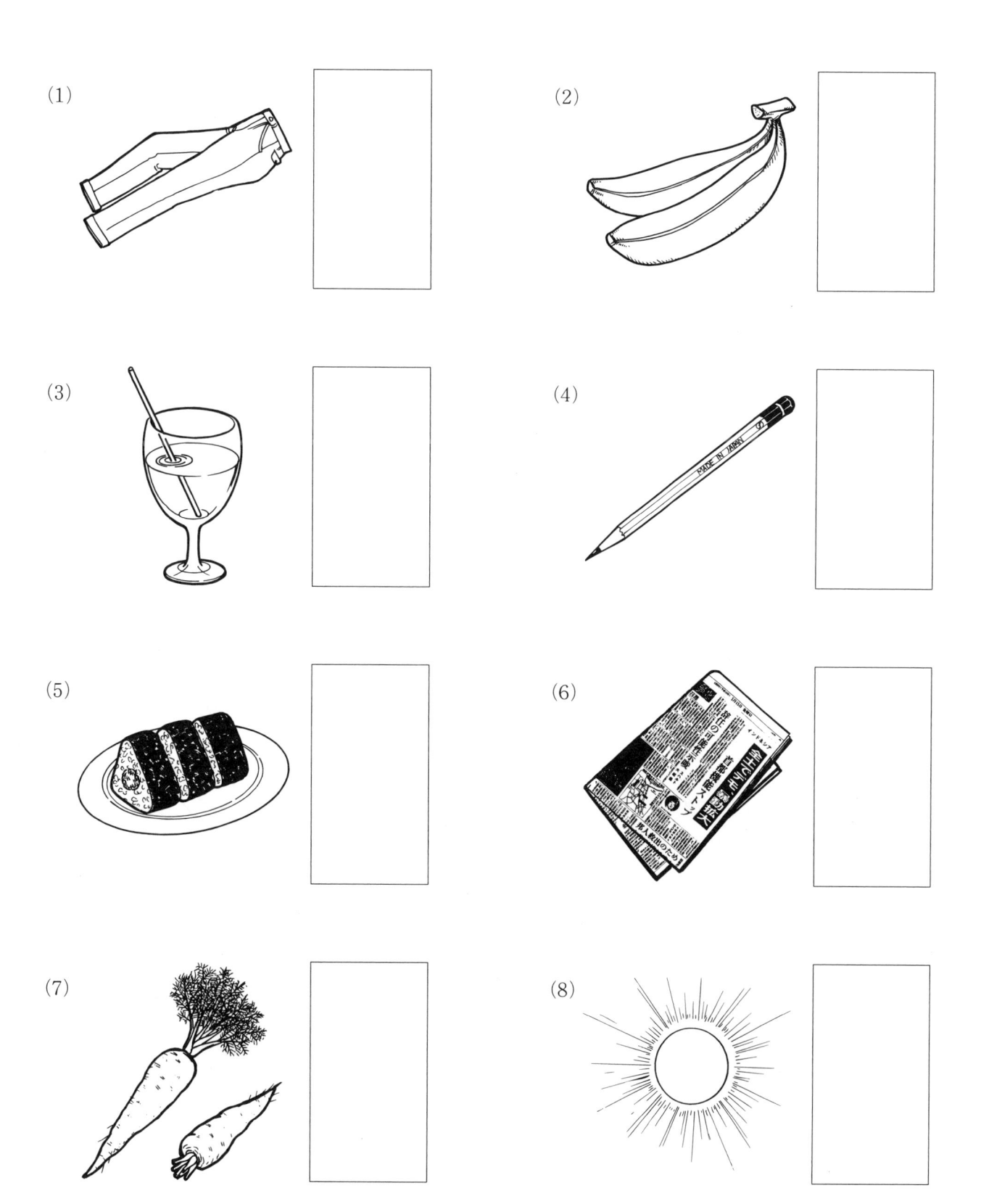

氏名	年　　月　　日

絵の名前を漢字または仮名で書いてください。

(1)

(2)

(3)

(4)

(5)

(6)

(7)

(8)

1・5　名詞絵の名前を想起する

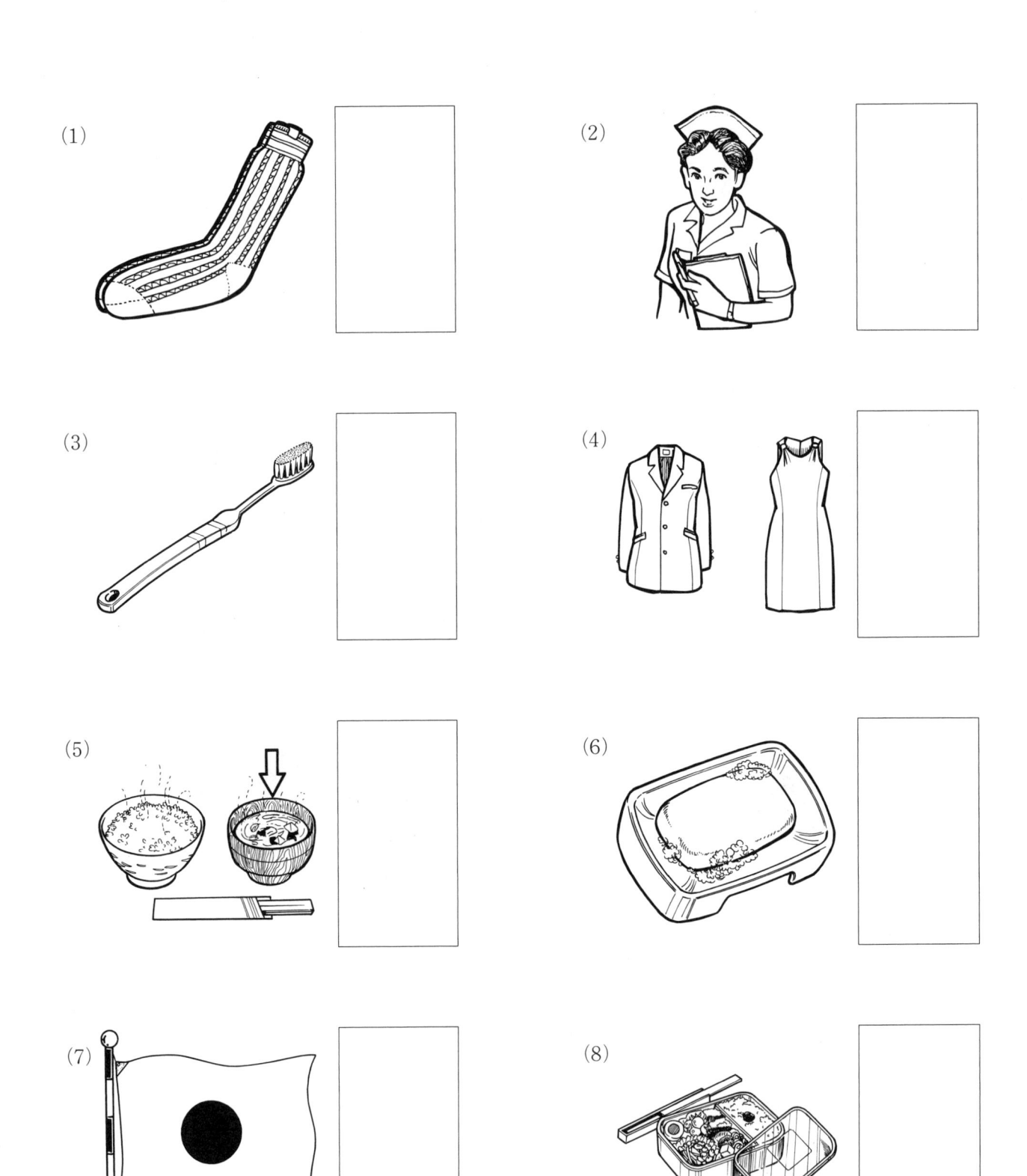

氏名		年　月　日

絵の名前を漢字または仮名で書いてください。

(1) 　　　　　　　　　　　　　　　(2)

(3) 　　　　　　　　　　　　　　　(4)

(5) 　　　　　　　　　　　　　　　(6)

(7) 　　　　　　　　　　　　　　　(8)

1・5　名詞絵の名前を想起する

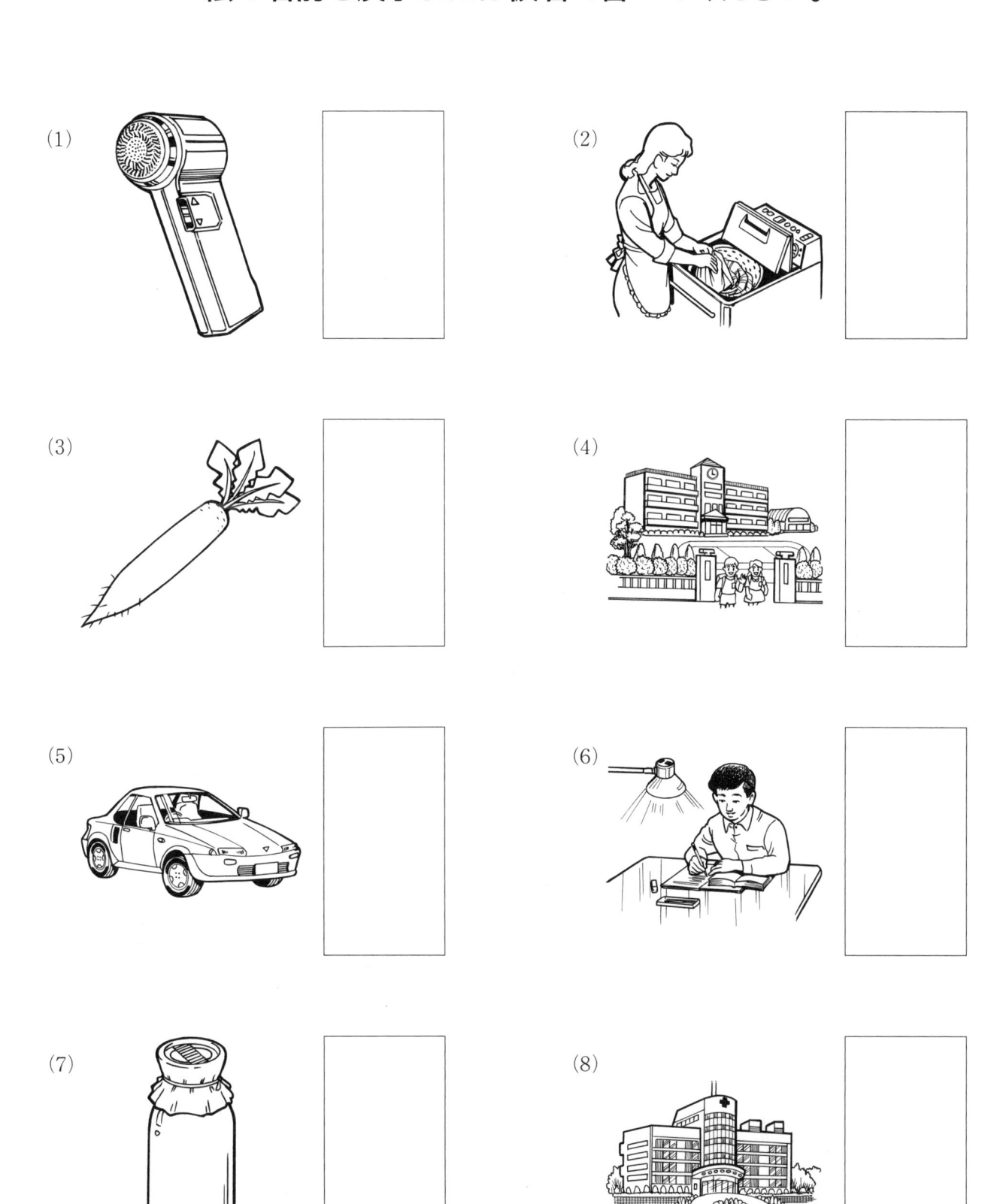

| 氏名 | | 年　月　日 |

絵の名前を漢字または仮名で書いてください。

(1)

(2)

(3)

(4)

(5)

(6)

(7)

(8)

1・5　名詞絵の名前を想起する

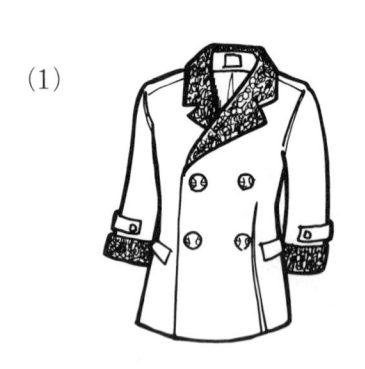

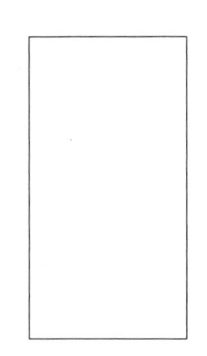

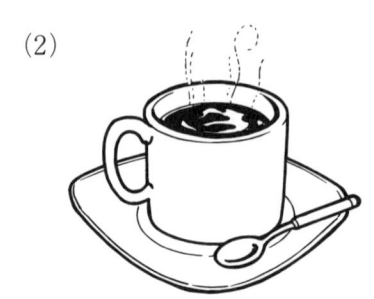

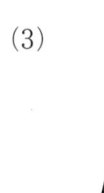

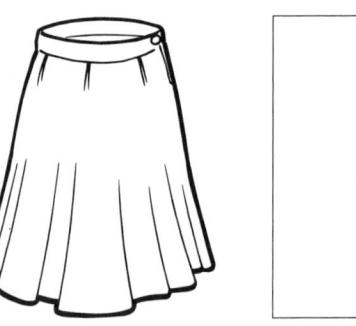

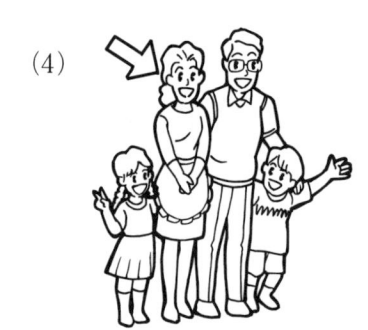

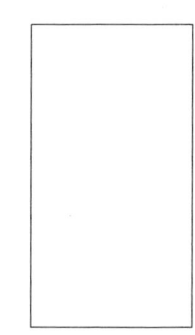

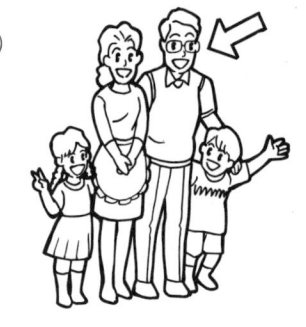

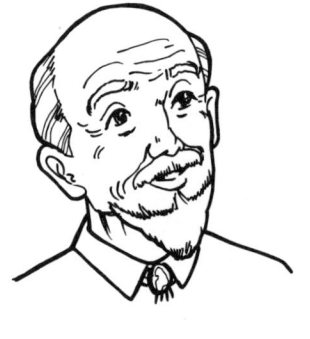

| 氏名 | | 年　月　日 |

絵の名前を漢字または仮名で書いてください。

(1)

(2)

(3)

(4)

(5)

(6)

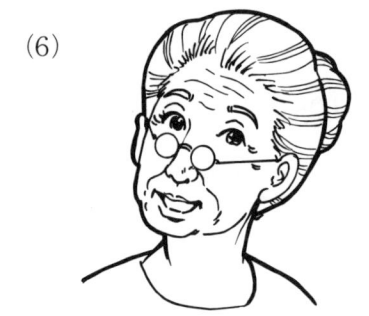

(7)

(8)

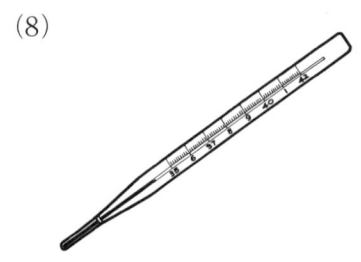

1・5　名詞絵の名前を想起する

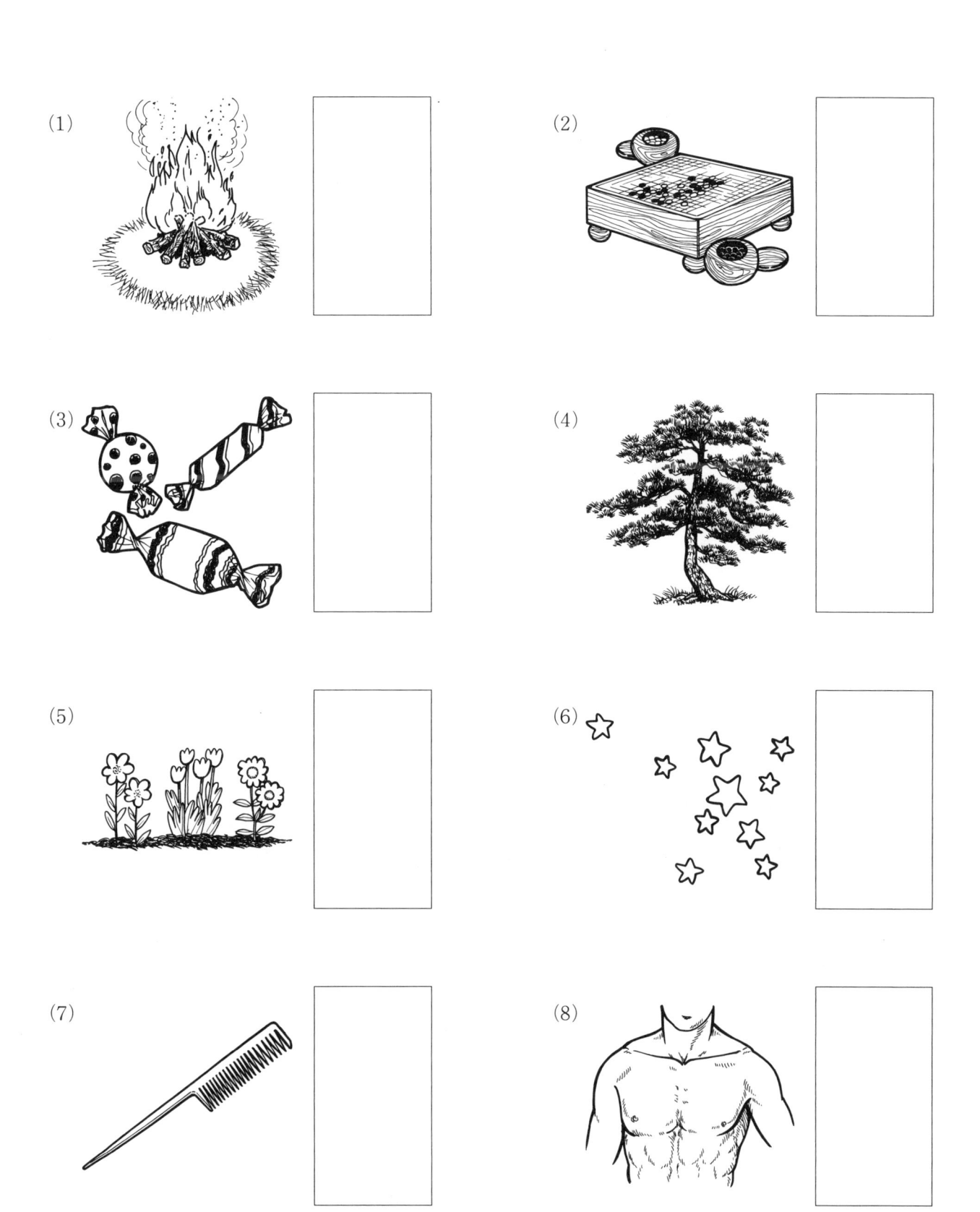

| 氏名 | | 年　月　日 |

絵の名前を漢字または仮名で書いてください。

(1)

(2)

(3)

(4)

(5)

(6)

(7)

(8)

1・5　名詞絵の名前を想起する

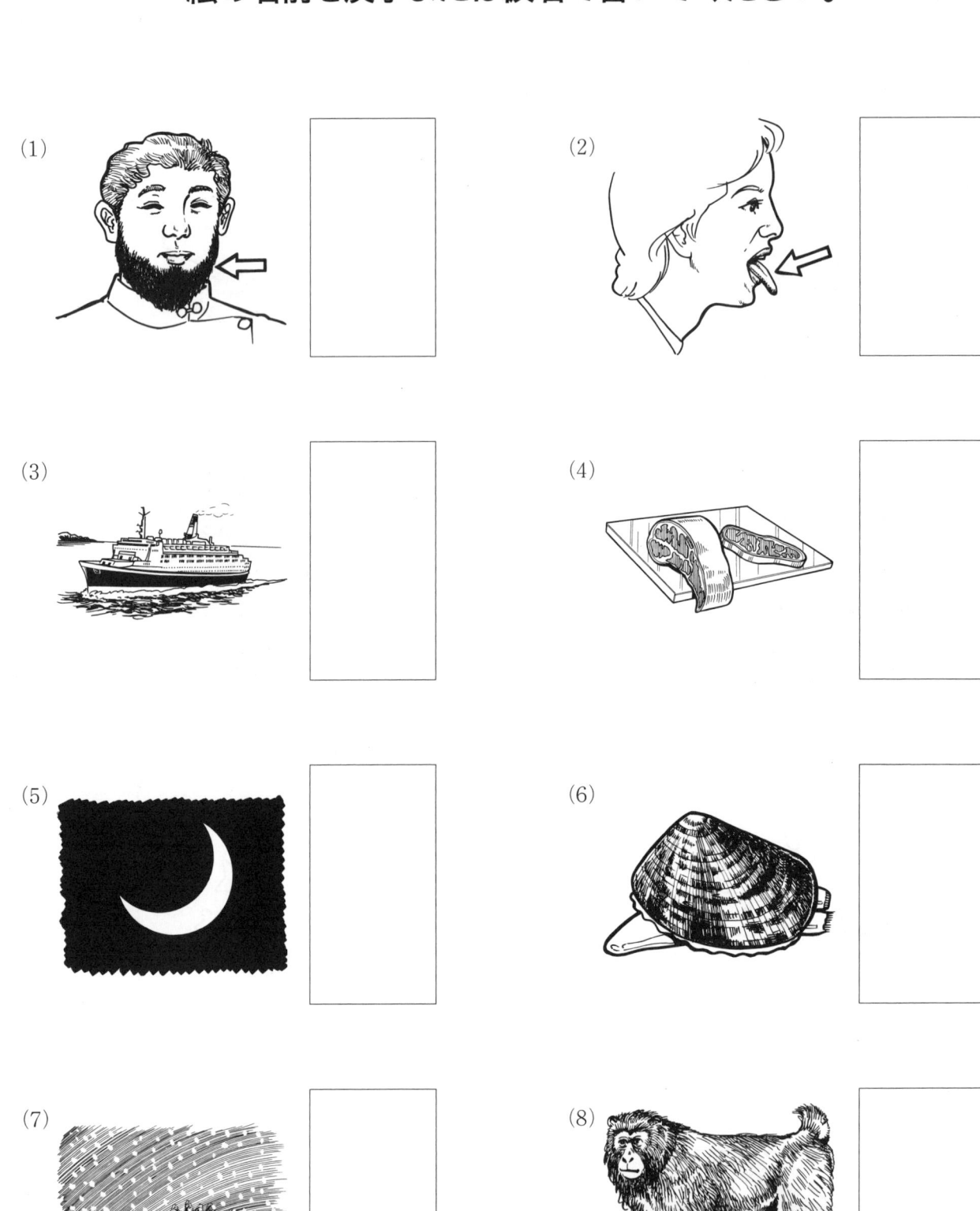

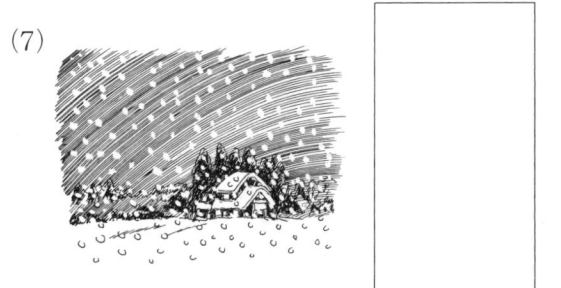

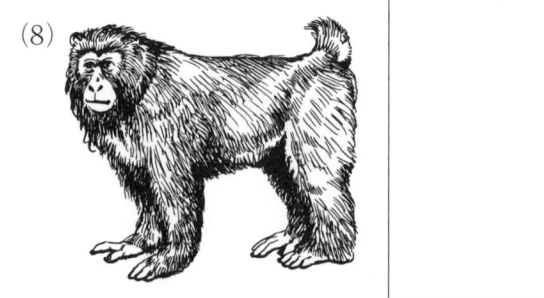

| 氏名 | | 年　月　日 |

絵の名前を漢字または仮名で書いてください。

(1)

(2)

(3)

(4)

(5)

(6)

(7)

(8)

1・5　名詞絵の名前を想起する

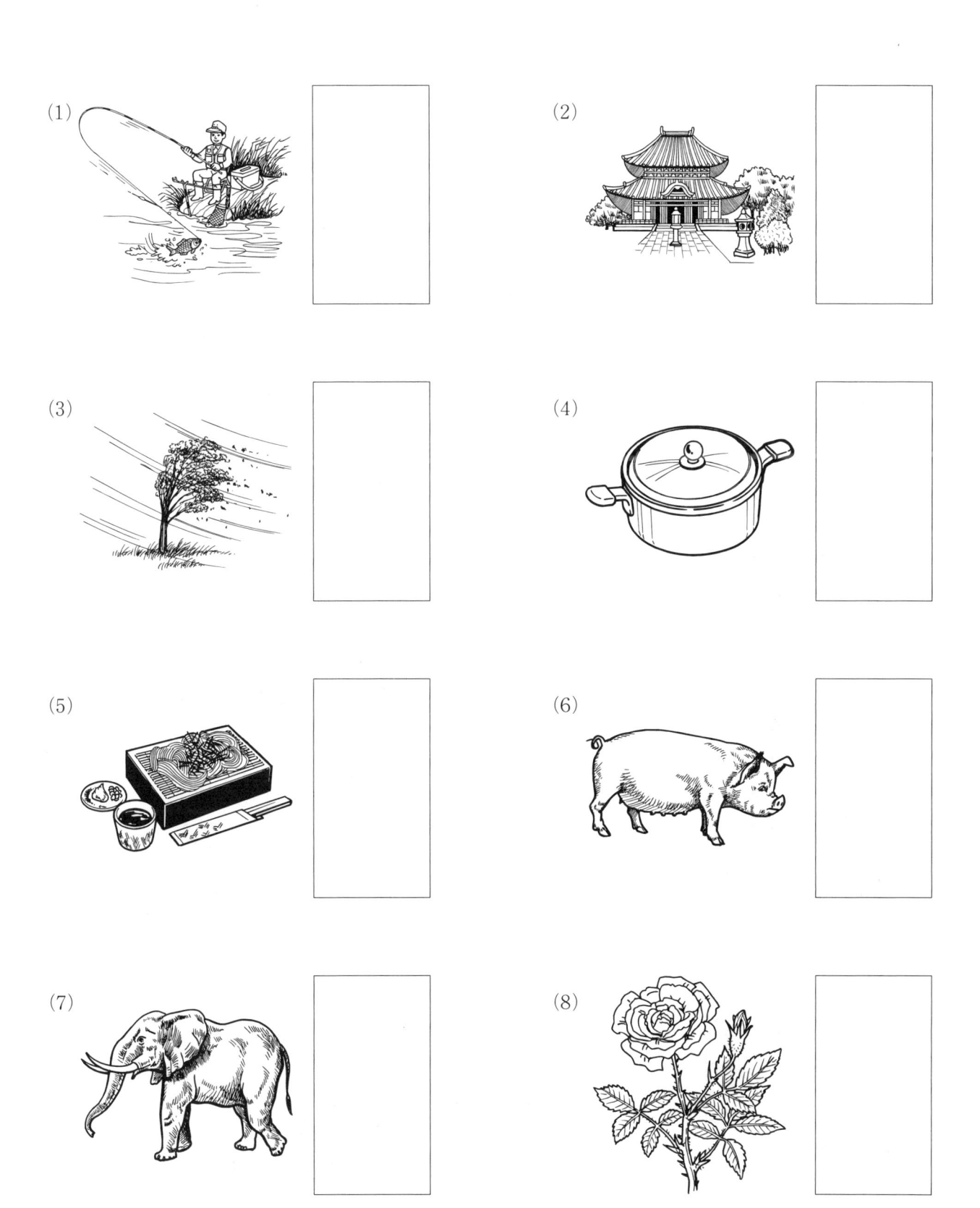

氏名	年　　月　　日

絵の名前を漢字または仮名で書いてください。

(1)

(2)

(3)

(4)

(5)

(6)

(7)

(8)

1・5　名詞絵の名前を想起する

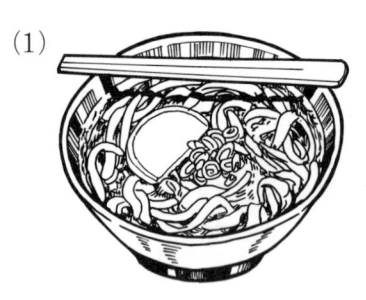

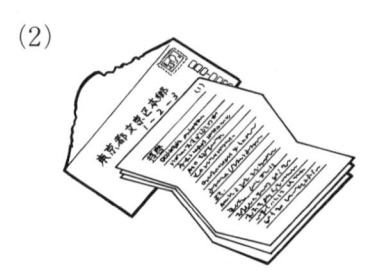

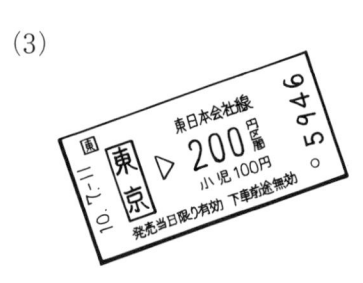

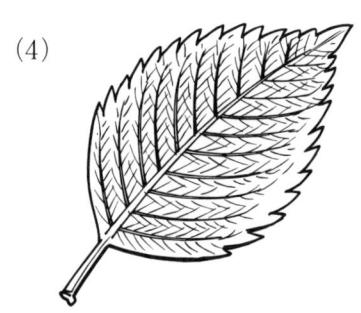

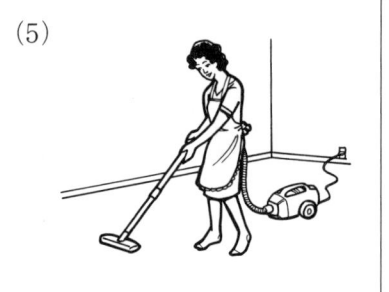

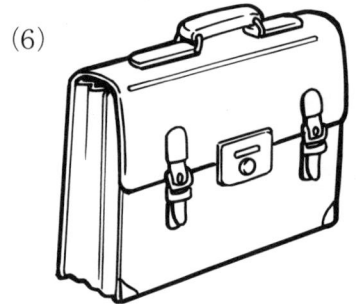

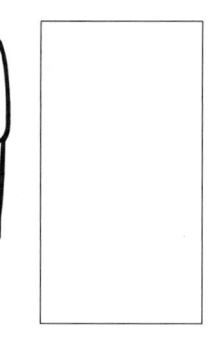

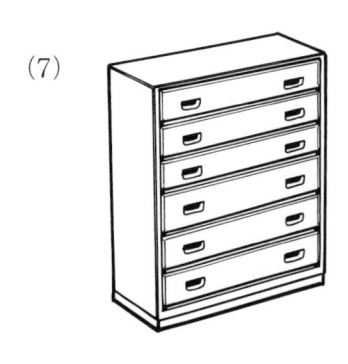

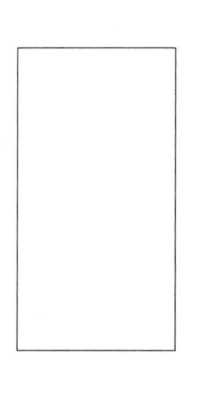

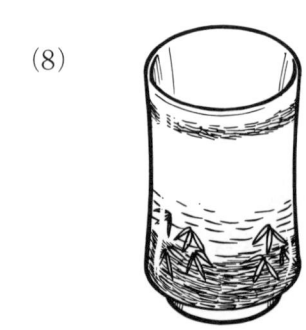

| 氏名 | | 年　月　日 |

絵の名前を漢字または仮名で書いてください。

(1)

(2)

(3)

(4)

(5)

(6)

(7)

(8)

1・5　名詞絵の名前を想起する

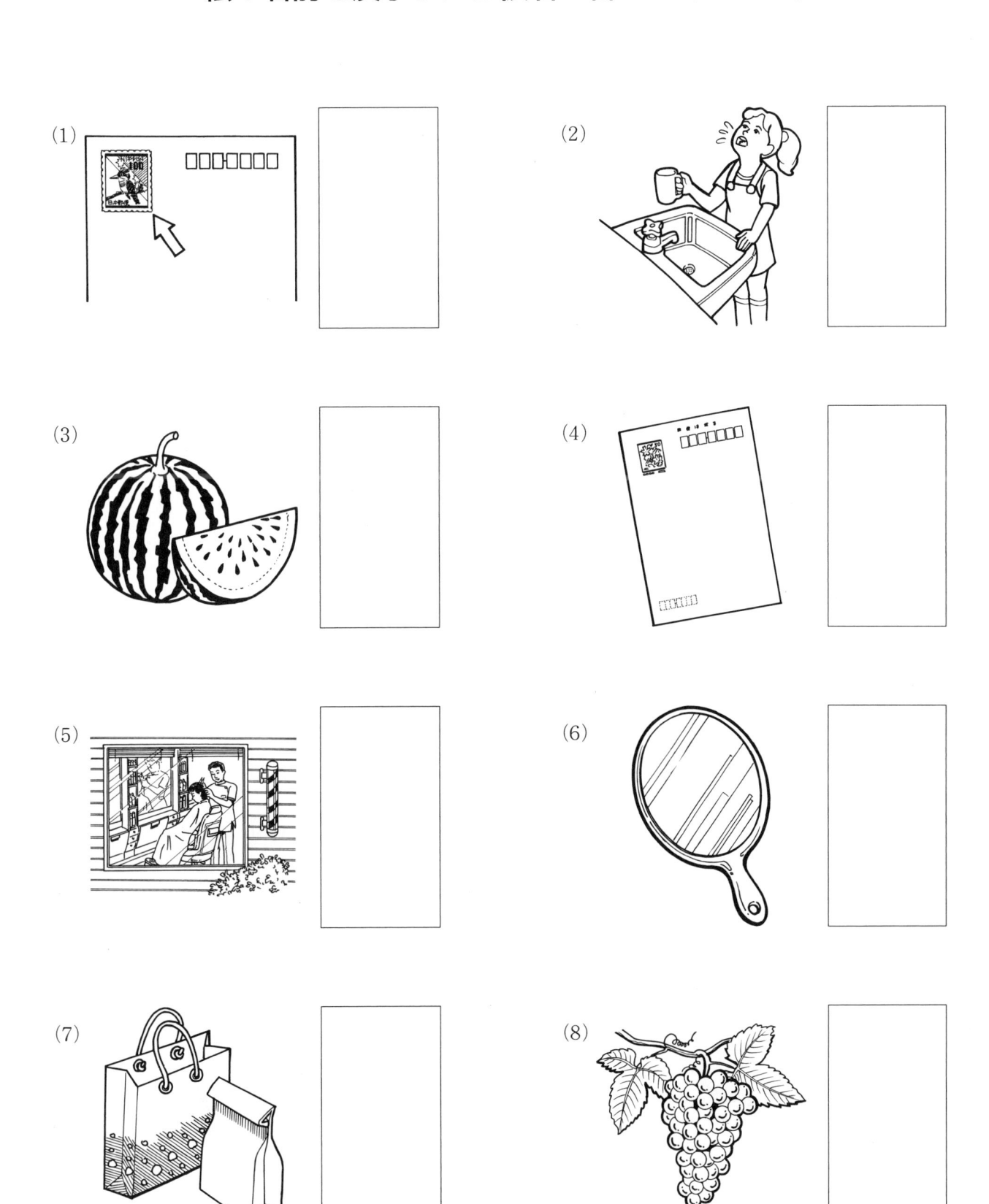

氏名		年　月　日

絵の名前を漢字または仮名で書いてください。

(1)

(2)

(3)

(4)

(5)

(6)

(7)

(8)

1・5　名詞絵の名前を想起する

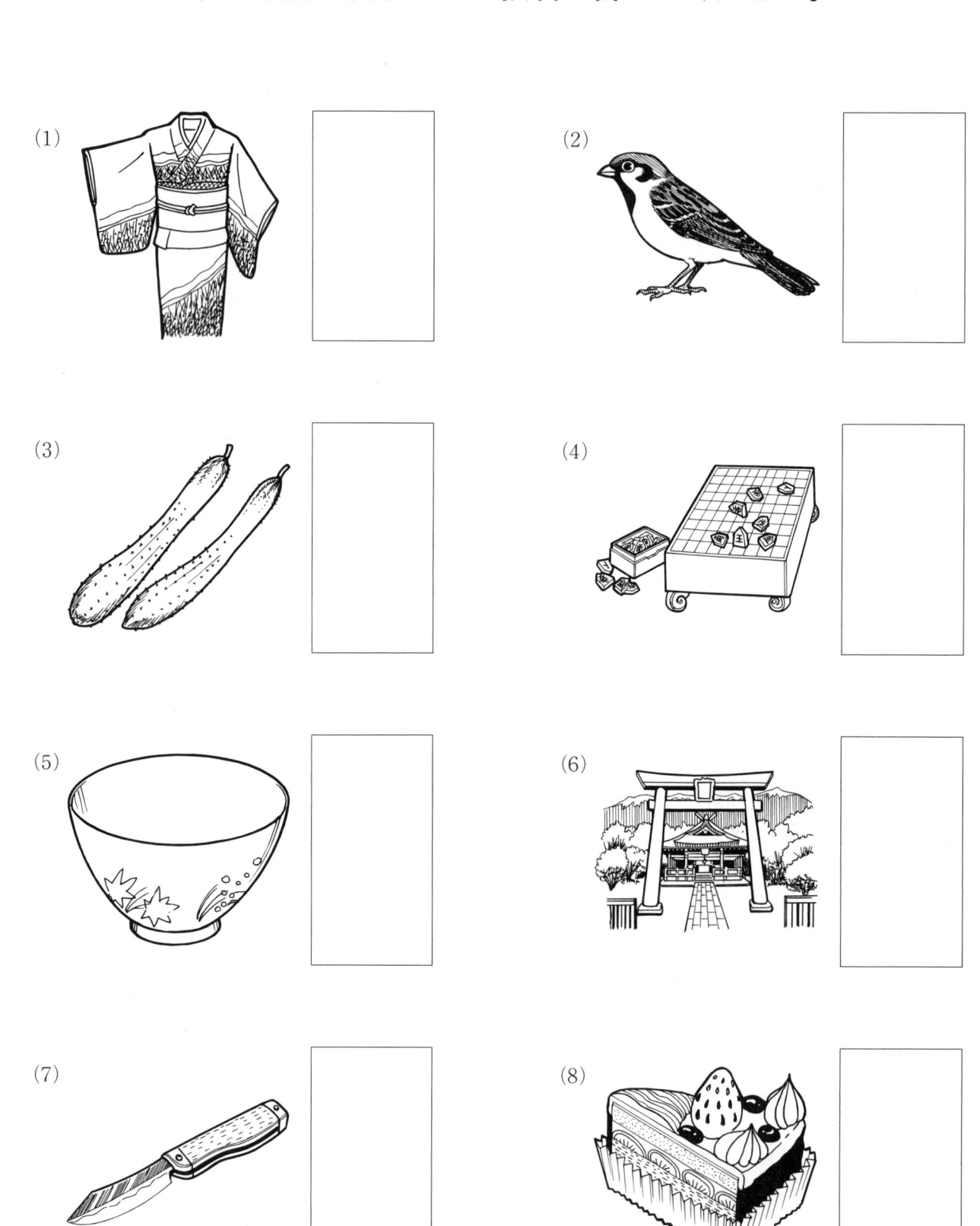

絵の名前を漢字または仮名で書いてください。

1・5 名詞絵の名前を想起する

(1) 着物

(2) 雀

(3) きゅうり

(4) 将棋

(5) 茶碗

(6) 神社

(7) 小刀

(8) ケーキ

氏名		年　月　日

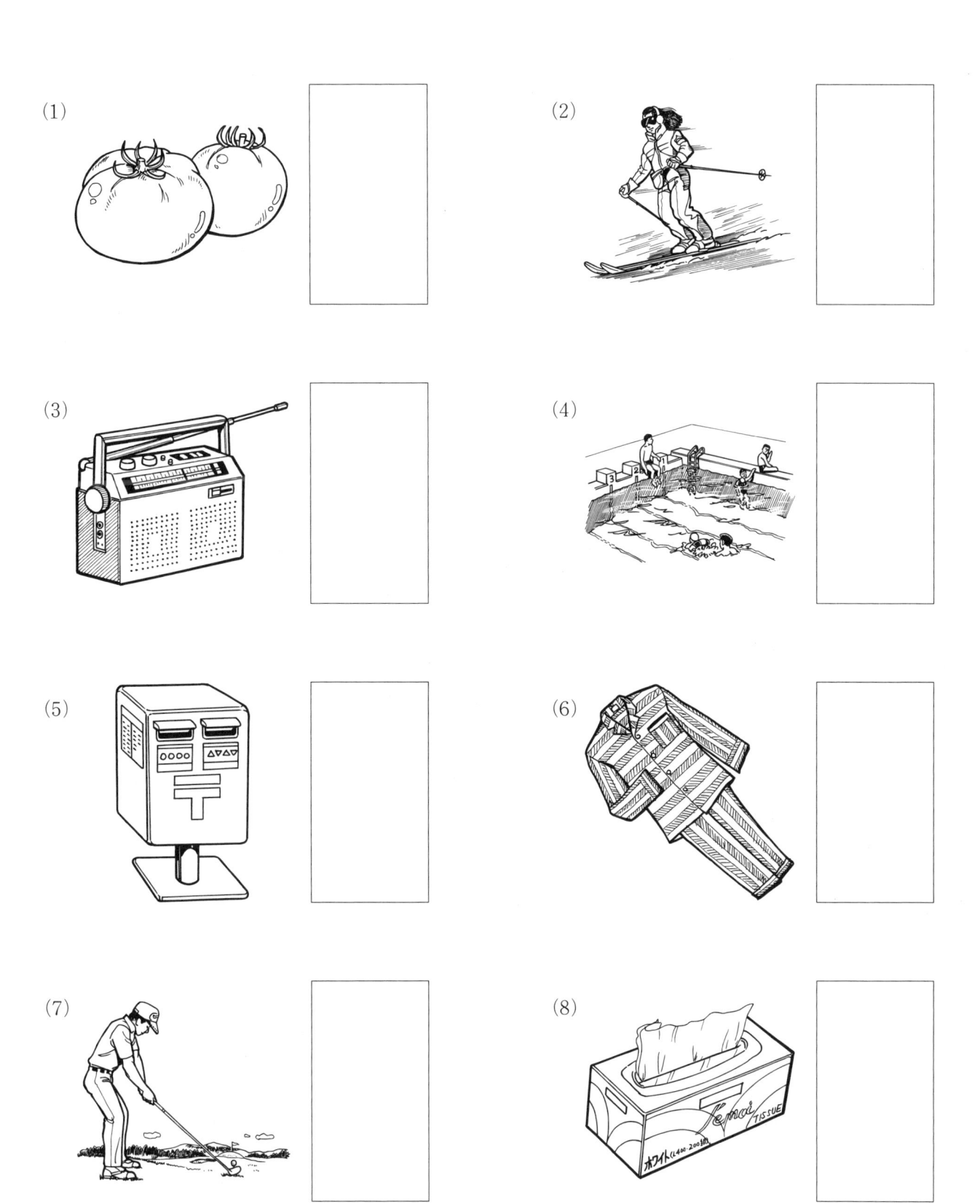

絵の名前を漢字または仮名で書いてください。

(1)

(2)

(3)

(4)

(5)

(6)

(7)

(8)

1・5　名詞絵の名前を想起する

| 氏名 | | 年　月　日 |

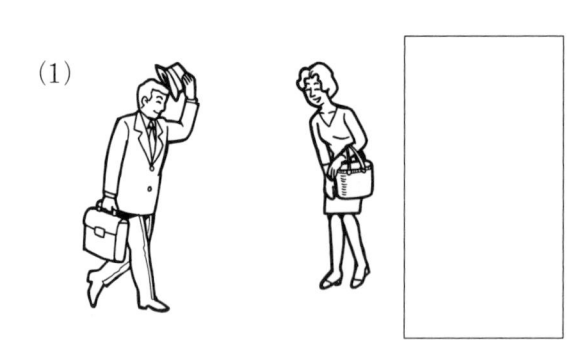

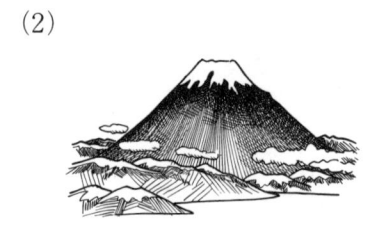

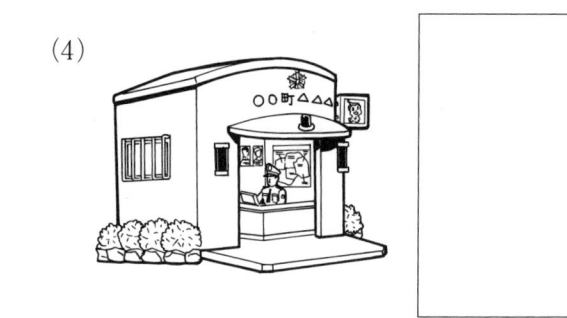

絵の名前を漢字または仮名で書いてください。

(1)

(2)

(3)

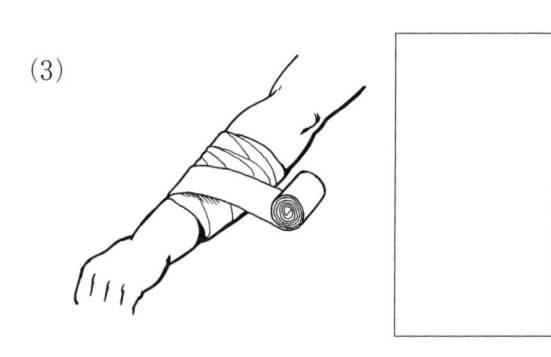

(4)

(5)

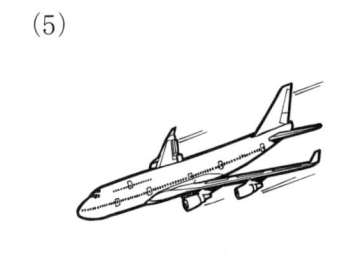

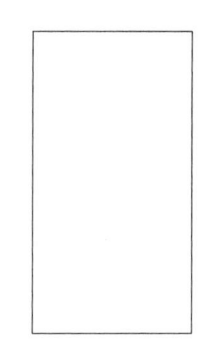

(6)

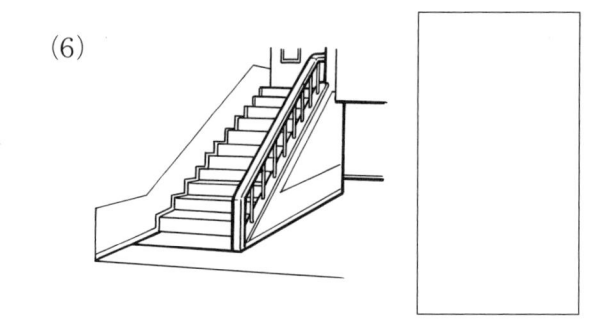

(7)

(8)

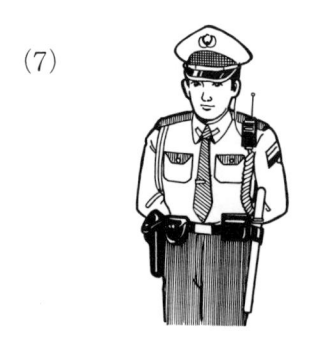

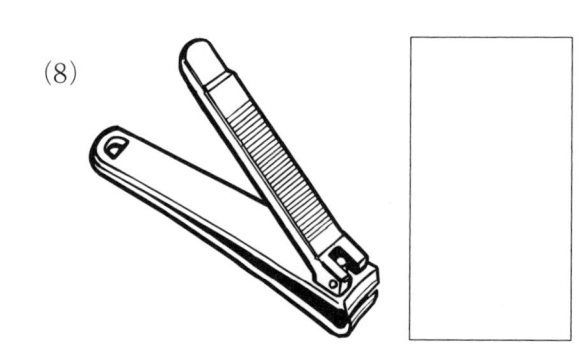

1・5　名詞絵の名前を想起する

氏名	年　月　日

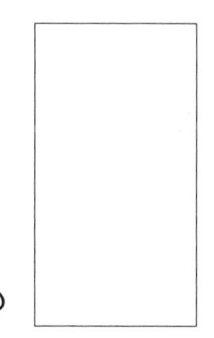

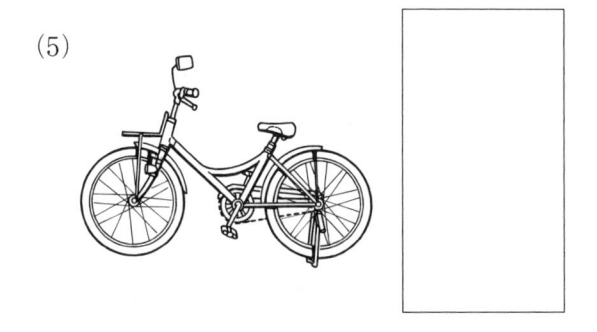

絵の名前を漢字または仮名で書いてください。

(1) 　　　　　　　　　　　　　　(2)

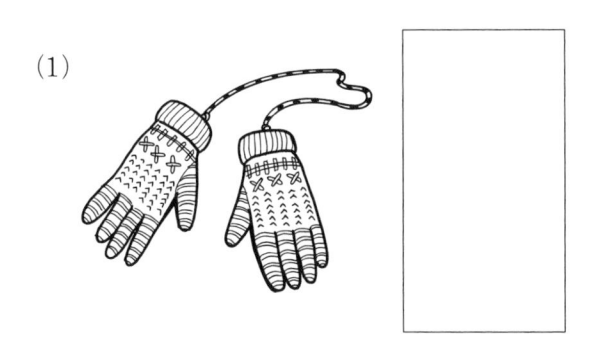

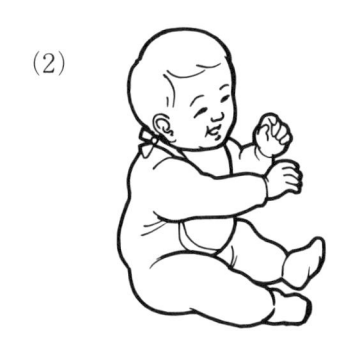

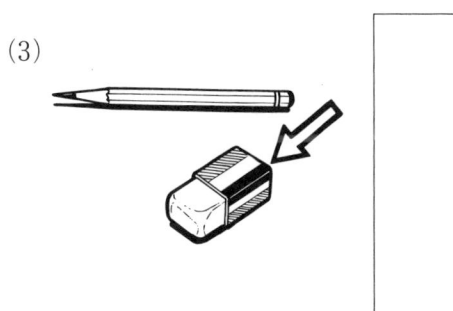

(3) 　　　　　　　　　　　　　　(4)

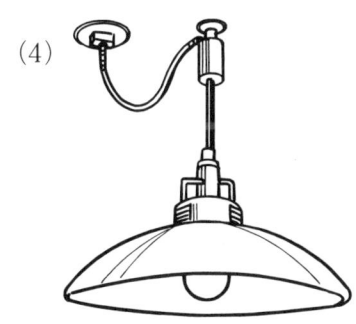

(5) 　　　　　　　　　　　　　　(6)

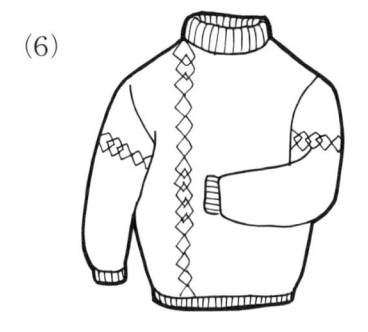

(7) 　　　　　　　　　　　　　　(8)

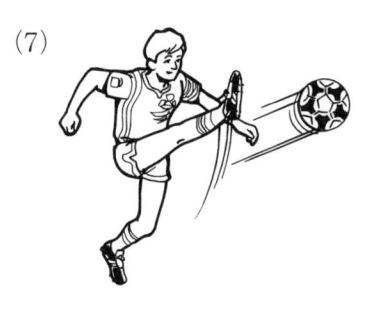

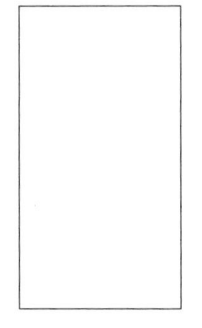

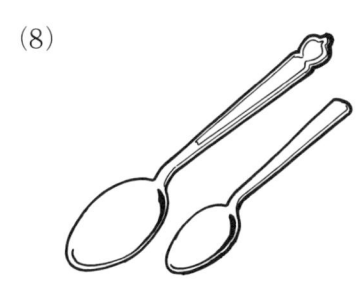

1・5　名詞絵の名前を想起する

氏名		年　月　日

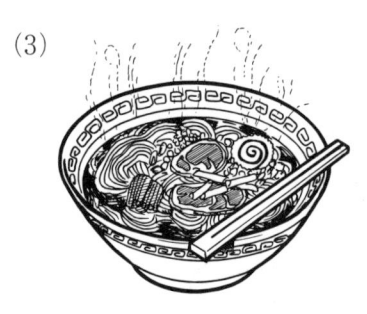

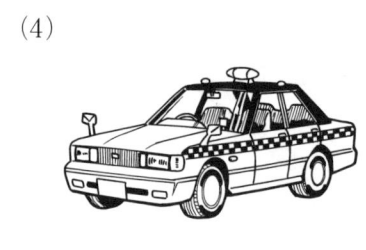

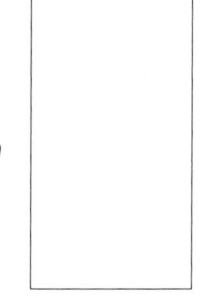

絵の名前を漢字または仮名で書いてください。

(1)　　　　　　　　　　　　　　　(2)

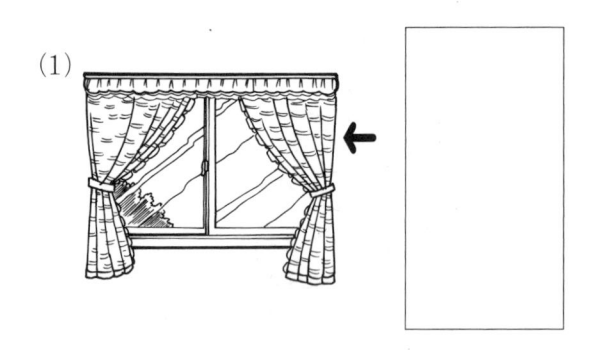

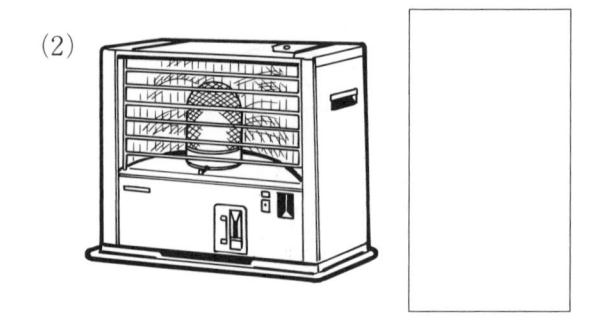

(3)　　　　　　　　　　　　　　　(4)

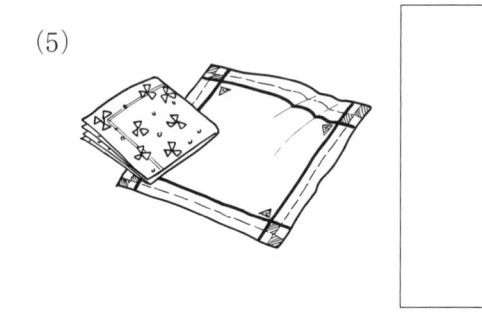

(5)　　　　　　　　　　　　　　　(6)

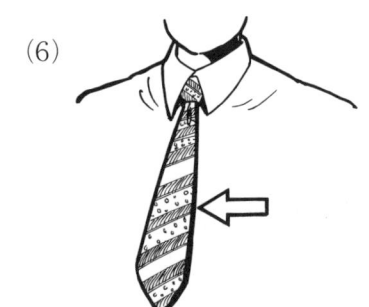

(7) 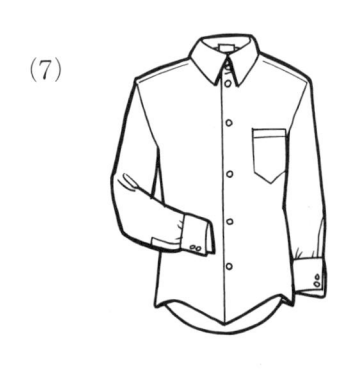　　　　　　　　　　　　　　　(8)

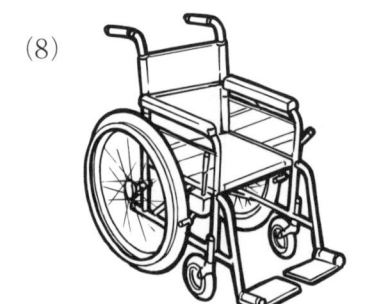

1・5　名詞絵の名前を想起する

6. 動作と関連する名詞（絵）を選ぶ

目的
日常高頻度に使用する動詞について、それらがとる名詞を選択する能力の改善をはかる。

適応
名詞の想起能力は改善したが、それらを動詞と関連づけられない重度失語症者。一般的には重度ブローカ失語の患者が代表的である。

手続き

1. ページ左側の動作絵によって示される動詞の文字単語の理解を援助するために、STは絵と文字単語を指さしながら動詞を2～3回音読する。
2. 動作を絵で表現する場合、たとえば「食べる」に関する動作絵はすべて御飯を食べる絵になっているが、これは、動詞がとる名詞を「何か」によって具体化しないと絵にならないためである。そこでSTは患者が絵の「御飯」ではなく「食べる」に注目するように導く。
3. つぎにその「動作をすることば」に結びつく語（名詞）をページ右側の4個の選択肢（絵）の中から2つを選んで○印をつけるように促す。
4. 選択した絵の名前を空欄に書くように促す。漢字あるいは仮名のどちらでもよい。ヒントを与えても困難な場合は強制せず、「応用訓練法」の模写に切り換える。
5. 課題が完成したら、文字を指さしながら、たとえば「弁当（を）食べる」のように音読するように求める。

ヒントの出し方

1. たとえば「寝る」という動詞に対しては、「この4つの絵の中に寝る時に使う物が2つあります。それはどれとどれでしょうか」のように動詞に関連する名詞のカテゴリーを説明する。
2. 自発音読が困難な場合、語の初頭音キューを与えるが、それでも困難な場合には、STが音読し、患者にはその復唱を求める。
3. 物品名の書字が困難な場合、STは漢字の一部、または、仮名1～2文字など、文字単語の一部を書く。

実施上の留意点

1. この課題の適応がある患者群は、選択した名詞につける格助詞に困難が大きいと思われる。したがって、完成課題を音読する場合、たとえば「弁当・食べる」のように助詞は省略して音読してよい。
2. しかし患者は「～を食べる」のように対象の「を」は使用できる場合がかなりあるので、そうした時には、格助詞「を」を入れて音読する。しかし本課題では助詞は強制しないこととする。

応用訓練法

1. 呼称
   ① 選択した名詞の文字は白紙で覆い、たとえば「弁当（を）食べる」のように名詞と動詞を続けて自発的に言うように求める。

② 課題の動詞につく名詞について、ページにない語をできるだけ多く自由に列挙することによって名詞の拡大をはかる。

2. 書字

① ヒントを与えても自発書字が困難な場合には、模写課題に切り換える。そのため、STは名詞絵のそばに該当する文字単語を書き、患者はそれを見ながら空欄に模写する。

② 単語の模写は1回だけでなく、ドリル用紙の余白部分あるいはノートを利用して模写を繰り返し、後でそれらの語を音読するように促す。

氏名	年　月　日

左側の動作を表す語に関連がある絵に○印をつけて、その名前を書いてください。

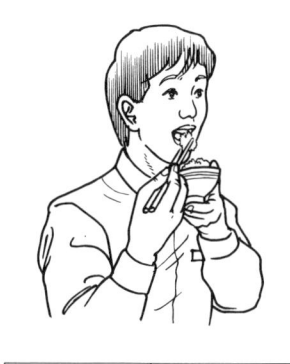

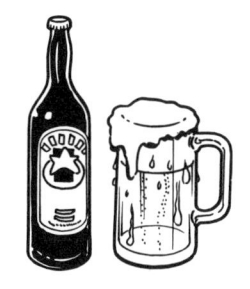

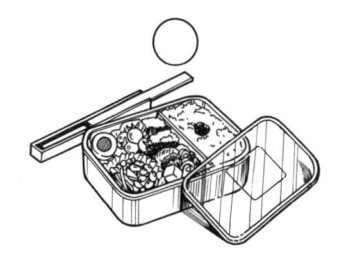

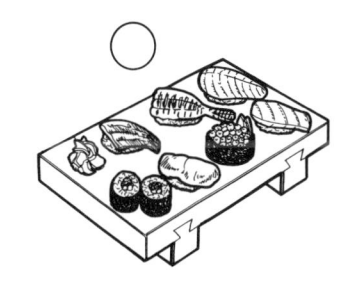

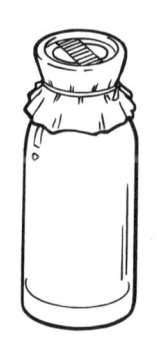

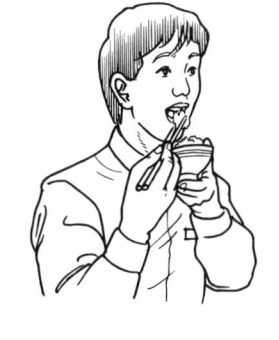

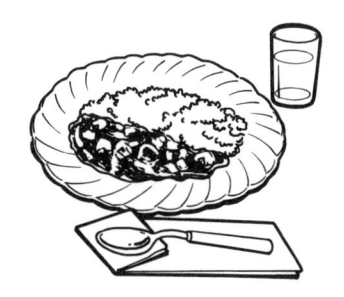

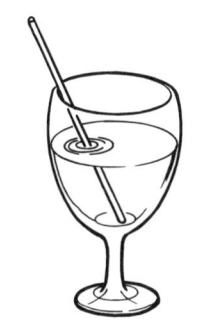

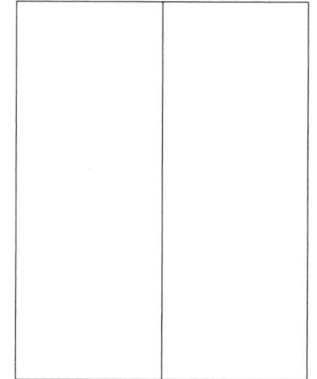

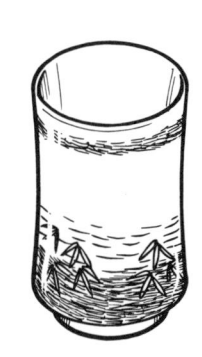

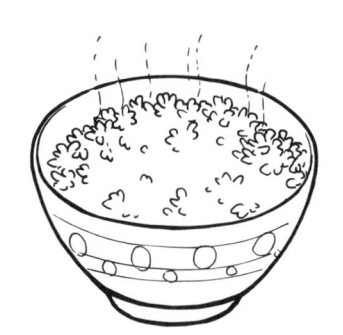

解答例　食(た)べる

弁当　鮨

1・6　動作と関連する名詞（絵）を選ぶ

(1)　食(た)べる

氏名		年　月　日

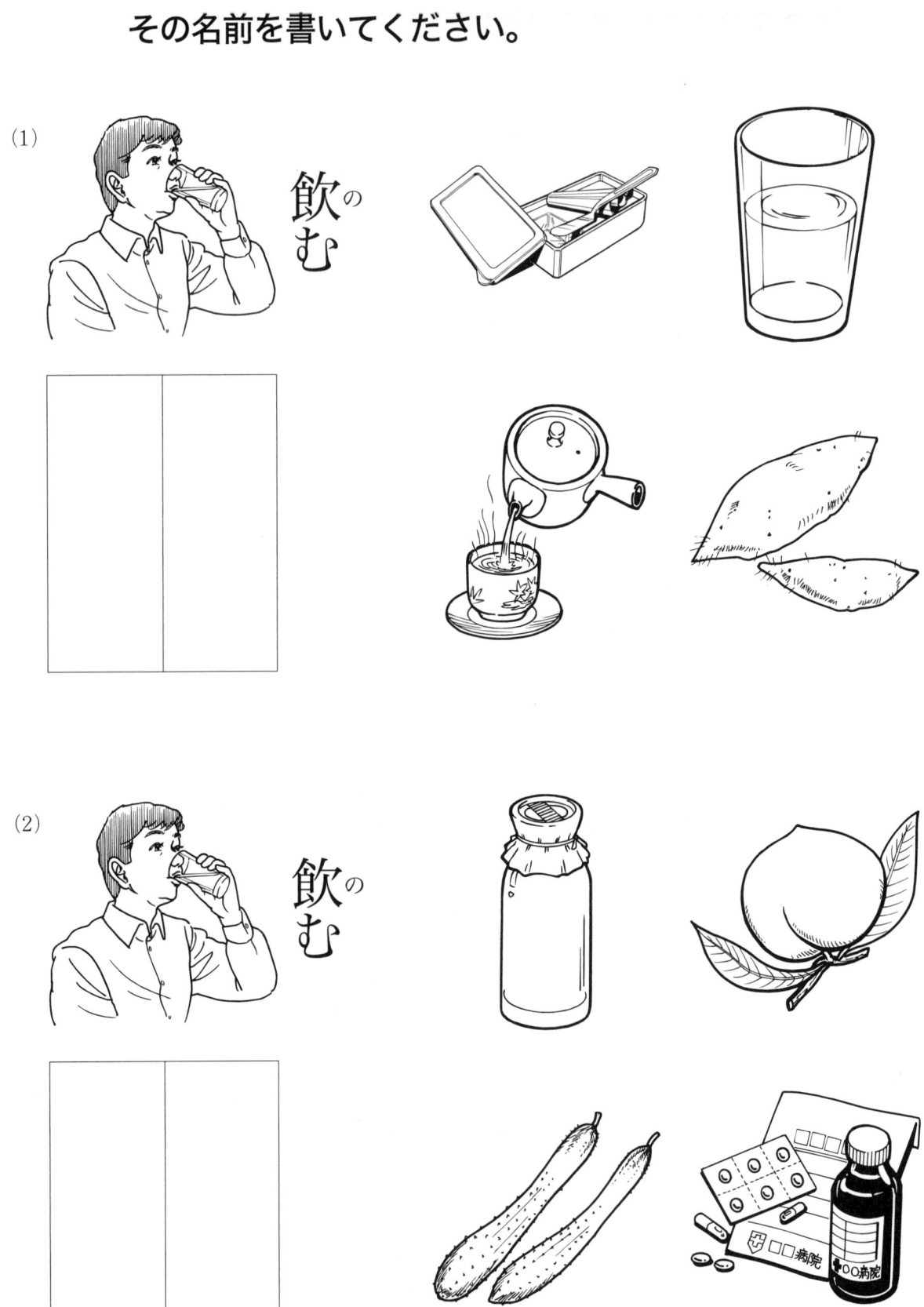

左側の動作を表す語に関連がある絵に○印をつけて、その名前を書いてください。

(1) 飲む

(2) 飲む

1・6　動作と関連する名詞（絵）を選ぶ

氏名	年　　月　　日

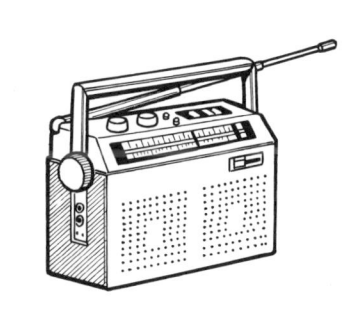

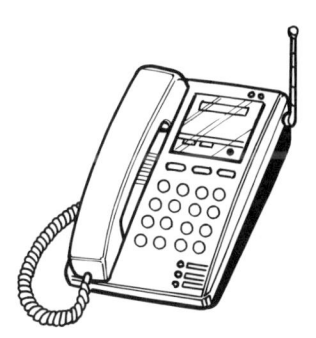

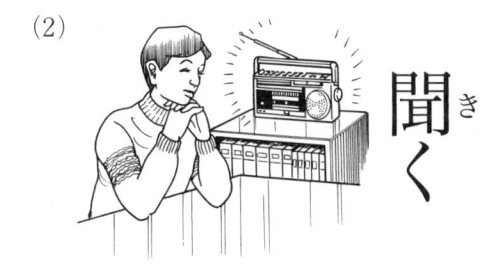

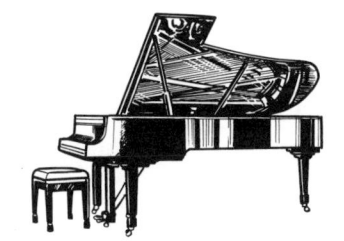

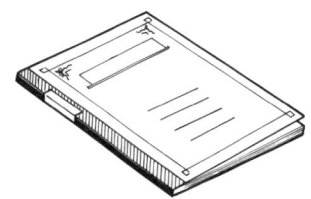

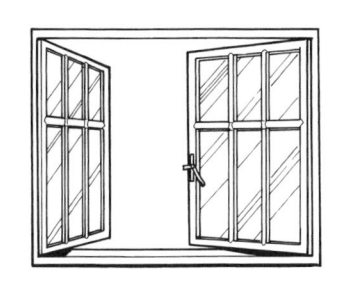

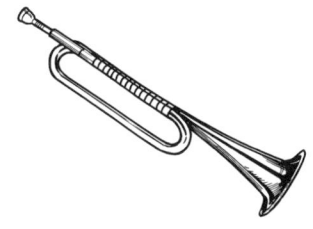

左側の動作を表す語に関連がある絵に○印をつけて、その名前を書いてください。

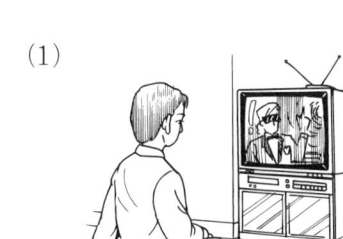

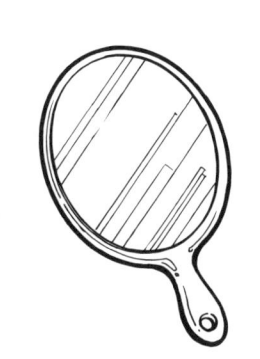

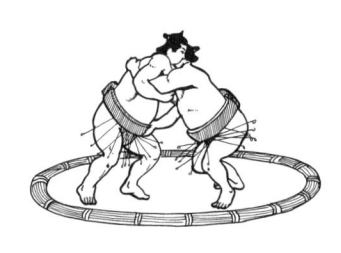

(1) 見る

(2) 聞く

1・6　動作と関連する名詞（絵）を選ぶ

—125—

氏名		年　　月　　日

左側の動作を表す語に関連がある絵に○印をつけて、その名前を書いてください。

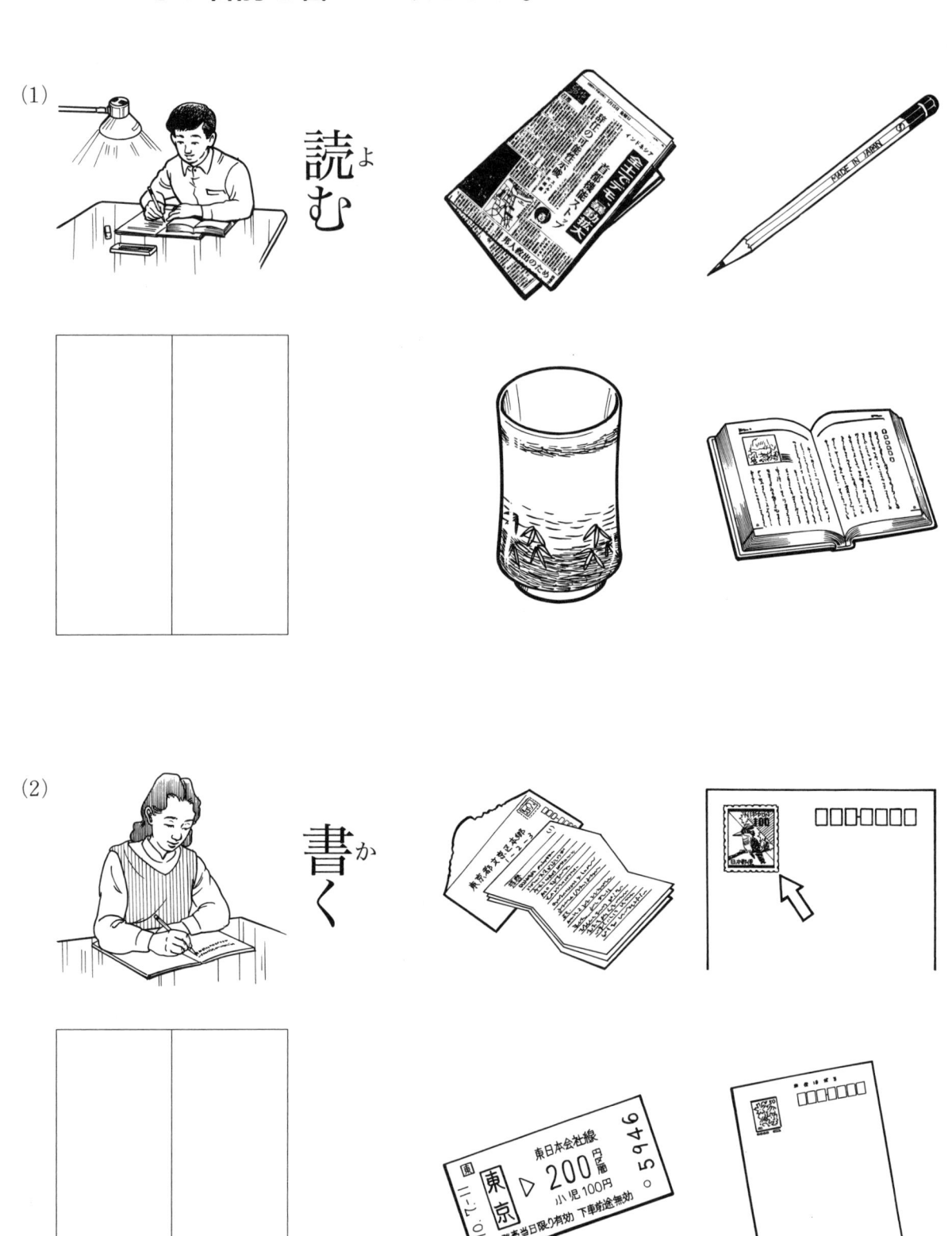

1・6　動作と関連する名詞（絵）を選ぶ

(1) 読む

(2) 書く

氏名		年　月　日

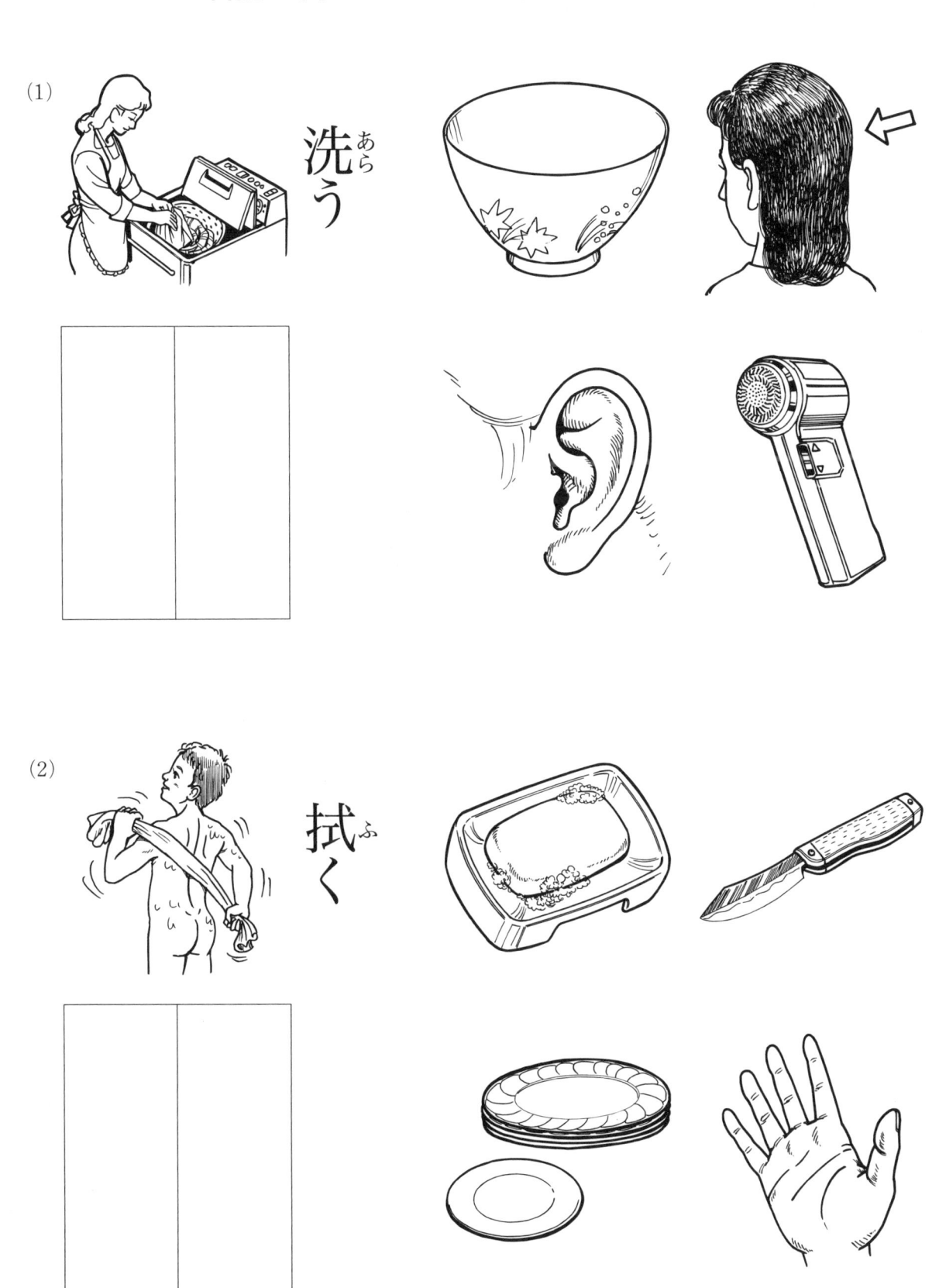

左側の動作を表す語に関連がある絵に○印をつけて、その名前を書いてください。

(1) 洗う

(2) 拭く

1・6　動作と関連する名詞（絵）を選ぶ

氏名	年　月　日

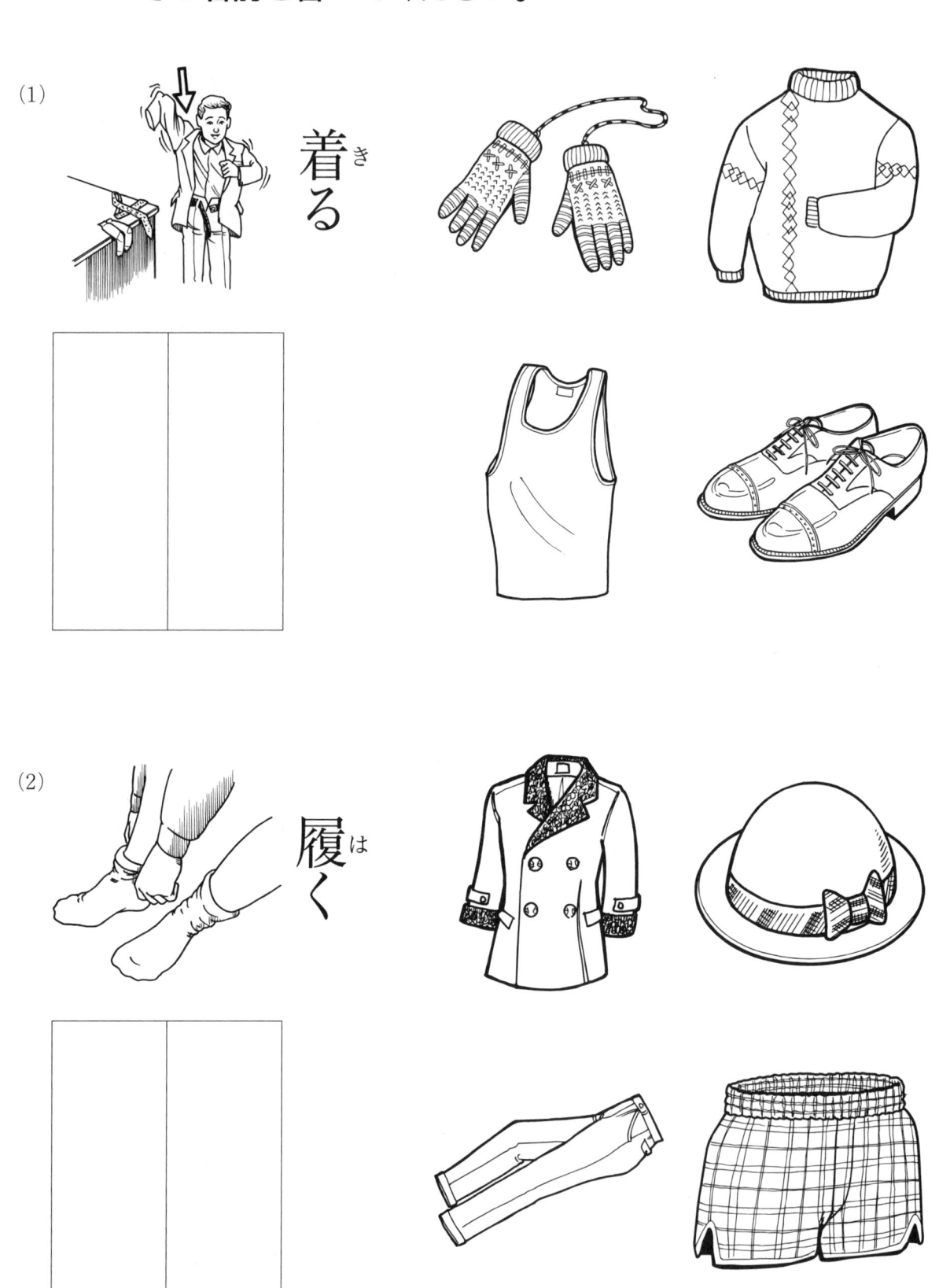

左側の動作を表す語に関連がある絵に○印をつけて、その名前を書いてください。

(1) 着る

(2) 履く

1・6　動作と関連する名詞（絵）を選ぶ

氏名	年　　月　　日

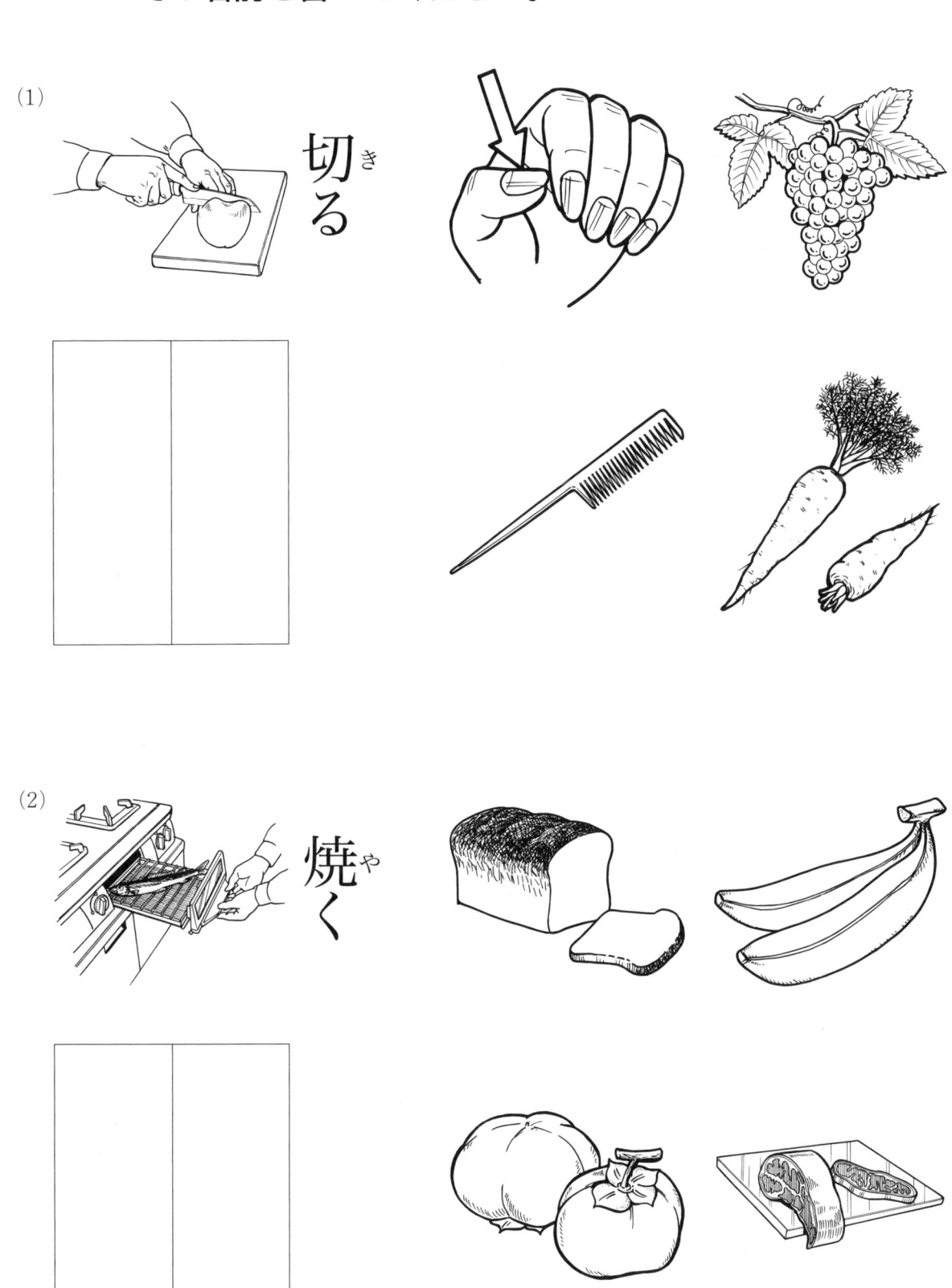

左側の動作を表す語に関連がある絵に○印をつけて、その名前を書いてください。

(1) 切（き）る

(2) 焼（や）く

1・6　動作と関連する名詞（絵）を選ぶ

氏名	年　　月　　日

左側の動作を表す語に関連がある絵に○印をつけて、その名前を書いてください。

(1) 磨く

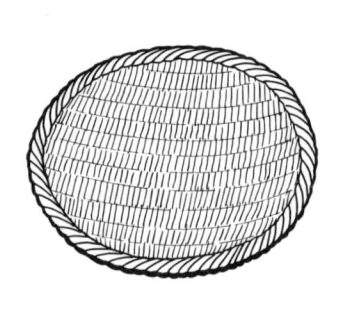

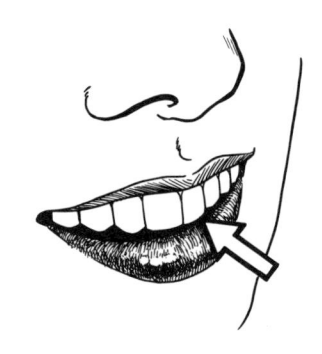

(2) 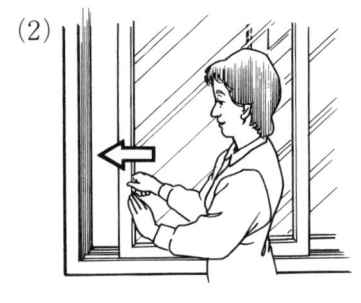 閉める

1・6　動作と関連する名詞（絵）を選ぶ

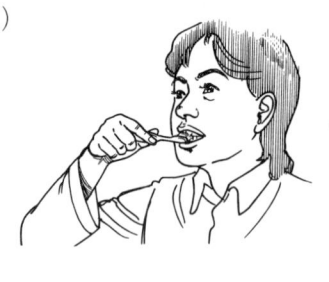

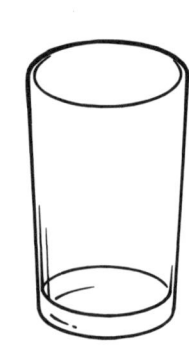

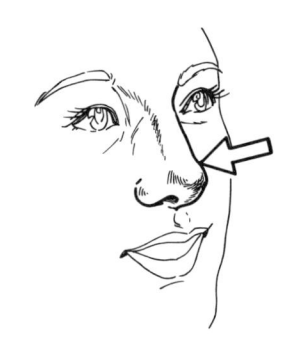

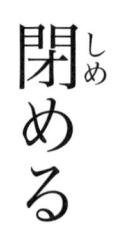

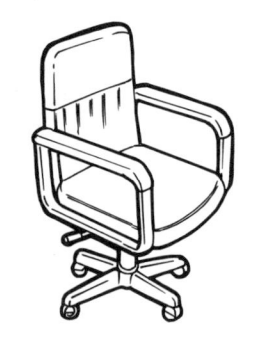

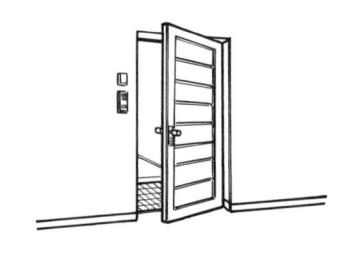

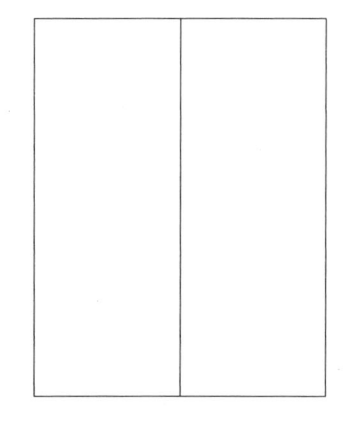

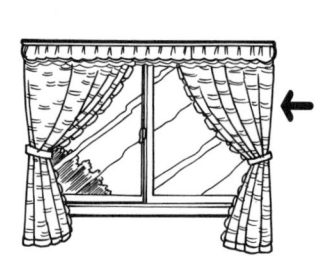

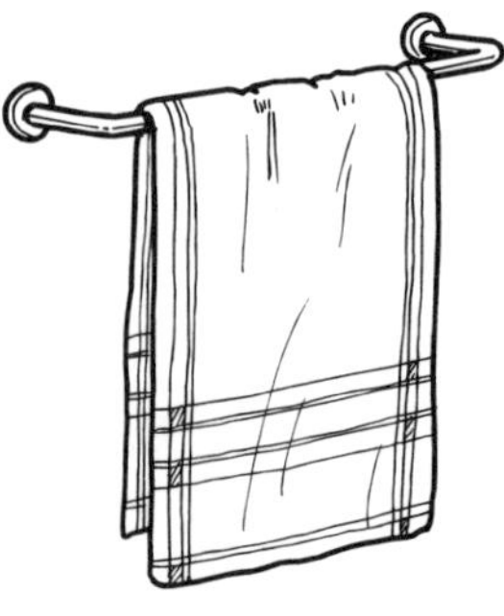

氏名		年　月　日

左側の動作を表す語に関連がある絵に○印をつけて、その名前を書いてください。

(1) 飛(と)ぶ

(2) 歩(ある)く

1・6　動作と関連する名詞（絵）を選ぶ

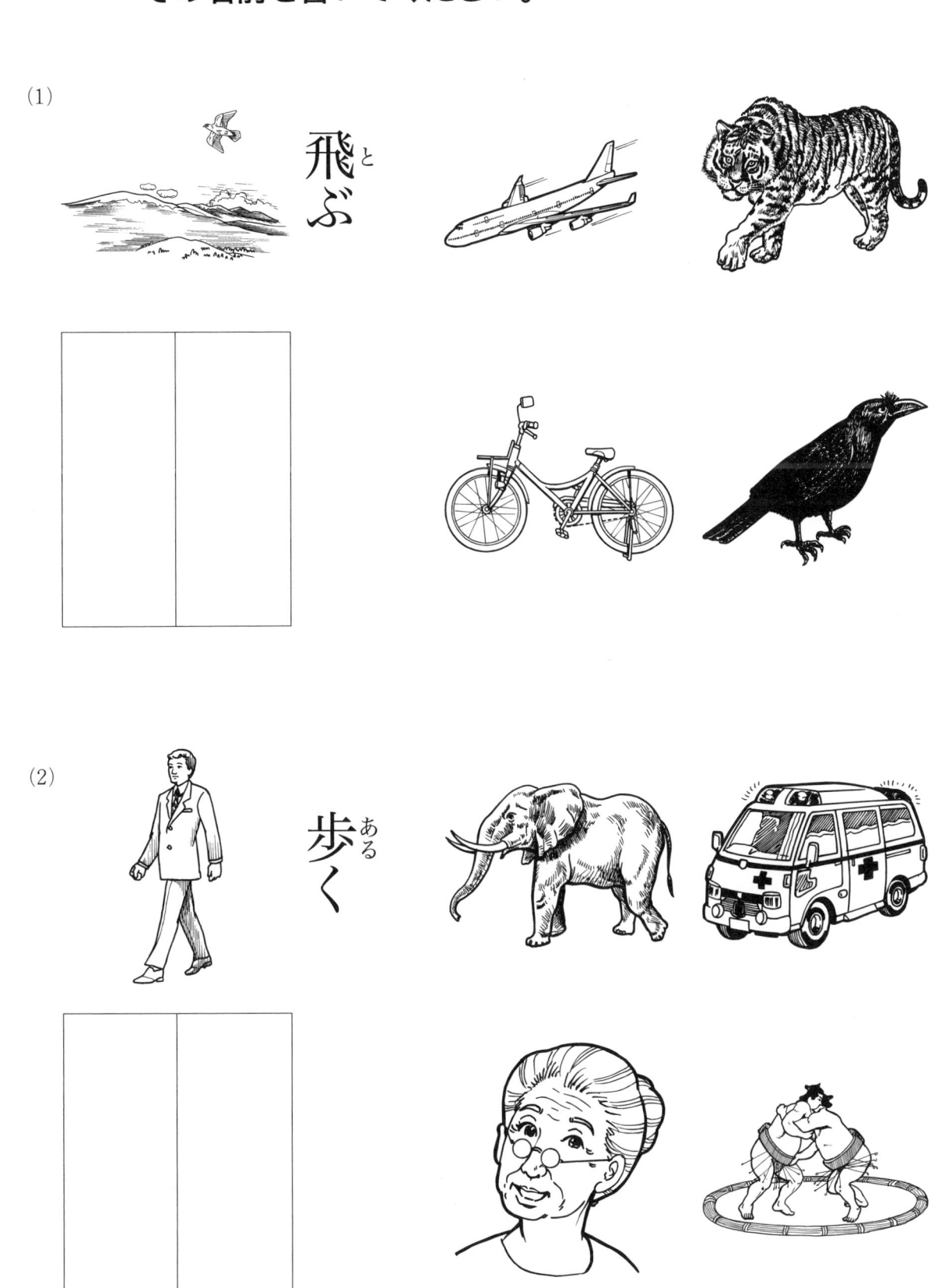

氏名	年　月　日

左側の動作を表す語に関連がある絵に○印をつけて、その名前を書いてください。

(1) 咲（さ）く

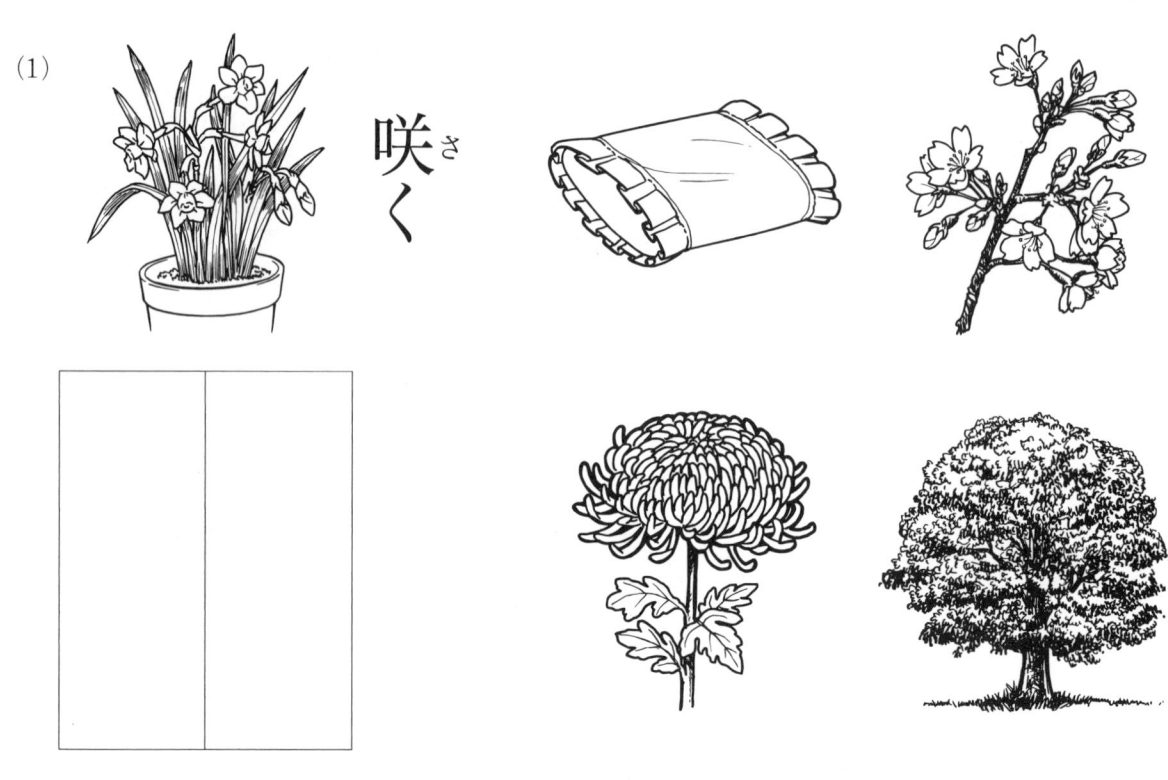

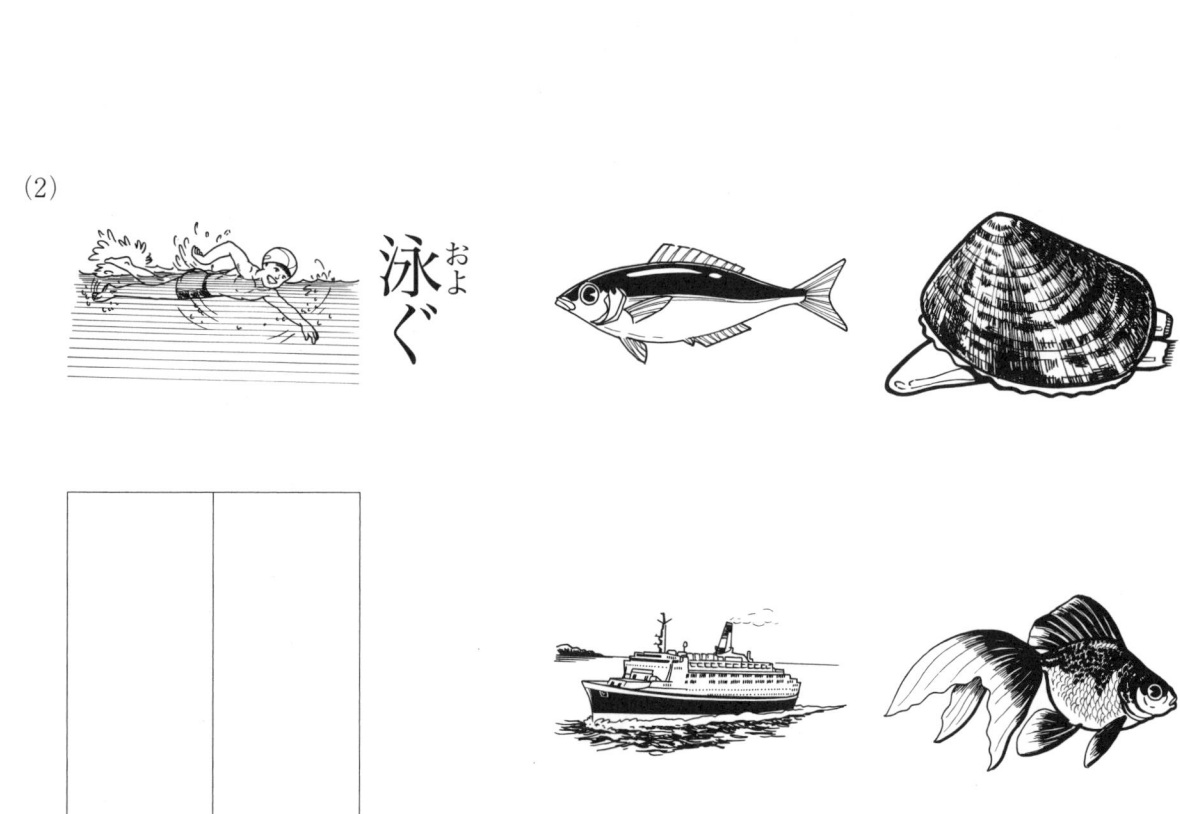

(2) 泳（およ）ぐ

1・6　動作と関連する名詞（絵）を選ぶ

氏名		年　　月　　日

左側の動作を表す語に関連がある絵に○印をつけて、その名前を書いてください。

(1) 走る

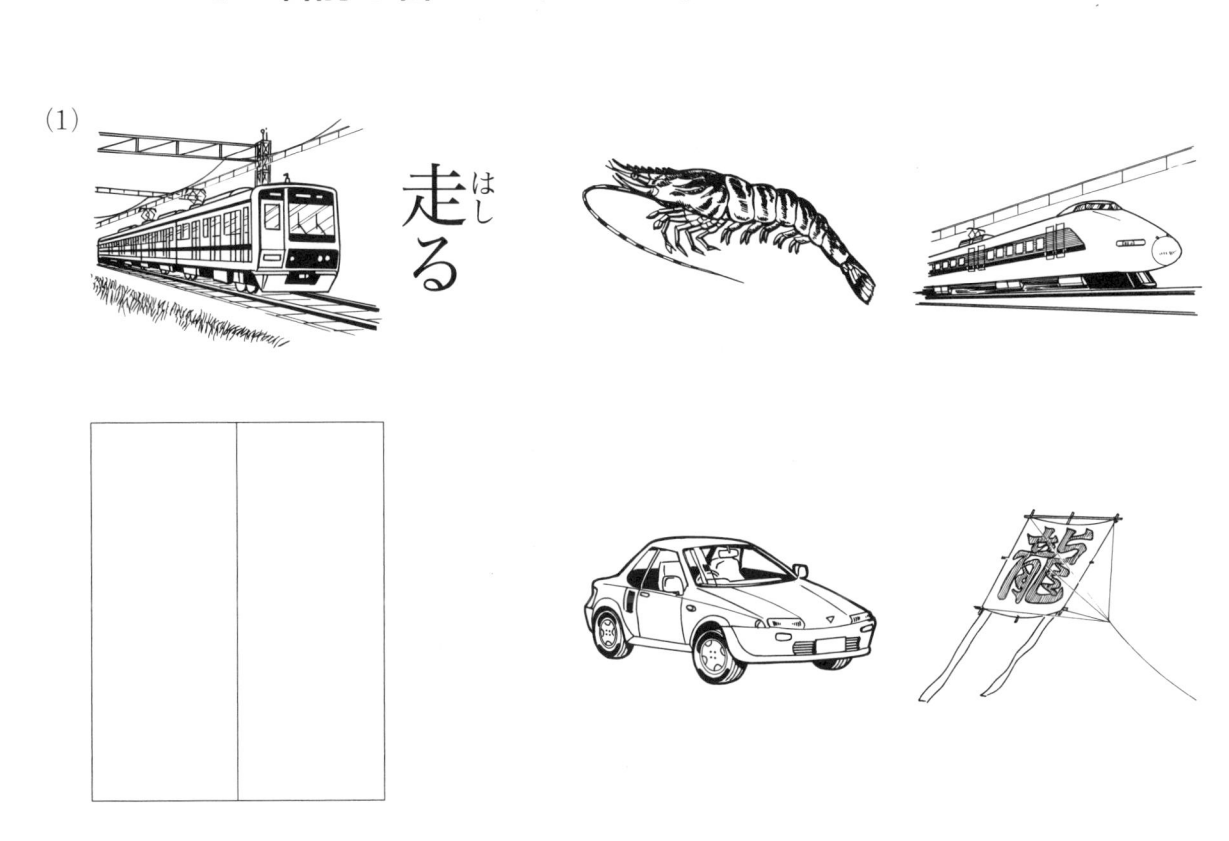

(2) 乗る

1・6　動作と関連する名詞（絵）を選ぶ

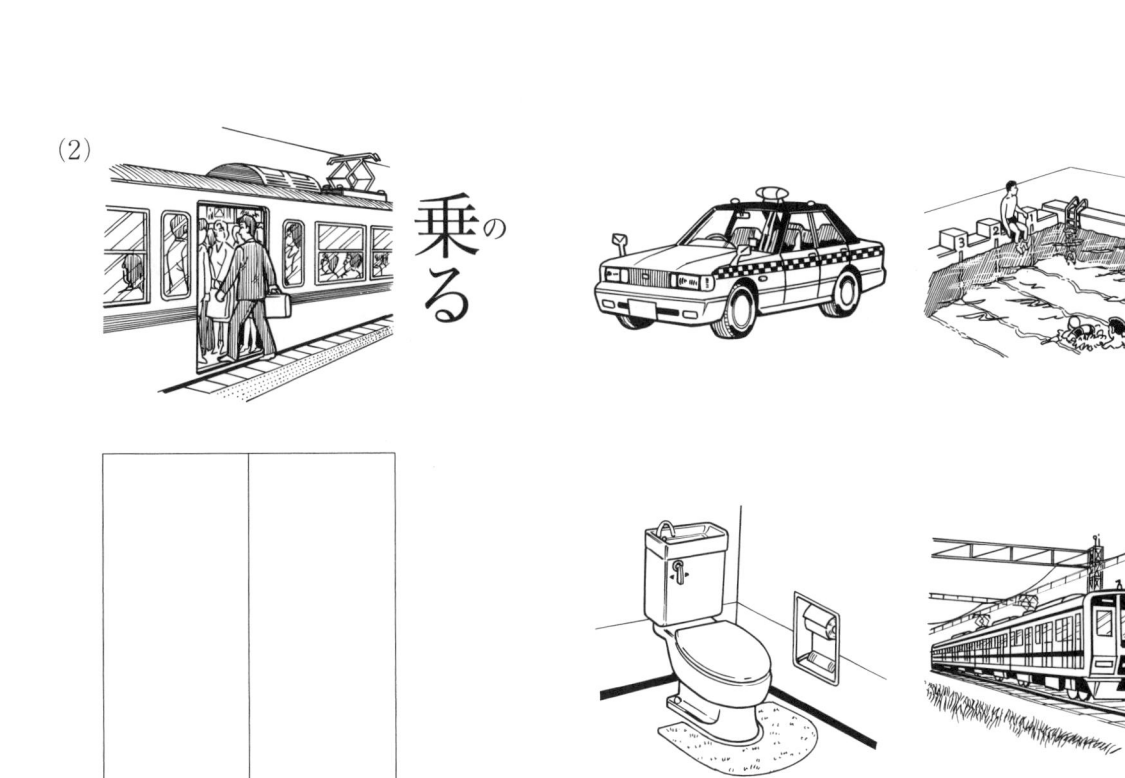

氏名		年　月　日

左側の動作を表す語に関連がある絵に○印をつけて、その名前を書いてください。

(1) 行く

(2) 寝る

1・6　動作と関連する名詞（絵）を選ぶ

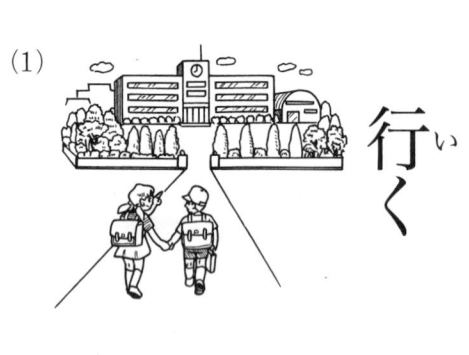

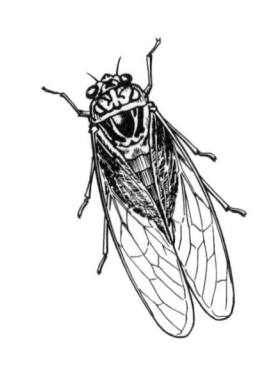

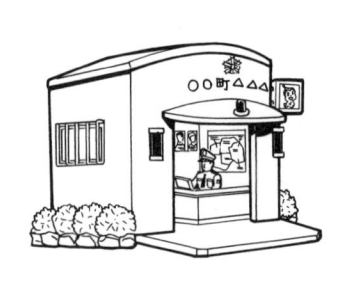

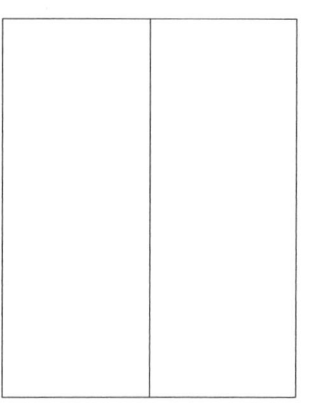

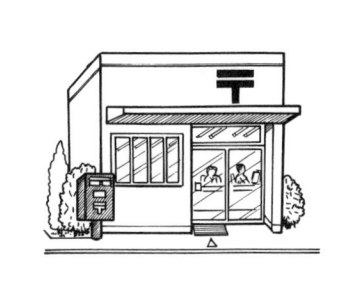

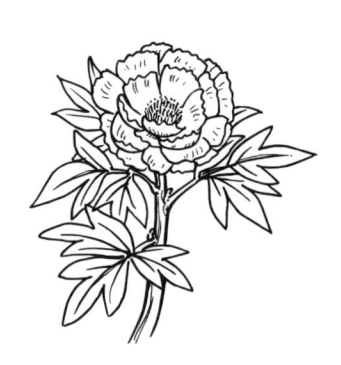

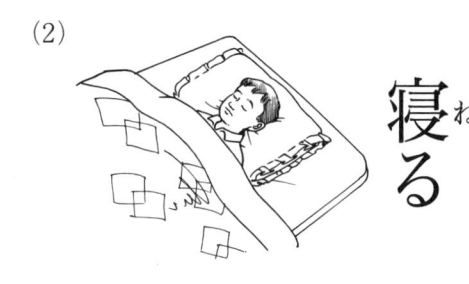

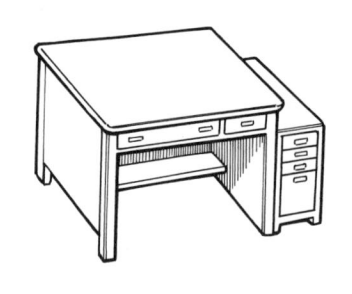

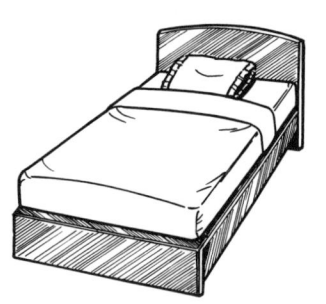

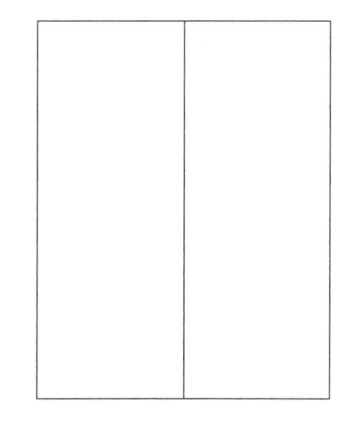

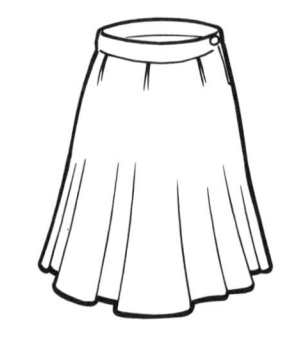

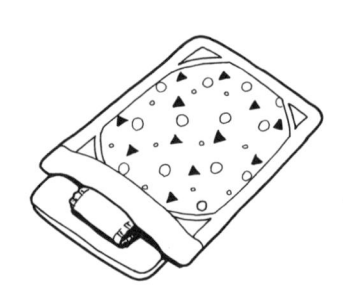

7. 動詞句に合う名詞絵を選んで
その名前を想起する

目的
動詞を理解しそれに合う名詞を選択・想起する能力の改善をはかる。
適応
1. 動詞の理解が悪い重度失語症者
2. 文の表出が困難な重～中度失語症者
手続き
1. 頁下の格助詞と動詞を表記したそれぞれの文字部分は上のどの絵と合うのか、合う絵を選択することを説明する。
2. 4題の文字部分をSTがゆっくり2～3回音読する。
3. 1題の文字部分について再度STが音読した後でそれに合う名詞絵を4枚の絵の中から選ぶことを促す。この場合絵に印をつけるか、絵と（ ）を線で結ぶようにしておくとよい。
4. 選択した絵が誤りであったり、あるいは選択できない場合はヒントを与える。
5. 選択した絵の名称を想起し口頭で言うように促す。その場合STは文字部分を再度音読する。
6. 想起した名称を（ ）に書くように促す。書字は漢字あるいは仮名のどちらでもよい。
7. 書字が誤ったり困難な場合はヒントを与える。
8. 課題が完成したら音読するように求める。音読するのは、（ ）の名詞部分、あるいは文全体で行うかは患者の能力に合わせるが、患者が省いた部分をSTが音読して追加する。
ヒントの出し方
1. 選択を誤った場合あるいは選択できない場合
    ① 呈示されている文字部分をもう一度STが音読する。
    ② 4枚の絵の名称を1枚ずつゆっくり言う。
    ③ 4枚の絵の名称をSTが絵の横に書く（絵ではなく名称が文字ではっきり示されることにより動詞と結びつきやすくなる場合がある）。
2. 選択した絵の名称を口頭表出できない場合
    ① 初頭音あるいは初頭から2～3音を与える。
    ② 名詞絵に続く部分をSTが音読する。
    ③ 復唱あるいは斉唱で行う。
3. 書字が誤ったり困難な場合
    ① 漢字の一部あるいは仮名1～2文字を与える。
    ② 模写を行う。
実施上の留意点
語の口頭表出や音読、書字が難しい場合は強制せず復唱や斉唱、模写に切り替える。

応用訓練法

1. 聴覚的理解（聴覚的ポインティング課題）
    ① 4枚の名詞絵だけを呈示し、STが名称を言って患者は該当する絵を指す。
    ② 4枚の名詞絵だけを呈示し、STが文字部分（助詞＋動詞）を言って患者は該当する絵を指す。
2. 呼称
    ① 4枚の名詞絵だけを呈示し、その名詞絵の名称を想起して言う。
    ② 格助詞＋動詞の文字部分を指さしながら、この句に合うが本頁には出ていない名詞の想起を促す。

氏名		年　月　日

（　）にはどのようなことばが入りますか。絵の中から選んでその名前を漢字または仮名で（　）に書いてください。

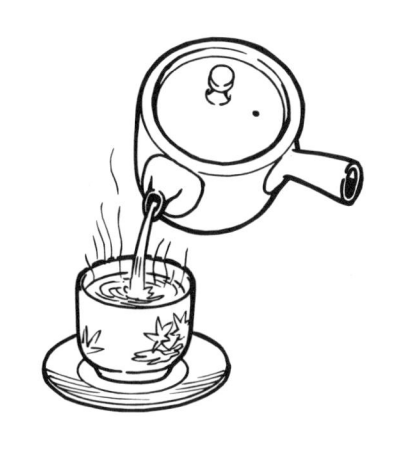

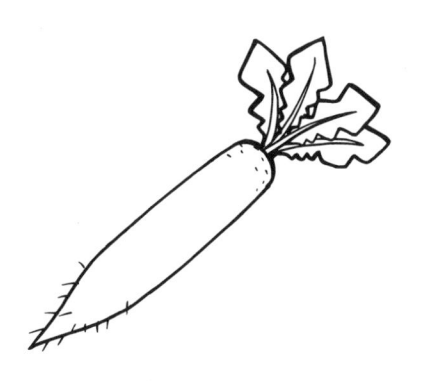

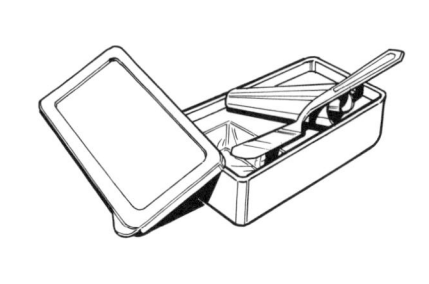

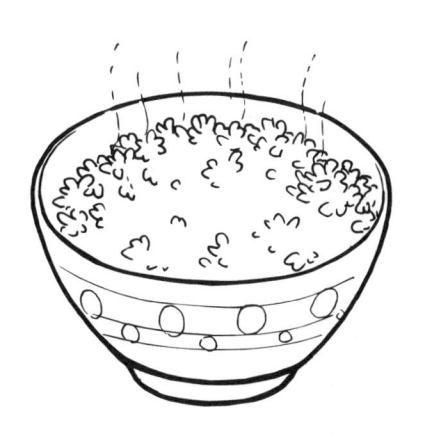

解答例　（　御飯　ごはん　）を食べる
（どちらか一方の表記法でよい）

(1)　（　　　　　　　　　）を飲む

(2)　（　　　　　　　　　）を切る

(3)　（　　　　　　　　　）を塗る

1・7　動詞句に合う名詞絵を選んでその名前を想起する

氏名	年　月　日

（　）にはどのようなことばが入りますか。絵の中から選んでその名前を漢字または仮名で（　）に書いてください。

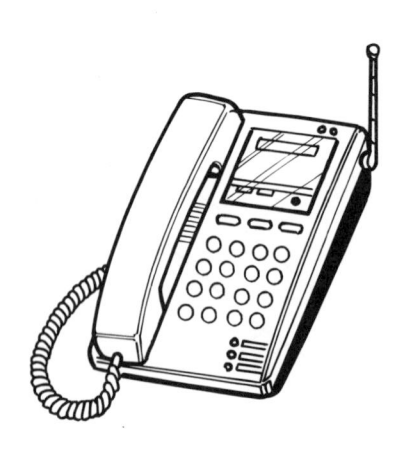

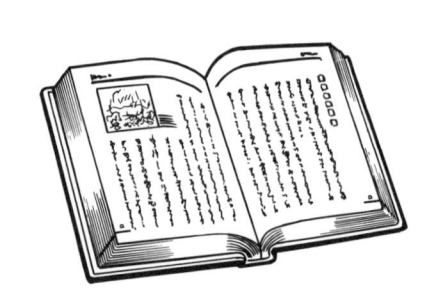

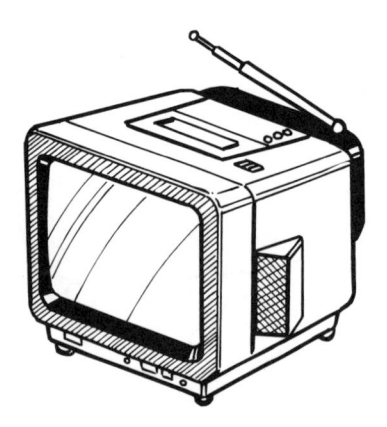

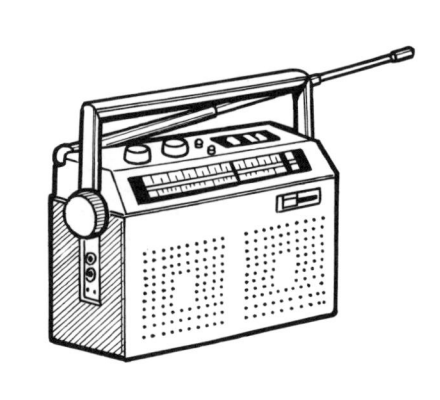

(1)　（　　　　　　　　　）を読む

(2)　（　　　　　　　　　）を見る

(3)　（　　　　　　　　　）を聞く

(4)　（　　　　　　　　　）をかける

1・7　動詞句に合う名詞絵を選んでその名前を想起する

氏名	年　月　日

（　）にはどのようなことばが入りますか。絵の中から選んでその名前を漢字または仮名で（　）に書いてください。

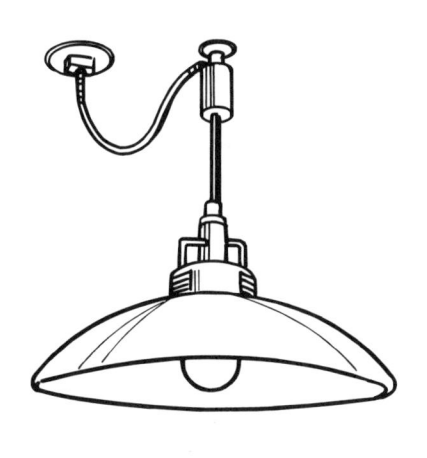

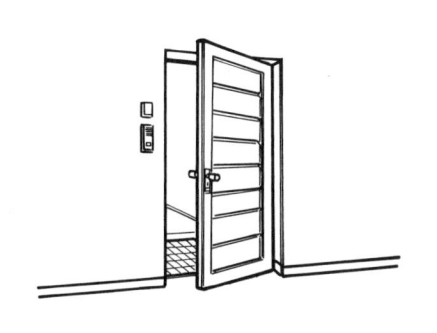

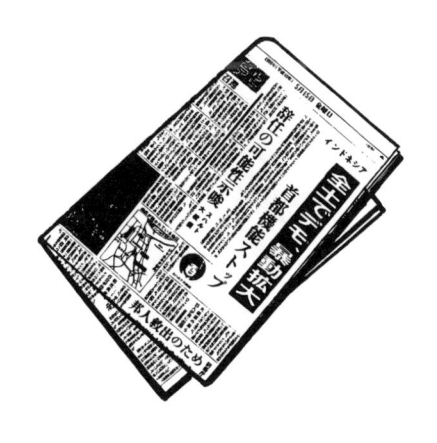

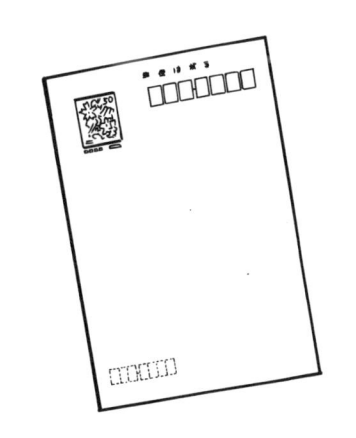

1・7　動詞句に合う名詞絵を選んでその名前を想起する

(1)　（　　　　　　　　）を読む

(2)　（　　　　　　　　）を書く

(3)　（　　　　　　　　）を開ける

(4)　（　　　　　　　　）を付ける

—139—

氏名	年　月　日

（　）にはどのようなことばが入りますか。絵の中から選んでその名前を漢字または仮名で（　）に書いてください。

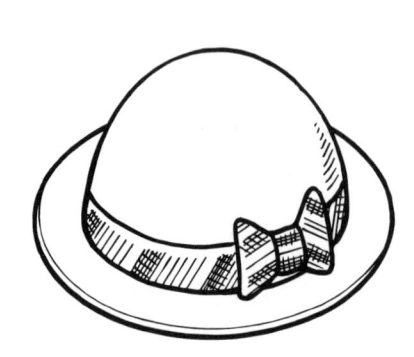

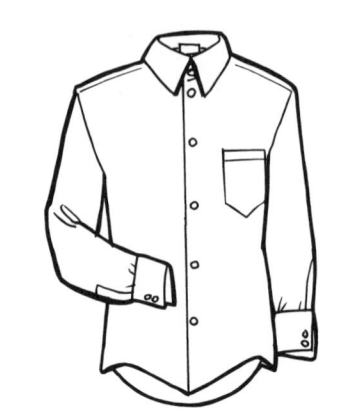

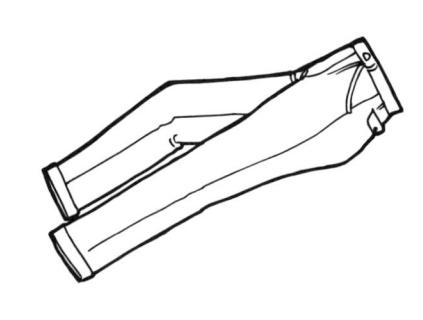

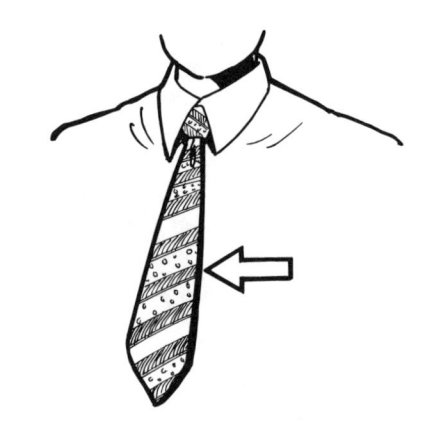

(1)　（　　　　　　　）を着る

(2)　（　　　　　　　）を締める

(3)　（　　　　　　　）をかぶる

(4)　（　　　　　　　）をはく

氏名	年　月　日

（　）にはどのようなことばが入りますか。絵の中から選んでその名前を漢字または仮名で（　）に書いてください。

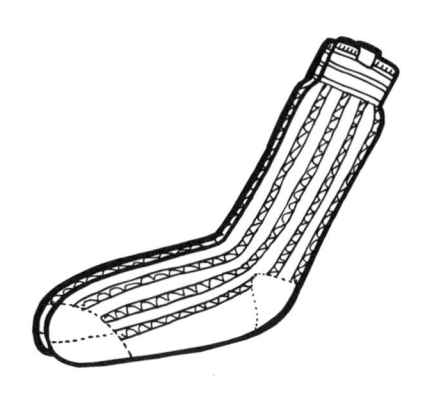

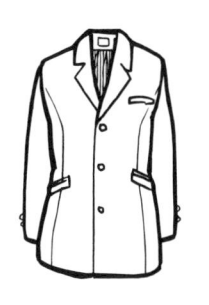

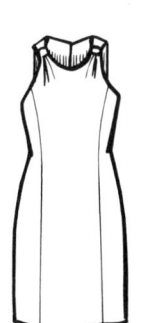

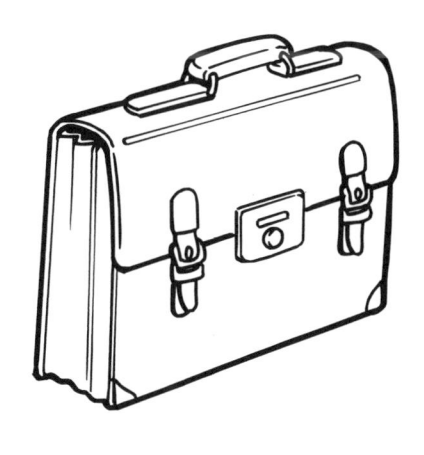

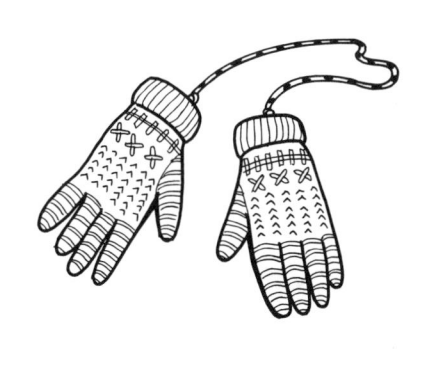

(1)　（　　　　　　　）を着る

(2)　（　　　　　　　）を持つ

(3)　（　　　　　　　）をはく

(4)　（　　　　　　　）をはめる

1・7　動詞句に合う名詞絵を選んでその名前を想起する

氏名	年　月　日

（　）にはどのようなことばが入りますか。絵の中から選んでその名前を漢字または仮名で（　）に書いてください。

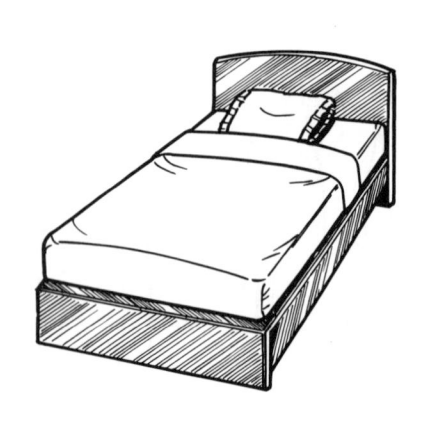

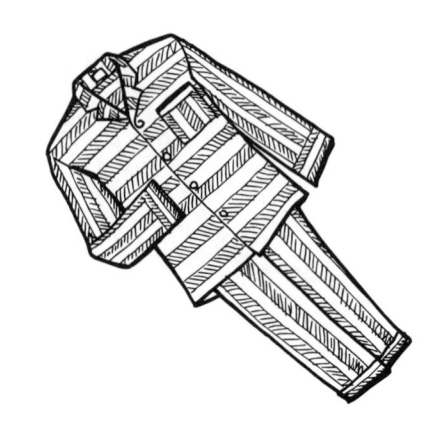

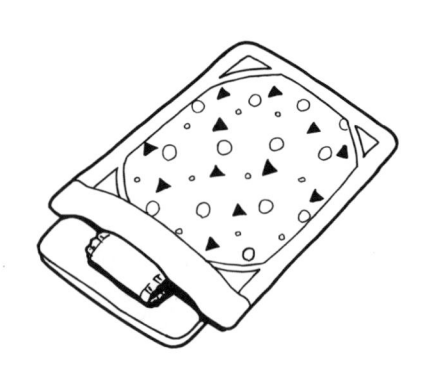

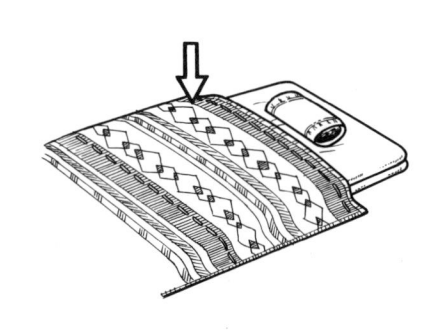

1・7　動詞句に合う名詞絵を選んでその名前を想起する

(1)　（　　　　　　　　）を着る

(2)　（　　　　　　　　）を敷く

(3)　（　　　　　　　　）をかける

(4)　（　　　　　　　　）に寝る

氏名		年　　月　　日

（　）にはどのようなことばが入りますか。絵の中から選んでその名前を漢字または仮名で（　）に書いてください。

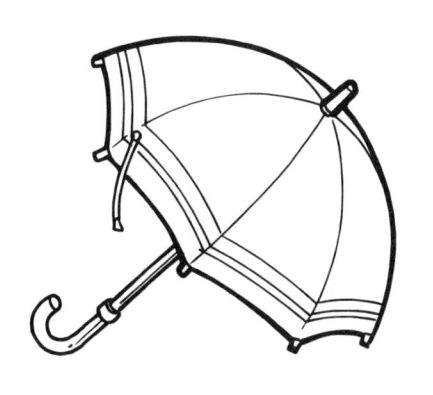

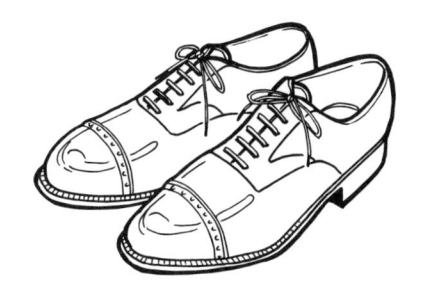

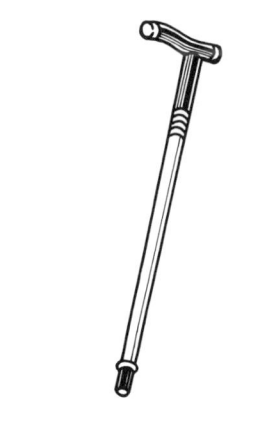

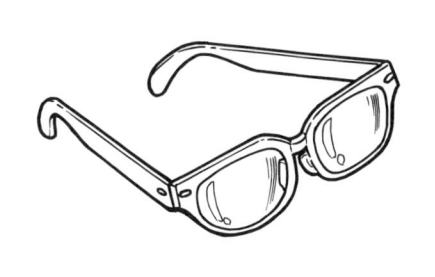

1・7　動詞句に合う名詞絵を選んでその名前を想起する

(1)　（　　　　　　　　　　）をかける

(2)　（　　　　　　　　　　）をさす

(3)　（　　　　　　　　　　）をつく

(4)　（　　　　　　　　　　）をはく

氏名	年　月　日

（　）にはどのようなことばが入りますか。絵の中から選んでその名前を漢字または仮名で（　）に書いてください。

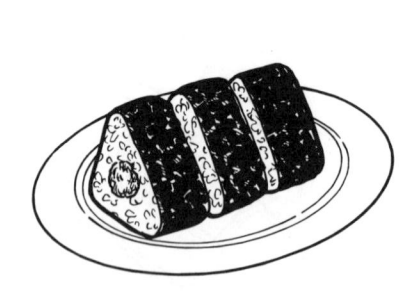

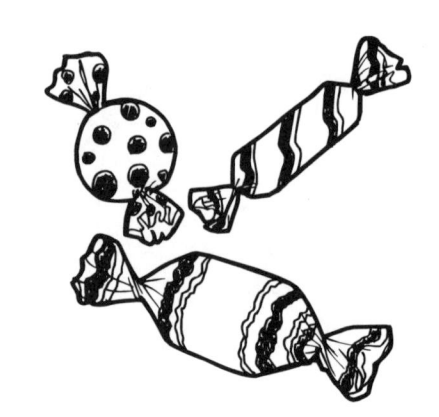

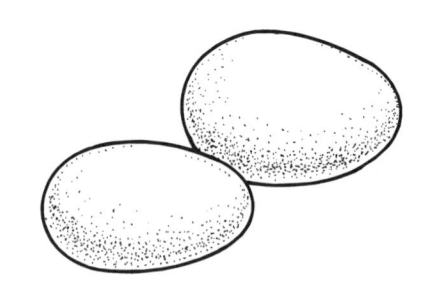

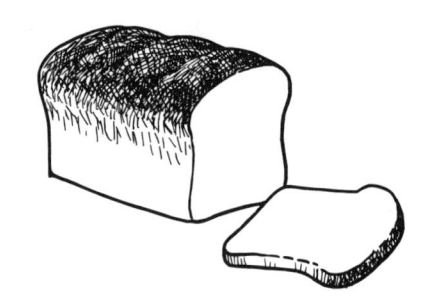

1・7　動詞句に合う名詞絵を選んでその名前を想起する

(1) （　　　　　　　）を割る

(2) （　　　　　　　）を握る

(3) （　　　　　　　）を焼く

(4) （　　　　　　　）をなめる

氏名	年　　月　　日

（　）にはどのようなことばが入りますか。絵の中から選んでその名前を漢字または仮名で（　）に書いてください。

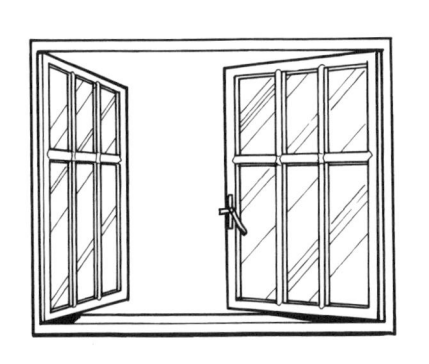

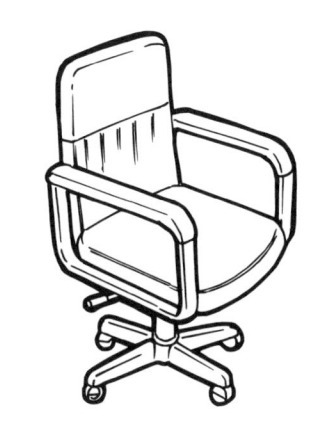

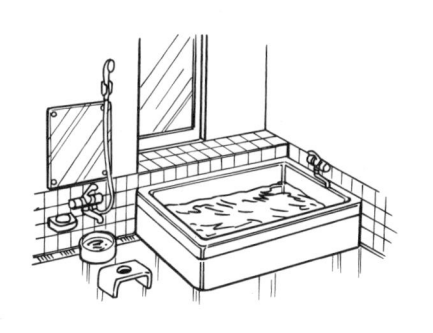

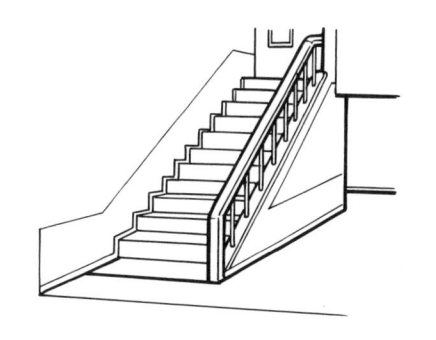

1・7　動詞句に合う名詞絵を選んでその名前を想起する

(1)　（　　　　　　　　）を開ける

(2)　（　　　　　　　　）を上がる

(3)　（　　　　　　　　）に入る

(4)　（　　　　　　　　）に座る

氏名	年　月　日

（　）にはどのようなことばが入りますか。絵の中から選んでその名前を漢字または仮名で（　）に書いてください。

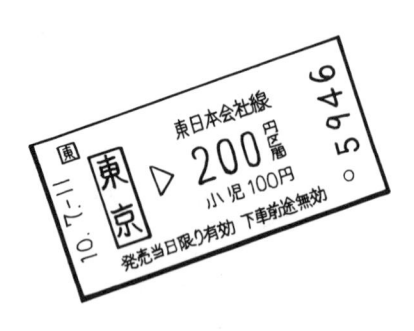

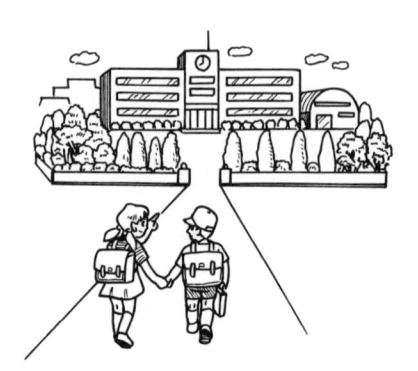

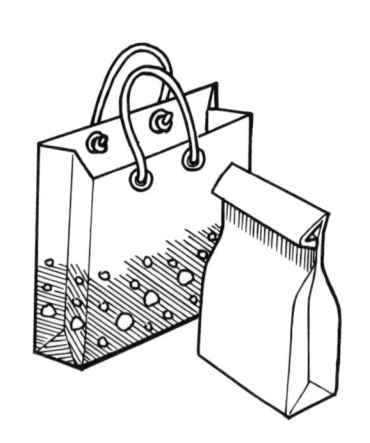

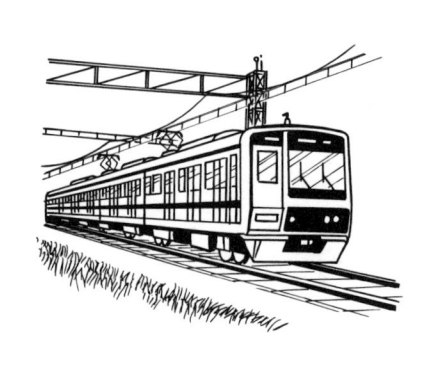

1・7　動詞句に合う名詞絵を選んでその名前を想起する

(1) （　　　　　　　）を買う

(2) （　　　　　　　）に乗る

(3) （　　　　　　　）に行く

(4) （　　　　　　　）に入れる

| 氏名 | | 年　月　日 |

（　）にはどのようなことばが入りますか。絵の中から選んでその名前を漢字または仮名で（　）に書いてください。

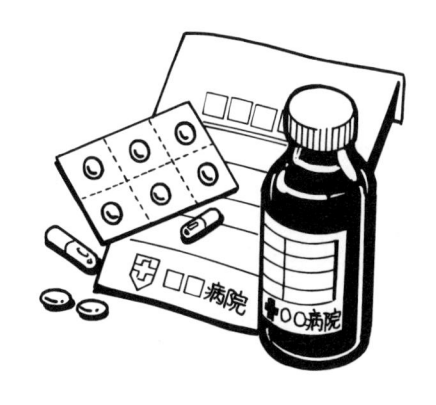

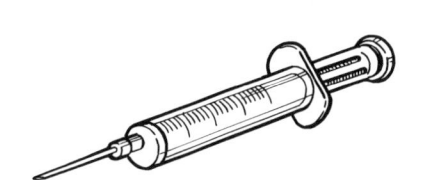

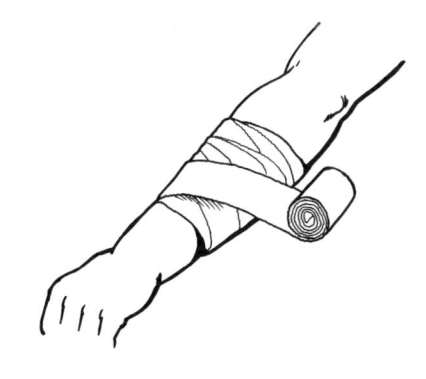

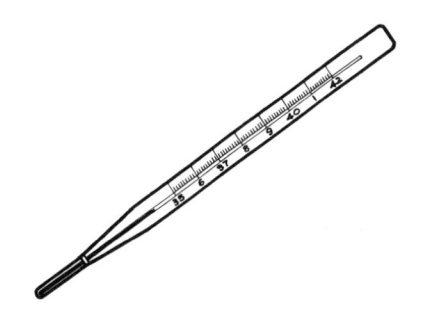

1・7　動詞句に合う名詞絵を選んでその名前を想起する

(1)　（　　　　　　　）を巻く

(2)　（　　　　　　　）を打つ

(3)　（　　　　　　　）を飲む

(4)　（　　　　　　　）で計る

氏名		年　月　日

（　）にはどのようなことばが入りますか。絵の中から選んでその名前を漢字または仮名で（　）に書いてください。

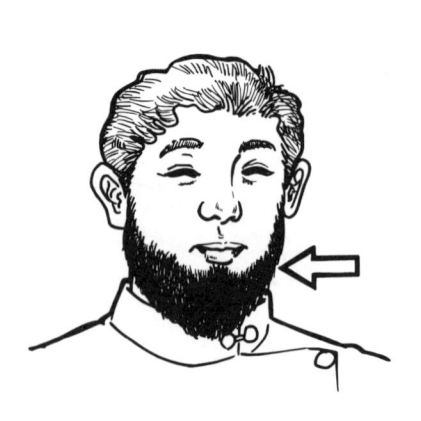

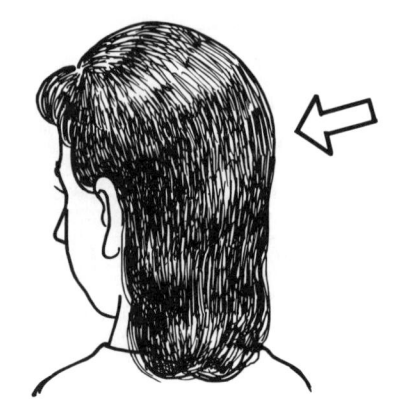

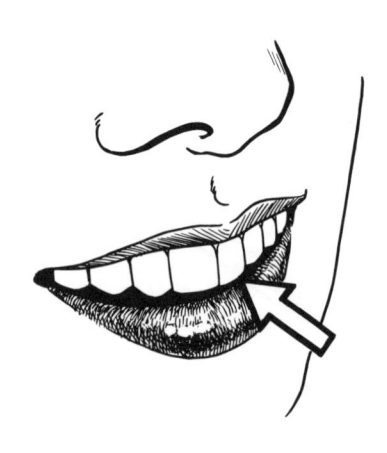

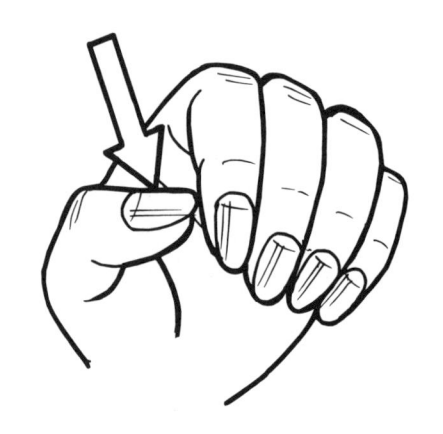

(1) （　　　　　　）を剃る

(2) （　　　　　　）を切る

(3) （　　　　　　）をとかす

(4) （　　　　　　）を磨く

氏名	年　　月　　日

（　）にはどのようなことばが入りますか。絵の中から選んでその名前を漢字または仮名で（　）に書いてください。

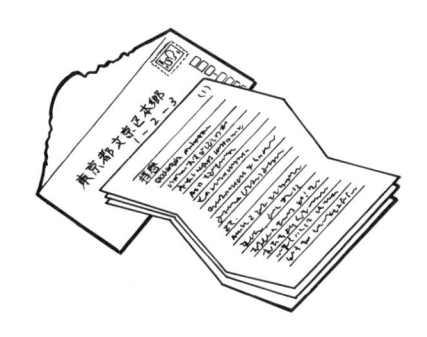

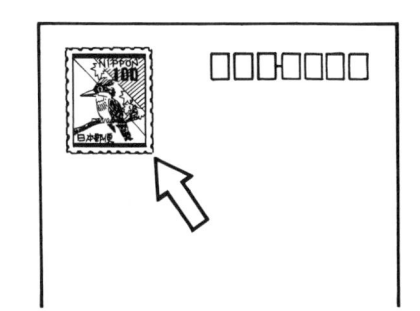

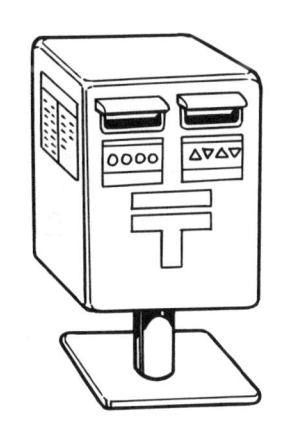

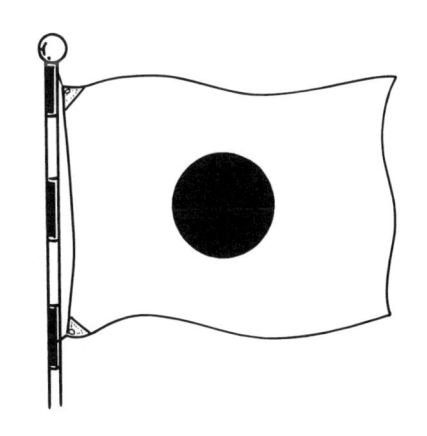

1・7　動詞句に合う名詞絵を選んでその名前を想起する

(1)　（　　　　　　　）を書く

(2)　（　　　　　　　）を貼る

(3)　（　　　　　　　）を揚げる

(4)　（　　　　　　　）に入れる

—149—

氏名		年　月　日

（　）にはどのようなことばが入りますか。絵の中から選んでその名前を漢字または仮名で（　）に書いてください。

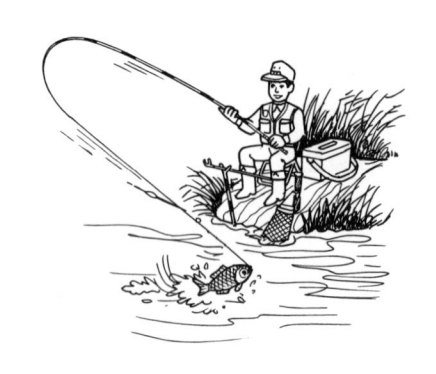

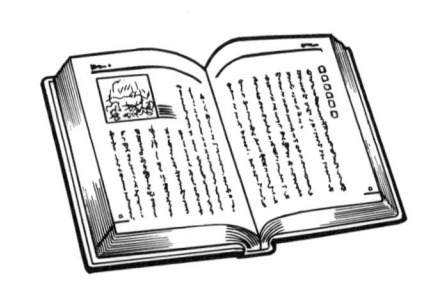

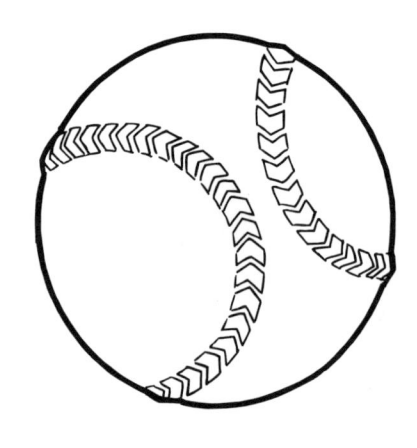

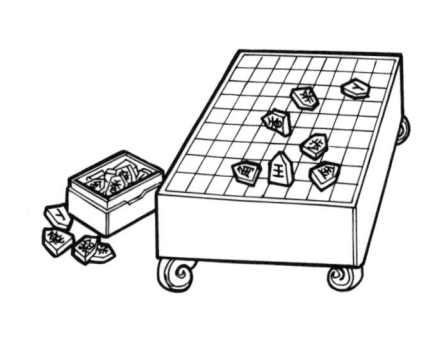

(1) （　　　　　　）を読む

(2) （　　　　　　）を投げる

(3) （　　　　　　）を指す

(4) （　　　　　　）に行く

氏名		年　月　日

（　）にはどのようなことばが入りますか。絵の中から選んでその名前を漢字または仮名で（　）に書いてください。

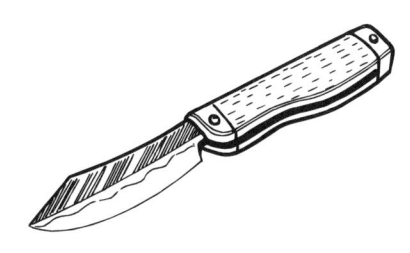

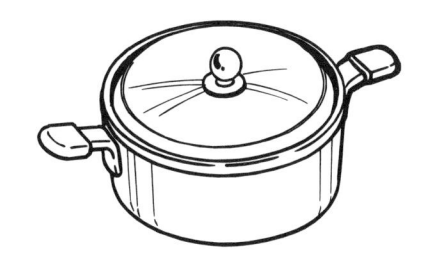

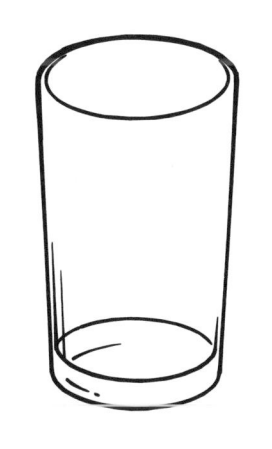

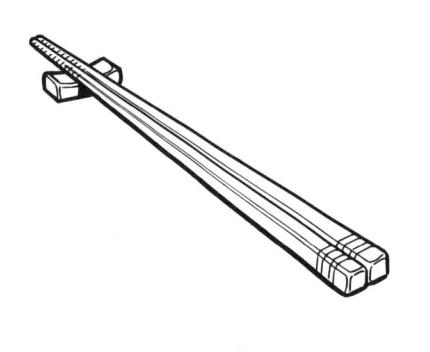

1・7　動詞句に合う名詞絵を選んでその名前を想起する

(1)　（　　　　　　　　）で飲む

(2)　（　　　　　　　　）で食べる

(3)　（　　　　　　　　）で煮る

(4)　（　　　　　　　　）で切る

—151—

氏名	年　月　日

（　）にはどのようなことばが入りますか。絵の中から選んでその名前を漢字または仮名で（　）に書いてください。

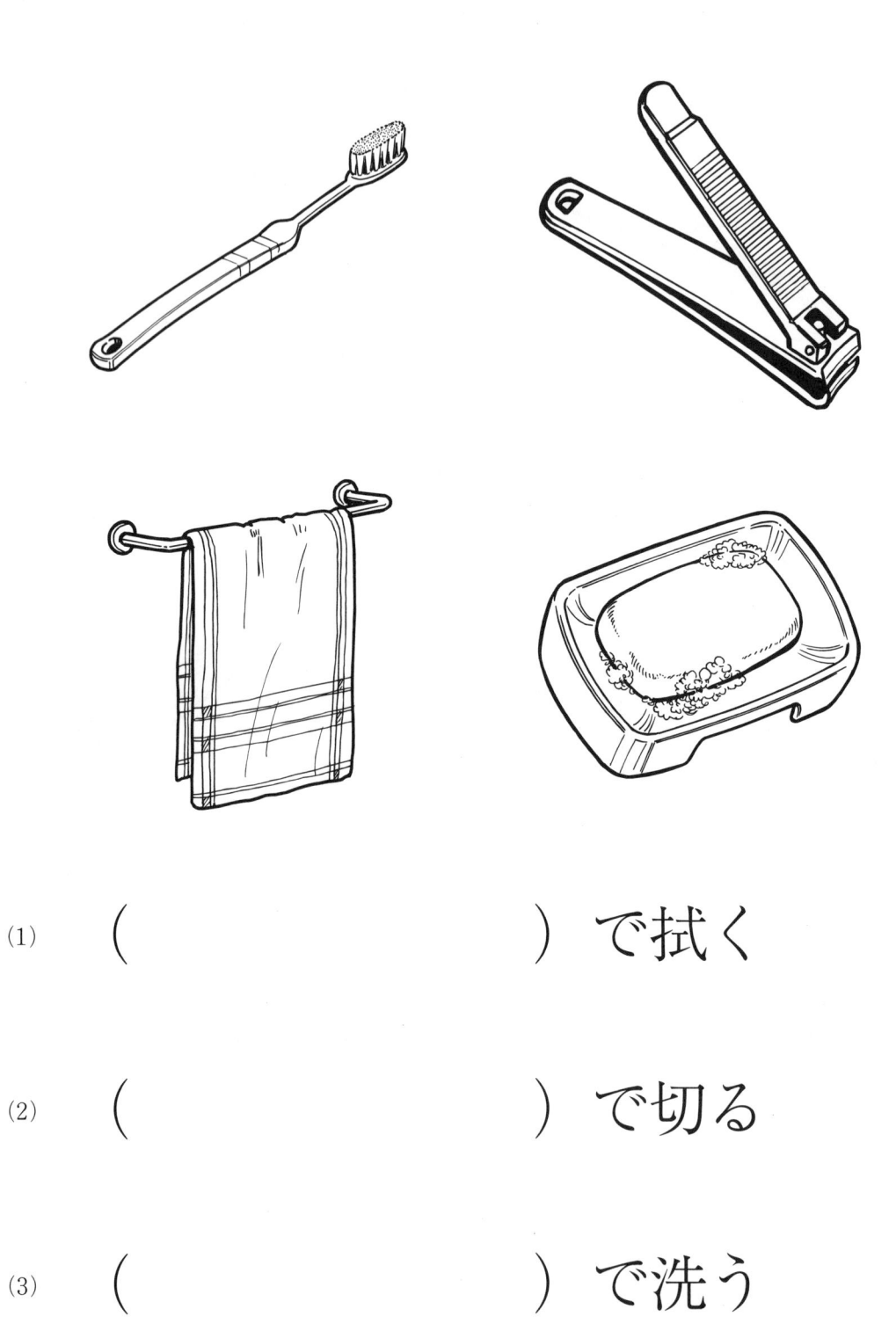

(1) （　　　　　　）で拭く

(2) （　　　　　　）で切る

(3) （　　　　　　）で洗う

(4) （　　　　　　）で磨く

氏名	年　月　日

（　）にはどのようなことばが入りますか。絵の中から選んでその名前を漢字または仮名で（　）に書いてください。

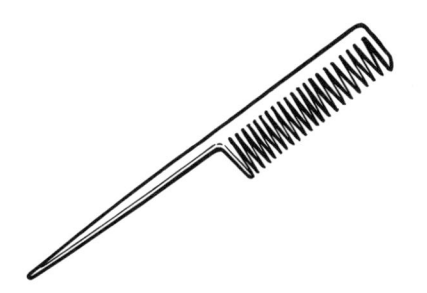

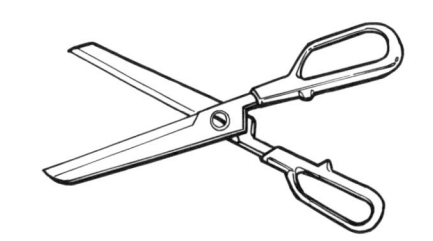

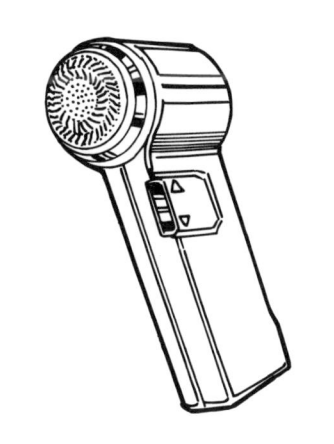

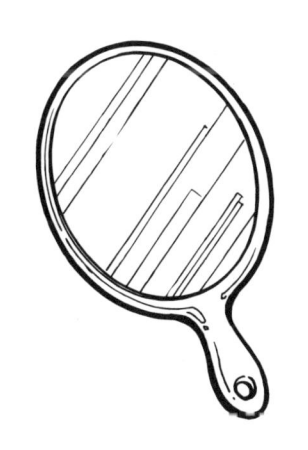

1・7　動詞句に合う名詞絵を選んでその名前を想起する

(1)　（　　　　　　　）で切る

(2)　（　　　　　　　）で見る

(3)　（　　　　　　　）で剃る

(4)　（　　　　　　　）でとかす

—153—

氏名		年　月　日

（　）にはどのようなことばが入りますか。絵の中から選んでその名前を漢字または仮名で（　）に書いてください。

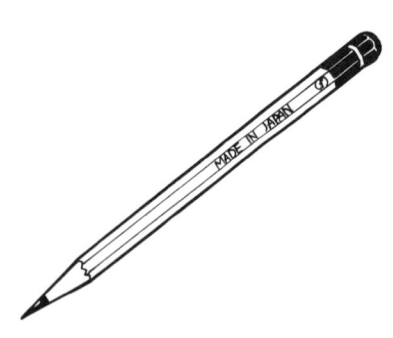

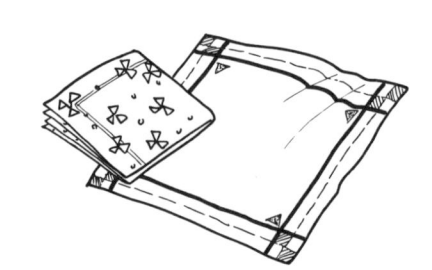

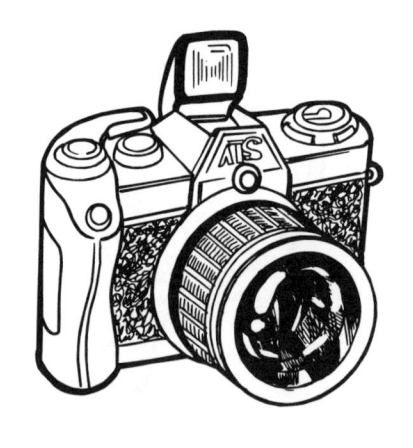

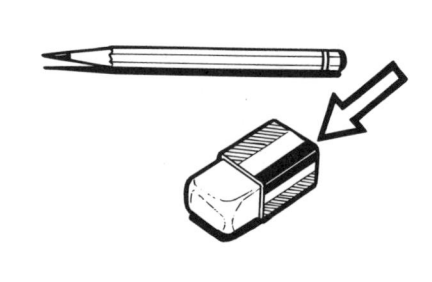

(1)　（　　　　　　　）で消す

(2)　（　　　　　　　）で拭く

(3)　（　　　　　　　）で書く

(4)　（　　　　　　　）で撮る

氏名		年　　月　　日

（　）にはどのようなことばが入りますか。絵の中から選んでその名前を漢字または仮名で（　）に書いてください。

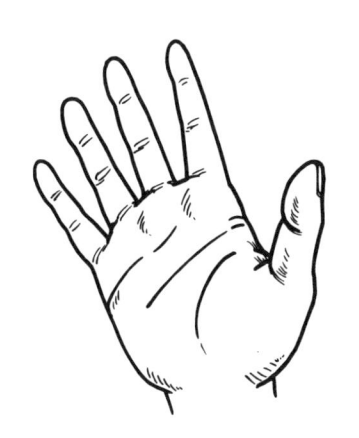

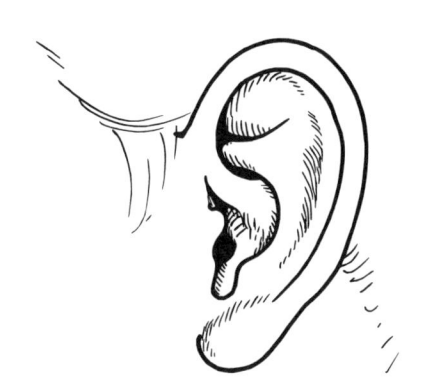

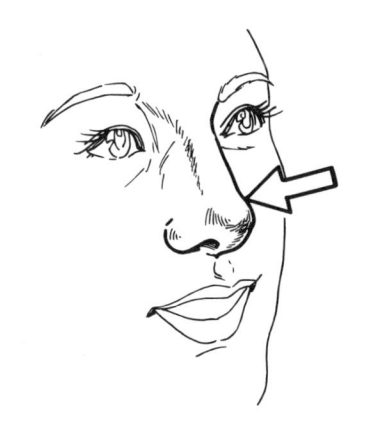

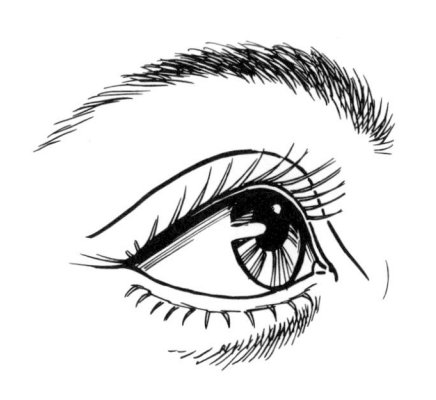

(1) （　　　　　　　）で嗅(か)ぐ

(2) （　　　　　　　）で聞く

(3) （　　　　　　　）で見る

(4) （　　　　　　　）で触(さわ)る

1・7　動詞句に合う名詞絵を選んでその名前を想起する

氏名	年　月　日

（　）にはどのようなことばが入りますか。絵の中から選んでその名前を漢字または仮名で（　）に書いてください。

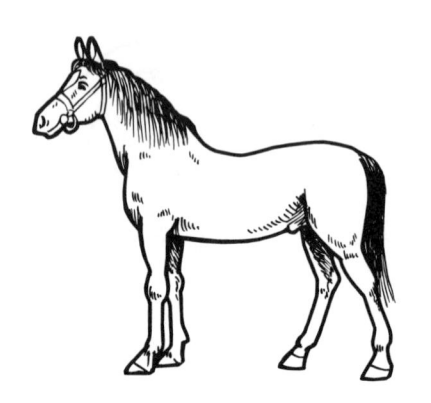

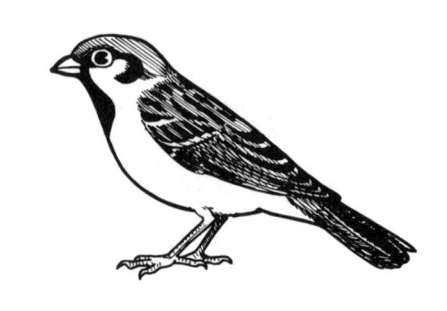

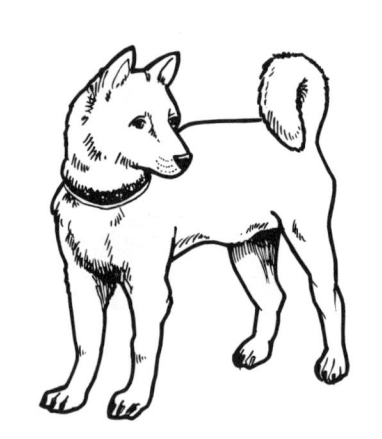

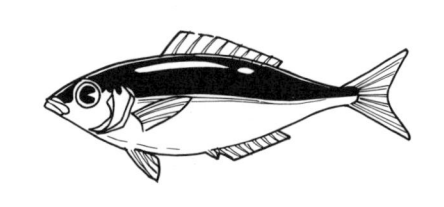

(1) （　　　　　　　）が吠える

(2) （　　　　　　　）が走る

(3) （　　　　　　　）が泳ぐ

(4) （　　　　　　　）が飛ぶ

氏名	年　月　日

（　）にはどのようなことばが入りますか。絵の中から選んでその名前を漢字または仮名で（　）に書いてください。

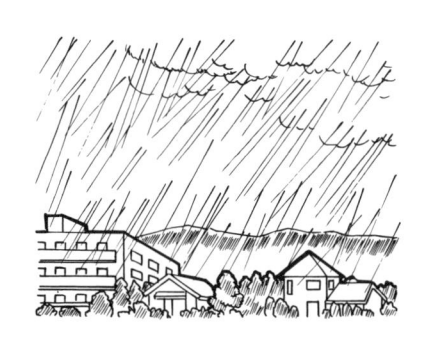

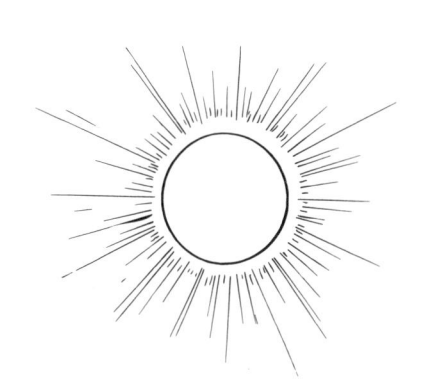

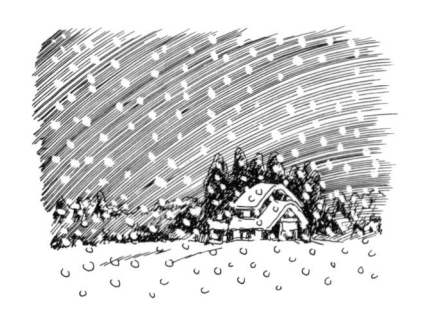

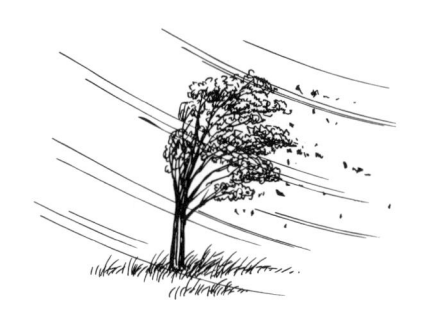

1・7　動詞句に合う名詞絵を選んでその名前を想起する

(1)　（　　　　　　　　）が照る

(2)　（　　　　　　　　）が降る

(3)　（　　　　　　　　）が積もる

(4)　（　　　　　　　　）が吹く

氏名	年　月　日

（　）にはどのようなことばが入りますか。絵の中から選んでその名前を漢字または仮名で（　）に書いてください。

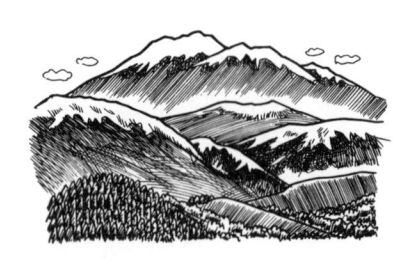

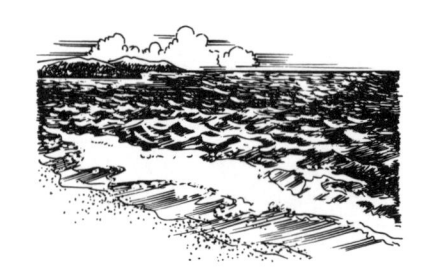

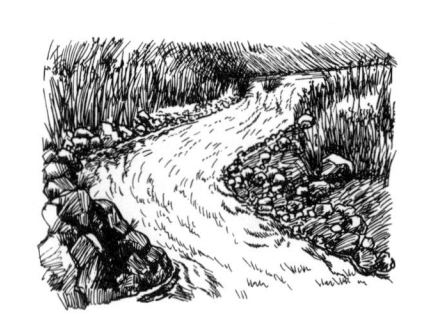

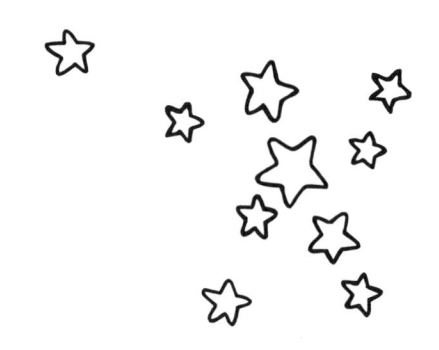

1・7　動詞句に合う名詞絵を選んでその名前を想起する

(1)　（　　　　　　　）が流れる

(2)　（　　　　　　　）が光る

(3)　（　　　　　　　）に登る

(4)　（　　　　　　　）で泳ぐ

—158—

8. 文脈に合う名詞を想起する

① 系列語や歌、ことわざの中に含まれる名詞を想起してその語を漢字単語の中から選ぶ（161頁～170頁）
② 短い文に含まれる名詞単語を想起する（171頁～176頁）

目的
文脈が与えられた場合それに呼応して語を想起する能力の改善をはかる。

適応
失語タイプを問わない重～中度失語症者

手続き
1. 教示文を以下のように説明する。
    STは「私がこれからこの文の途中までを言いますのでその後に続く言葉を（選択肢を指さし）この枠の中から選んで言ってみましょう」と言う。
2. STが問題文を2～3回音読する。その場合（　）の部分は入るべき言葉の拍を取って声には出さない。
3. 患者はSTの問題文の音読に続いて（　）に入る言葉を言うように促される。
4. 患者が口頭で言い終えたらサブドリル①は下の選択肢の中からその漢字を選び（　）に書くことを促す。サブドリル②は（　）にその語を想起して書くことを促す。

ヒントの出し方
1. 口頭での表出が難しい場合
    ① STが問題文を音読する時に問題文に続けて解答語の初頭音まで言う。
    ② 歌の場合はメロディーをつけて言う。
    ③ 復唱あるいは斉唱を行う。
2. 漢字を選ぶことが難しい場合は、選択肢を2個ぐらいに少なくする。
3. 文字を書くことが難しい場合
    ① 漢字の一部あるいは仮名の初頭1～2文字を書く。
    ② サブドリル②では文字選択肢を数個設ける。

実施上の留意点
サブドリル①は系列的表現なので、口頭で答えられる患者でも文字選択が困難になる場合があると考えられる。その場合は、STが選択し患者は模写するのみにするとよい。サブドリル②についても、口頭で言えても書字が非常に難しい場合がある。その場合は、STが余白にあらかじめ文字を書いておいて患者はそれを模写するとよい。

応用訓練法

1. 音読

    文全体について行う。

2. 文脈内の語を想起して言う。プリントを呈示せずに口頭のみで行う。

    ① STが読み上げる聴覚的な刺激に続けて（　）に当たる部分を患者が言う。

    ② STが与える聴覚的な刺激部分を短くし、（　）の前後を含めて患者が言う。

3. 歌の場合はメロディーをつけて歌う。

    ① 斉唱あるいは患者単独で行う。

    ② ドリルに出ている部分、可能であれば歌全体を歌う。

氏名	年　月　日

（　　　）の中に入る適当なことばを下から選んで入れてください。

解答例　りんごの数え方は、

　　　一（　個　）、二（　　　　）、三（　　　　）。

(1)　紙の数え方は、

　　　一（　　　　）、二（　　　　）、三（　　　　）。

(2)　本の数え方は、

　　　一（　　　　）、二（　　　　）、三（　　　　）。

(3)　自動車の数え方は、

　　　一（　　　　）、二（　　　　）、三（　　　　）。

台　　　個　　　枚　　　冊

1・8　文脈に合う名詞を想起する

氏名	年　月　日

（　　　）の中に入る適当なことばを下から選んで入れてください。

(1)　鳥の数え方は、

　　一（　　　　）、二（　　　　）、三（　　　　）。

(2)　靴の数え方は、

　　一（　　　　）、二（　　　　）、三（　　　　）。

(3)　鉛筆の数え方は、

　　一（　　　　）、二（　　　　）、三（　　　　）。

(4)　人の数え方は、

　　一（　　　　）、二（　　　　）、三（　　　　）。

足　　　本　　　人　　　羽

氏名	年　月　日

（　　　）の中に入る適当なことばを下から選んで入れてください。

(1)　日本の季節には、

　　　春、夏、（　　　　）、（　　　　）がある。

(2)　曜日名は、

　　　月、火、水、（　　　　）、（　　　　）、（　　　　）、

　　　日である。

(3)　日付けの言い方は、

　　　一（　　　　）、二（　　　　）、三（　　　　）

　　　と言う。

日　冬　秋　土　金　木

1・8　文脈に合う名詞を想起する

| 氏名 | | 年　月　日 |

歌の一部が書いてあります。（　　　）の中に入る適当なことばを下から選んで入れてください。

(1) 夕焼け小焼けで（　　　　）が暮れて

(2) ほーほーホタル来い、あっちの（　　　　）は苦いぞ

(3) 出た出た（　　　　）が、丸い丸い真ん丸い

(4) もしもし亀よ（　　　　）さんよ

(5) シャボン玉飛んだ、（　　　　）まで飛んだ

| 亀　　水　　月　　日　　屋根 |

氏名	年　月　日

歌の一部が書いてあります。（　　　）の中に入る適当なことばを下から選んで入れてください。

(1)　俵のネズミが（　　　　）食って　ちゅう

(2)　メダカの（　　　　）は川の中

(3)　もういくつ寝ると（　　　　）

(4)　屋根より高い鯉のぼり、大きな真鯉は（　　　　）

(5)　私は真っ赤な（　　　　）です。お国は遠い北の国

```
お父さん    お正月    米    りんご    学校
```

1・8　文脈に合う名詞を想起する

氏名		年　月　日

ことわざが書いてあります。（　　　）の中に入る適当な
ことばを下から選んで入れてください。

(1) 猿も（　　　　）から落ちる。

(2) 犬も歩けば（　　　　）に当たる。

(3) ちりも積もれば（　　　　）となる。

(4) 旅は道づれ（　　　　）は情け。

(5) 天高く（　　　　）肥ゆる秋。

(6) 泣き面に（　　　　）。

山　　馬　　蜂　　世　　木　　棒

氏名	年　月　日

ことわざが書いてあります。（　　　）の中に入る適当なことばを下から選んで入れてください。

(1)　楽あれば（　　　　）あり。

(2)　負けるが（　　　　）。

(3)　能ある鷹は（　　　　）を隠す。

(4)　良薬は（　　　　）に苦し。

(5)　かわいい子には（　　　　）をさせよ。

(6)　渡る世間に（　　　　）はない。

```
旅　勝ち　苦　鬼　爪　口
```

1・8　文脈に合う名詞を想起する

氏名		年　月　日

ことわざが書いてあります。（　　　）の中に入る適当なことばを下から選んで入れてください。

(1) 花より（　　　　）。

(2) 頭隠して（　　　　）隠さず。

(3) 火のない所に（　　　　）は立たない。

(4) 失敗は（　　　　）のもと。

(5) 石の上にも（　　　　）。

(6) 三つ子の魂（　　　　）まで。

煙　尻　三年　百　成功　だんご

氏名	年　月　日

（　　）の中に入る適当なことばを下から選んで入れてください。

(1) ジャックと豆の（　　　）

(2) 吾輩は（　　　）である

(3) 戦争と（　　　）

(4) マッチ売りの（　　　）

(5) 舌切り（　　　）

(6) 雨ニモマケズ、（　　　）ニモマケズ

```
風   木   雀   猫   少女   平和
```

氏名	年　月　日

（　　　）の中に入る適当なことばを下から選んで入れてください。

(1)　地震、雷、火事、（　　　　　）。

(2)　おせん泣かすな（　　　　　）肥やせ。

(3)　火の用心、マッチ一本（　　　　　）のもと。

(4)　豆まきには、「福は（　　　　　）、
　　　鬼は（　　　　　）」と言う。

(5)　鶴は千年、亀は（　　　　　）年。

(6)　五月五日を端午の（　　　　　）と言う。

外　内　馬　万　おやじ　節句　火事

氏名	年　月　日

（　　　）の中にはどのようなことばが入りますか。適切なことばを考えて書いてください。

(1)　夜空に（　　　　）が輝く。

(2)　今夜は丸い（　　　　）が出ている。

(3)　強い（　　　　）が吹く。

(4)　船が（　　　　）に浮かぶ。

(5)　橋の下を（　　　　）が流れる。

(6)　東から（　　　　）が昇る。

(7)　屋根に（　　　　）が積もる。

(8)　夏休みに（　　　　）に登る。

(9)　川へ（　　　　）を釣りに行く。

(10)　牧場で（　　　　）が草を食べている。

1・8　文脈に合う名詞を想起する

氏名		年　　月　　日

（　　　）の中にはどのようなことばが入りますか。適切なことばを考えて書いてください。

(1)　歯ブラシで（　　　　）を磨く。

(2)　食事の前には（　　　　）を洗う。

(3)　朝起きて（　　　　）を洗う。

(4)　「さよなら」と（　　　　）を振る。

(5)　象は（　　　　）の長い動物だ。

(6)　兎は（　　　　）の長い動物だ。

(7)　にこにこ顔の（　　　　）を抱く。

(8)　広場で（　　　　）が遊んでいる。

(9)　満開の（　　　　）の下で花見をする。

(10)　鶯（うぐいす）が（　　　　）の木で鳴く。

氏名	年　月　日

（　　　）の中にはどのようなことばが入りますか。
適切なことばを考えて書いてください。

(1)　茶碗で（　　　　　）を食べる。

(2)　トースターで（　　　　　）を焼く。

(3)　網で（　　　　　）を焼く。

(4)　パンに（　　　　　）を付ける。

(5)　お椀で（　　　　　）を飲む。

(6)　三角の形に（　　　　　）を握る。

(7)　青森産の赤い（　　　　　）を食べる。

(8)　年越しに（　　　　　）を食べる。

(9)　誕生日に（　　　　　）にろうそくを立てる。

(10)　パンの間にハムをはさんで（　　　　　）を作る。

1・8　文脈に合う名詞を想起する

氏名	年　月　日

（　　　）の中にはどのようなことばが入りますか。
適切なことばを考えて書いてください。

(1)　コップで（　　　　）を飲む。

(2)　ストローで（　　　　）を飲む。

(3)　湯呑みで（　　　　）を飲む。

(4)　レモンを入れて（　　　　）を飲む。

(5)　砂糖とクリームを入れて（　　　　）を飲む。

(6)　秋には、おやつに（　　　　）を蒸す。

(7)　おろし金で（　　　　）をおろす。

(8)　熟して赤くなった夏野菜の（　　　　）を食べる。

(9)　お昼に持ってきた（　　　　）を食べる。

1・8　文脈に合う名詞を想起する

氏名		年　月　日

（　　　　）の中にはどのようなことばが入りますか。
適切なことばを考えて書いてください。

(1)　毎朝、（　　　　　　）を読む。

(2)　今夜は（　　　　　　）でドラマを見る。

(3)　黒板の字を（　　　　　　）に写す。

(4)　財布に（　　　　　　）を入れる。

(5)　家に（　　　　　　）をかけて連絡をとる。

(6)　雨が降るので（　　　　　　）をさす。

(7)　時間を知るには（　　　　　　）を見る。

(8)　衣類をたたんで（　　　　　　）にしまう。

(9)　毛糸で（　　　　　　）を編む。

(10)　寝る時は（　　　　　　）に着替える。

1・8　文脈に合う名詞を想起する

氏名	年　月　日

（　　　）の中にはどのようなことばが入りますか。
適切なことばを考えて書いてください。

(1) 暑いので（　　　　　）を開ける。

(2) 体を洗う時は（　　　　　）に入る。

(3) 寝る前に（　　　　　）に行く。

(4) 切手を買いに（　　　　　）へ行く

(5) 具合が悪いので（　　　　　）へ行く。

(6) 夜、七時には（　　　　　）へ帰る。

(7) 停留所で（　　　　　）を待つ。

(8) 外国へ（　　　　　）で行く。

(9) 碁盤で（　　　　　）を打つ。

(10) ボールを蹴るスポーツは（　　　　　）だ。

9. 説明文に該当する名詞を想起する（1）

① 想起すべき語を漢字単語の中から選ぶ（179頁〜196頁）
② 対語の関係を類推して語を想起する（197頁〜202頁）

目的
語を想起する能力の改善をはかる。本ドリルでは、意味的ヒントや文脈的ヒントを利用して語想起の改善を目ざす。

適応
　サブドリル①
　1. 文の理解力が比較的保たれている重度失語症者
　2. 失語タイプを問わない中度失語症者
　サブドリル②
　失語タイプを問わない中度以上の失語症者

手続き
　サブドリル①
　1. STが説明文を2〜3回音読しそれが何のことを説明しているのか問う。
　2. 患者は答を文字選択にて行うが口頭で行ってもよい。
　3. 口頭で行った場合はつぎに文字選択を、文字選択で行った場合はつぎにそれを音読する。
　サブドリル②
　1. STが文を2〜3回音読する。
　2. 文の前半に書かれている部分と対語の関係になっていることを説明し、その手掛かりを利用して語を想起するように促す。
　3. 患者は、想起した語を口頭あるいは書字にて表出する。
　4. 口頭で行った場合はつぎに書字を、書字で行った場合はつぎにそれを音読する。

ヒントの出し方
　サブドリル①
　1. 説明文の聴覚的理解が悪い場合はジェスチャーで示す。あるいは絵を呈示する。
　2. 文字選択が難しい場合は選択肢を少なくする。
　3. 口頭表出あるいは音読が難しい場合は初頭音あるいは初頭から2〜3音を与える。
　サブドリル②
　1. 文の理解が難しい場合は、前半部末の名詞の後に動詞を入れて対語の関係の理解を助ける。たとえば、「飛行機は空」の場合は「飛行機は空を飛ぶ」とする。
　2. 口頭表出あるいは音読が難しい場合は初頭音あるいは初頭から2〜3音を与える。

3. 書字が難しい場合は、漢字の一部や仮名の1〜2文字を与える。あるいは文字選択肢を設ける。

実施上の留意点

患者が自力で刺激文を読解することは難しい場合が予想される。したがって、手続きで述べたとおり、そうした場合にはSTが刺激文を音読して与える。

応用訓練法

1. 呼称（反応的呼称）

   プリントは呈示しないで行う。STが文を読みあげて聴覚的刺激を行い、それに対する答を患者は口頭で表出する。

2. 書字

   プリントは呈示しないで行う。STが文を読みあげて聴覚的刺激を行い、それに対する答を患者は書字で表出する。

氏名	年　月　日

つぎの文は何を説明していますか。答を下から選んで書いてください。

解答例　物がよく見えるように、目にかけるもの。　　　眼鏡

(1)　足が悪い時、手に持ってつくもの。

(2)　写真を撮る時に使うもの。

(3)　外出する時に玄関にかけるもの。

(4)　品物を買う時に払うもの。

(5)　お金を入れる入れ物。

カメラ　　杖　　鍵　　お金　　財布　　眼鏡

氏名		年　月　日

つぎの文は何を説明していますか。答を下から選んで書いてください。

(1) 外へ行く時に玄関ではくもの。

(2) 足にはく衣類。

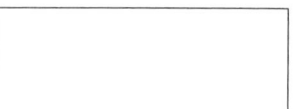

(3) 日よけのため頭にかぶるもの。

(4) 水やジュースを飲む時の入れ物。

(5) 手や顔を洗った時に拭くもの。

(6) 汚れを落とし、泡が出るもの。

| コップ | タオル | 石鹸 | 靴 | 帽子 | 靴下 |

氏名		年　月　日

つぎの文は何を説明していますか。答を下から選んで書いてください。

(1) 時刻を示すもの。

(2) 腰をかけるもの。

(3) 寝る時に体を横にする台。

(4) 寝る時に敷く綿の入っているもの。

(5) 毛織物で、寝る時にかけるもの。

(6) 寝る時に頭をのせるもの。

ベッド　　枕　　椅子　　時計　　毛布　　布団

1・9　説明文に該当する名詞を想起する(1)

氏名		年　月　日

つぎの文は何を説明していますか。答を下から選んで書いてください。

(1) チャンネルでみたい番組を選べるもの。　　　　　□

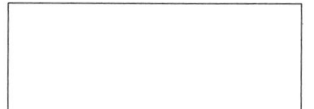

(2) 書いた文字を消しゴムで消すことができる筆記用具。　　　　　□

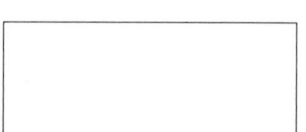

(3) ものを書くための紙を綴じた文房具。　　　　　□

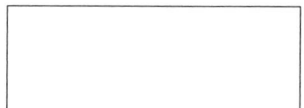

(4) 部屋の中に入る時に、取っ手を握って開けるところ。　　　　　□

(5) 外から、光や空気を取り入れるところ。　　　　　□

(6) 大小便をする時に行くところ。　　　　　□

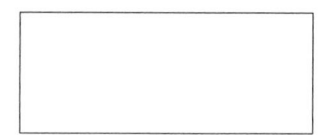

```
ノート　テレビ　ドア　トイレ　窓　鉛筆
```

1.9 説明文に該当する名詞を想起する(1)

| 氏名 | | 年　月　日 |

つぎの文は何を説明していますか。答を下から選んで書いてください。

(1) 茶碗で食べる米を炊いたもの。

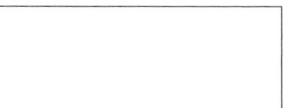

(2) 小麦粉に酵母を入れて焼いたもの。

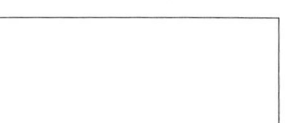

(3) 鶏の生む丸い形のもの。

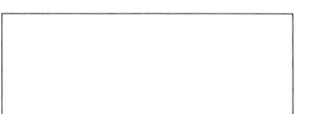

(4) 牛乳から作るもので、パンに付けて食べるもの。

(5) わかめ、豆腐などを実に入れて煮た味噌味のもの。

(6) 入れ物に入れて持ち歩く食事。

| 卵　バター　パン　御飯　弁当　味噌汁 |

氏名		年　月　日

つぎの文は何を説明していますか。答を下から選んで書いてください。

(1) 酢飯を握り、生の魚や貝などをのせたもの。　　　[　　　]

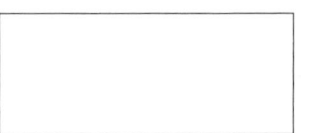

(2) 牛からしぼった乳のこと。　　　[　　　]

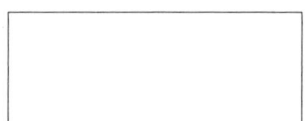

(3) 豆を挽いて粉にし、それから作った飲み物。　　　[　　　]

(4) 水道の蛇口をひねると出てくる飲み物。　　　[　　　]

(5) 急須から湯呑みについで飲む飲み物。　　　[　　　]

(6) レモンや砂糖を入れて飲む飲み物。　　　[　　　]

　　　　水　鮨　コーヒー　お茶　紅茶　牛乳

1・9　説明文に該当する名詞を想起する(1)

氏名		年　月　日

つぎの文は何を説明していますか。答を下から選んで書いてください。

(1) 水中に棲み、頭に長い触角を持っているもの。　　[　　　]

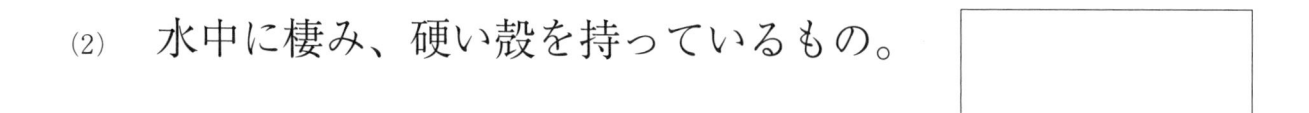

(2) 水中に棲み、硬い殻を持っているもの。　　[　　　]

(3) 水中に棲み、ひれとうろこがあり泳ぐもの。　　[　　　]

(4) 白くて太い野菜。　　[　　　]

(5) 赤みがかった、カレーに入れる野菜。　　[　　　]

(6) 熱くした石で焼いたものがおいしい野菜。　　[　　　]

芋	貝	魚	海老	人参	大根

1・9　説明文に該当する名詞を想起する(1)

氏名		年　月　日

つぎの文は何を説明していますか。答を下から選んで書いてください。

(1) 粒がたくさん集まって房になっている果物。

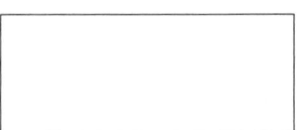

(2) 丸くて大きい夏の果物。

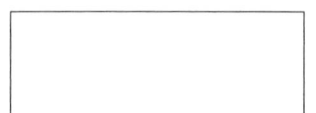

(3) 黄色の皮を手でむいてたべる秋から冬の果物。

(4) 寒い地方で作られる赤い皮の秋の果物。

(5) 熱帯特産の黄色い皮の細長い果物。

(6) 桃色の薄い皮がついている夏の果物。

蜜柑　西瓜　桃　バナナ　ぶどう　りんご

氏名		年　月　日

つぎの文は何を説明していますか。答を下から選んで書いてください。

(1) 下半身にはく洋服で、二股になっているもの。

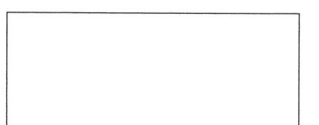

(2) 女性の洋服で、下半身にはくもの。

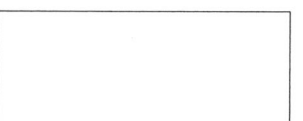

(3) 下半身にはく下着。

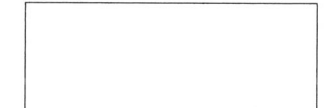

(4) 上半身に着る下着。

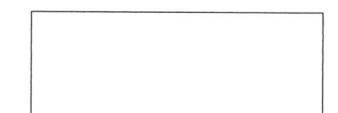

(5) 防寒のために、洋服の上に着るもの。

(6) 和服でない、西洋風の衣服。

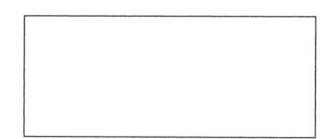

```
洋服　スカート　ズボン　パンツ　シャツ　オーバー
```

1・9　説明文に該当する名詞を想起する (1)

つぎの文は何を説明していますか。答を下から選んで書いてください。

(1) 病気を治すために飲むもの。

(2) 針のついたもので薬を体に入れること。

(3) 傷口などを保護するために巻く、細長い布。

(4) 体温を計るもの。

(5) けが人や、病人の手当てや看護をする人。

(6) 病人を診察し、病気やけがを治す人。

| 医者 | 注射 | 体温計 | 薬 | 包帯 | 看護婦 |

氏名		年　月　日

つぎの文は何を説明していますか。答を下から選んで書いてください。

(1) 体を支えたり、歩いたりするのに使う体の部分。　　[　　　]

(2) 物をつかんだりするのに使う体の部分。　　[　　　]

(3) 音や、声を聞く器官。　　[　　　]

(4) 食べたり、声を出したりする体の部分。　　[　　　]

(5) 物を見る器官。　　[　　　]

(6) 目、鼻、口などがある体の部分。　　[　　　]

口　　目　　足　　耳　　顔　　手

1・9　説明文に該当する名詞を想起する(1)

| 氏名 | | 年　月　日 |

つぎの文は何を説明していますか。答を下から選んで書いてください。

(1)　離れている人と話すことができる器械。

(2)　ニュースを記事として載せ、早く報道するもの。

(3)　人に読んでもらいたいことを書いて印刷したもの。

(4)　通信に使う四角形の紙。

(5)　郵送料として貼る、小さな四角い形のもの。

(6)　封筒に入れて出す通信文。

| 本　切手　葉書　手紙　電話　新聞 |

氏名		年　月　日

つぎの文は何を説明していますか。答を下から選んで書いてください。

(1)　体を洗うところ。　　　　　　　　　□

(2)　人が住むところ。　　　　　　　　　□

(3)　教師が生徒を教育するところ。　　　□

(4)　病気やけがをした人を診察したり治療したりするところ。　□

(5)　電力でレールの上を走る乗り物。　　□

(6)　エンジンで道路の上を走る乗り物。　□

```
病院　学校　家　風呂　自動車　電車
```

1・9　説明文に該当する名詞を想起する(1)

氏名		年　月　日

つぎの文は何を説明していますか。答を下から選んで書いてください。

(1) 停留所で人を乗降させて走る乗り物。

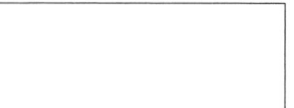

(2) 電車が発着するところ。

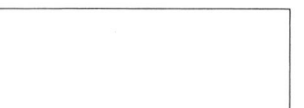

(3) 日本の国旗。

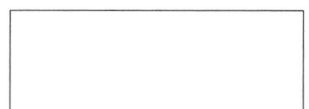

(4) 投げたり打ったりする丸い形のもの。

(5) 土俵の上で勝負を争う競技。

(6) バッターがボールを打って得点を争う球技。

| ボール | バス | 駅 | 日の丸 | 野球 | 相撲 |

つぎの文は何を説明していますか。答を下から選んで書いてください。

(1) 女親のこと。

(2) 親の父のこと。

(3) 親の母のこと。

(4) 男親のこと。

(5) 娘や息子のこと。

(6) 生まれて間もない子のこと。

赤ちゃん　お祖父さん　お祖母さん　子供　お母さん　お父さん

| 氏名 | 年 月 日 |

つぎの文は何を説明していますか。答を下から選んで書いてください。

(1) 茸(きのこ)などを取りに行くところ。　　　□

(2) 水が集まって、上流から下流へ流れているところ。　　　□

(3) 塩気を含んだ水をたたえているところ。　　　□

(4) 昼の空に出ている光と熱を降り注ぐもの。　　　□

(5) 空から降って来る水滴。　　　□

(6) 日本一高い山。　　　□

| 雨　山　海　川　太陽　富士山 |

つぎの文は何を説明していますか。答を下から選んで書いてください。

(1) 牛乳にする乳をしぼる動物。

(2) ねずみをよく捕るといわれる動物。

(3) 昔から人に飼われていて、家の番をする動物。

(4) 鼻が突き出て先が平たく、しっぽが丸まっている動物。

(5) 走るのが速く、鞍をつけて乗ることができる動物。

(6) 人間により近いとされ、木登りがうまい動物。

| 馬　猫　牛　猿　豚　犬 |

氏名	年　月　日

つぎの文は何を説明していますか。答を下から選んで書いてください。

(1) 春、入学式のころに、花が満開になる木。　　　　☐

(2) 早春、香りのよい花が咲き、青い実は食用となる木。　　　　☐

(3) 年中、針のような緑の葉をつけている木。　　　　☐

(4) 花びらが幾重にもなっていて、枝にとげがある木。　　　　☐

(5) 秋、香りがよい花が開く草花。　　　　☐

(6) 土に根を張り、堅い幹を持っている植物。　　　　☐

梅　　ばら　　松　　菊　　桜　　木

氏名	年　月　日

つぎの文を読み、関係を考えて（　　　）の中にことばを入れてください。

(1) 飛行機は空、船は（　　　　）。

(2) 道路には自動車、線路には（　　　　）。

(3) 夜の空には月、昼の空には（　　　　）。

(4) メダカは川、鯨は（　　　　）。

(5) 米は田んぼ、野菜は（　　　　）。

(6) 車は車道、人は（　　　　）。

(7) 駅には電車、停留所には（　　　　）。

氏名		年　月　日

つぎの文を読み、関係を考えて（　　　）の中にことばを入れてください。

(1)　コップには水、湯呑みには（　　　　　）。

(2)　茶碗には御飯、お椀には（　　　　　）。

(3)　鞄には本、財布には（　　　　　）。

(4)　食器棚には食器、押入れには（　　　　　）。

(5)　湯舟にはお湯、プールには（　　　　　）。

(6)　病院には医者、交番には（　　　　　）。

(7)　お坊さんはお寺、神主さんは（　　　　　）。

氏名		年　月　日

つぎの文を読み、関係を考えて（　　　）の中にことばを入れてください。

(1)　かまぼこは魚、豆腐は（　　　　　）。

(2)　梅干しは梅、たくあんは（　　　　　）。

(3)　そば粉からはそば、小麦粉からは（　　　　　）。

(4)　牛からは牛乳、鶏からは（　　　　　）。

(5)　かぐや姫は竹、桃太郎は（　　　　　）。

(6)　ヤゴはとんぼ、オタマジャクシは（　　　　　）。

(7)　土筆(つくし)はすぎな、筍(たけのこ)は（　　　　　）。

氏名		年　月　日

つぎの文を読み、関係を考えて（　　　）の中にことばを入れてください。

(1)　松は木、百合は（　　　　）。

(2)　蜜柑は果物、人参は（　　　　）。

(3)　鯛は魚、鳩は（　　　　）。

(4)　女の子は娘、男の子は（　　　　）。

(5)　夕食は夜、朝食は（　　　　）。

(6)　きのうの次は今日、今日の次は（　　　　）。

(7)　夏の次は秋、冬の次は（　　　　）。

氏名	年　　月　　日

つぎの文を読み、関係を考えて（　　　　）の中にことばを入れてください。

(1)　夜は「今晩は」、朝は（　　　　）。

(2)　西瓜は夏、栗は（　　　　）。

(3)　卓球はラケット、野球は（　　　　）。

(4)　バトミントンは羽根、テニスは（　　　　）。

(5)　水着は水泳、まわしは（　　　　）。

(6)　掃除は掃除機、洗濯は（　　　　）。

(7)　ドライブは自動車、サイクリングは（　　　　）。

氏名		年　　月　　日

つぎの文を読み、関係を考えて（　　　　）の中にことばを入れてください。

(1) 爪切は爪、剃刀（かみそり）は（　　　　）。

(2) 鋏（はさみ）は紙、のこぎりは（　　　　）。

(3) ドライバーはねじ、金槌（かなづち）は（　　　　）。

(4) お玉は味噌汁、しゃもじは（　　　　）。

(5) 歯は歯ブラシ、髪は（　　　　）。

(6) 御飯は箸、カレーライスは（　　　　）。

(7) 体重は体重計、体温は（　　　　）。

1・9　説明文に該当する名詞を想起する(1)

10. 説明文に該当する名詞を想起する（2）

目的
ドリル9より難易度の高いレベルで語を想起する能力の改善をはかる。
1. 求める語を説明するためのやや長めの説明文を読むことにより、それが意味的ヒントや文脈的ヒントとなり語の想起をよりよくすることをはかる。
2. 低頻度語や抽象語を含めることにより、広範囲な語を想起する能力の改善をはかる。

適応
失語タイプを問わない中度以上の失語症者

手続き
1. STが説明文を2～3回音読して、それが何のことを説明しているのか問う。
2. 患者は答を口頭あるいは書字にて行う。
3. 口頭で行った場合はつぎに書字を、書字で行った場合はつぎにそれを音読する。

ヒントの出し方
1. 説明文の理解が悪い場合は、ジェスチャーあるいは可能なものについては絵を呈示する。
2. 口頭表出あるいは音読が難しい場合は、初頭音あるいは初頭から1～2音を与える。
3. 書字が難しい場合は、漢字の一部や仮名の1～2文字を与える。あるいは文字選択肢を設ける。

実施上の留意点
1. 本課題では、説明文が長めなのである程度の文の読解力、あるいはSTが口頭で刺激を与える場合には文の聴覚的理解力が必要である。
2. 宿題に出す場合、書字が難しい患者に対してはあらかじめ選択肢を設けるとよい。

応用訓練法
1. 呼称（反応的呼称）
   プリントは呈示しないで行う。STが文を読みあげて聴覚的刺激を行い、それに対する答を口頭で表出する。
2. 音読
   説明文を音読する。
3. 書字
   プリントは呈示しないで行う。STが文を読みあげて聴覚的刺激を行い、それに対する答を書字で表出する。

| 氏名 | | 年　月　日 |

つぎの文は何を説明していますか。答を書いてください。

解答例　爪を切る道具。　　　　　　　　　　　爪切

(1)　歯を磨く、柄のついたブラシ。

(2)　髭を剃るための刃物。

(3)　髪をとかす時に使う道具。

(4)　鼻をかむ時に使う紙。

(5)　姿を映して見る道具。

(6)　二枚の刃でできていて、紙などを挟んで切る道具。

(7)　紙や布で物を入れるように作ったもの。

1・10　説明文に該当する名詞を想起する(2)

氏名	年　月　日

つぎの文は何を説明していますか。答を書いてください。

(1) 雨が降っている時にさすもの。

(2) 電車に乗るためにお金を払って買うもの。

(3) 鉛筆で書いた物をこすって消すもの。

(4) 用紙に記入する時に一般に使われる筆記用具。インクが出てくる。

(5) 郵便物を出す時に入れる赤い箱。

(6) 一日一日が何曜に当たるかを表で表したもの。

(7) コンクリートなどで回りを囲って作った泳ぐための所。

(8) 物が燃える時に見える明るい熱いもの。

| 氏名 | | 年　　月　　日 |

つぎの文は何を説明していますか。答を書いてください。

(1) 御飯を三角や丸の形に握ったもの。

(2) 黄色の香辛料が入ったとろみを御飯にかけたもの。

(3) 中華料理で、熱いスープに麺が入っているもの。

(4) そば粉をこねて細長く切った麺類。

(5) 小麦粉から作る白くて太い麺類。

(6) しょうが焼きやしゃぶしゃぶ、カツなどにする食べ物。

(7) パンの間にハムや野菜をはさんで食べるもの。

(8) 小麦粉に卵や砂糖を入れて焼いて作った柔らかい洋菓子。クリームや果実を飾ったりする。

1・10　説明文に該当する名詞を想起する(2)

つぎの文は何を説明していますか。答を書いてください。

(1) 粘りのある甘いお菓子で、しゃぶって食べるもの。

(2) 果物や野菜をしぼった汁。またその飲み物。

(3) 大麦から作る苦みのあるアルコール飲料。

(4) 細長い緑の夏の野菜。

(5) 熟すと赤くなり、ケチャップの原料にもなる野菜。

(6) ご飯を盛る瀬戸物の食器。

(7) 食べ物をはさむ二本の細い棒状のもの。

(8) 果物の皮をむいたりする小さめの刃物。

氏名		年　月　日

つぎの文は何を説明していますか。答を書いてください。

(1) 襟のついているシャツで、スーツの下に着るもの。

(2) 寝る時に着る衣服。

(3) 日本の伝統的な衣服。

(4) 寒い時に着る毛糸で編んだもの。

(5) ワイシャツの首に巻いて結ぶ細長い布。

(6) 手を拭くもので、ポケットに入れておくもの。

(7) 寒い時に手にはめるもの。

(8) 書類その他を入れて持って歩くもの。

1・10　説明文に該当する名詞を想起する(2)

氏名		年　月　日

つぎの文は何を説明していますか。答を書いてください。

(1) 窓につるす布。

(2) 衣服をたたんで入れておく、引き出しのついた家具。

(3) 字を書いたり、本を読んだりする時に台になる家具。

(4) 灯油やガスなどをたいて室内を暖めるもの。

(5) 部屋の天井に取り付ける電気の明かり。

(6) 温度を低くして、飲食物を保存したり冷やしたりする装置。

(7) 放送局からの電波を受信して音だけの放送を聞くもの。

(8) 上ったり降りたりする、段になった通路。

1・10　説明文に該当する名詞を想起する(2)

氏名		年　月　日

つぎの文は何を説明していますか。答を書いてください。

(1) 顔の真ん中にある、筋の通った高いところ。

(2) あごや口の回りに生える毛。

(3) 体の前面で、首と腹の間の部分。

(4) 口の中にあり、赤くて自由に動く部分。

(5) 櫛でとかす頭に生える毛。

(6) 指の先に生える硬いもの。

(7) 口の中にある上下の白い部分。

(8) 体の一番上の部分で、髪の生えているところ。

1・10　説明文に該当する名詞を想起する(2)

| 氏名 | | 年　月　日 |

つぎの文は何を説明していますか。答を書いてください。

(1) のどをきれいにするために、水や薬液ですすいで吐き出すこと。

(2) 汚れた衣服をきれいに洗うこと。

(3) ごみや埃(ほこり)などを取り除いてきれいにすること。

(4) 人とかわす言葉や動作。

(5) 机の前に座って学業に身を入れること。

(6) 交番で仕事をする人。

(7) 椅子に車を付け、移動できるようにしたもの。

つぎの文は何を説明していますか。答を書いてください。

(1) 郵便物を取り扱う所。

(2) 髪を刈ってもらうために行く所。

(3) 街の所々にある警官が駐在する所。

(4) 電車が高速で走る路線。

(5) けが人や病人を病院に輸送する車。

(6) 客を乗せ、頼まれた所まで行く自動車。

(7) ペダルをこいで、二つの車輪で走る乗り物。

(8) 空を飛ぶ、翼のある乗り物。

| 氏名 | | 年　　月　　日 |

つぎの文は何を説明していますか。答を書いてください。

(1)　雪の上を二枚の板ですべるスポーツ。

(2)　クラブで小さい硬いボールを打つスポーツ。

(3)　敵のゴールにボールをけって入れる競技。

(4)　一手ずつ駒を動かして敵陣の王を詰めるゲーム。

(5)　黒と白の石を交互に置いて領域を争うゲーム。

(6)　川や海で糸をたれて魚を取ること。

(7)　神を祭ってある建物。

(8)　僧が住んで修行し、仏事を行う所。

氏名	年　月　日

つぎの文は何を説明していますか。答を書いてください。

(1) 夜の空に出るもので、十五夜には形が丸くなるもの。

(2) 冬、空から降って来る白いもの。

(3) 空気の流れで、様々な強弱で吹くもの。

(4) 夜の空に、小さく輝いて見えるもの。

(5) 家の近くでよく見る鳥で、チュンチュンと鳴くもの。

(6) 熱帯生まれの鼻が長くて大きい動物。

(7) 植物の茎や枝に咲くもの。

(8) 植物の茎や枝から出ている緑のもの。

氏名		年　月　日

つぎの文は何を説明してますか。答を書いてください。

(1) その年、初めて吹く強い南風。

(2) 六月から七月にかけて雨が降り続く季節。

(3) 雨上がりの空に見える七色の弓状の帯。

(4) 夏の夕方など、さっと降ってすぐやむ雨。

(5) 地震などのために海岸にうち寄せる波。

(6) 積もった雪が山の斜面を一度にどっと崩れ落ちること。

(7) 軒などから落ちる水が氷の棒のように垂れ下がったもの。

(8) 南の海で発生する熱帯性低気圧。よく風水害を起こす。

氏名		年　月　日

つぎの文は何を説明してますか。答を書いてください。

(1)　地面と空との境に見える平らな線。

(2)　山や海岸などで険しく切り立った所。

(3)　寒さのため土の中の水分が凍ってできた氷の柱。

(4)　部屋の温度を下げて外よりも涼しくすること。

(5)　木を横に切ると切口に見える丸い輪。

(6)　動物が土の中などにもぐって冬を越すこと。

(7)　四枚の美しい羽で飛び、花の蜜を吸う昆虫。

(8)　背は黒く、尾は二つに裂けている。軒下などに巣を作る渡り鳥。

1・10　説明文に該当する名詞を想起する(2)

氏名		年　月　日

つぎの文は何を説明してますか。答を書いてください。

(1) 夏の朝、ラッパ形の花を開く。

(2) 黄色い毛が生えている鶏の子。

(3) 卵からオタマジャクシになり手足が出る動物。

(4) 腹の先に光を出すところがあり、水の近くの草むらに棲む昆虫。

(5) 腕の関節で折れ曲がる外側のところ。

(6) 指先の内側についているうず巻きや波形の細いすじ。

(7) 自分の兄弟に生まれた男の子。

(8) 田畑に立てる人形。稲を荒らす鳥などを脅す。

つぎの文は何を説明してますか。答を書いてください。

(1) 娘の夫。

(2) 息子の妻。

(3) 歩いた後にできる足の形。

(4) 唇をすぼめ、吹いて鳴らすこと。

(5) 眠っている時、鼻やのどから出る音。

(6) 眠っている間に自分では気づかずに言う言葉。

(7) 学校や勤め先から決まった時間より早く帰ること。

(8) 鉛筆やソロバンを使わないで頭の中でする計算。

つぎの文は何を説明してますか。答を書いてください。

(1) 鼻の粘膜（ねんまく）が刺激され、急に強く息を出す反射運動。

(2) 眠っている時に、本当のできごとのように頭に浮かんでくる幻覚。

(3) 食事と食事の間に物を食べること。

(4) 料理で、食べ物を切る時に使うもの。

(5) 食べ物などをすりつぶすのに使う焼き物の鉢。

(6) 飲み水やお茶などを入れて持ち歩く入れ物。

(7) アイスクリームを多く買った時に、とけないように店で入れてくれるもの。

つぎの文は何を説明してますか。答を書いてください。

(1) 濃い紫色の夏から秋にかけての野菜。

(2) 果物に砂糖を加えて煮つめたもので、パンにつけて食べるもの。

(3) 細長い魚で、土用の丑の日によく食べる。

(4) 乗客のために鉄道の駅で売っている弁当。

(5) 魚や野菜などに小麦粉のころもをつけ油で揚げたもの。

(6) 夏、冷たくしてたれをつけて食べるとのど越しのよい、白くて細い麺。

(7) もち米にあずきを入れて蒸したご飯。めでたい時に炊く。

(8) ゆでてつぶしたじゃがいもに、小麦粉、卵、パン粉をまぶして油で揚げたもの。

氏名	年　月　日

つぎの文は何を説明してますか。答を書いてください。

(1) 羊などの毛でつくった糸。

(2) 白い木綿糸で編んだ作業用の手袋。

(3) 着物を着る時、腰のあたりに巻いて結ぶもの。

(4) 学校や会社などで、着るように決められた同じ服。

(5) 物を包むための四角な布。

(6) 読みかけの本の間にはさみしるしとするもの。

(7) 公衆電話を利用する時に、電話機に差し込んで使うカード。

(8) 学校や会社などで、そこの学生または職員であることを示す書き付け。

1・10　説明文に該当する名詞を想起する(2)

氏名		年　月　日

つぎの文は何を説明してますか。答を書いてください。

(1) 自分の名前や勤務先、住所などを印刷した小形の紙。

(2) 働いた仕事に対して毎月支払われるお金。

(3) その鍵と同じ形のもうひとつの鍵。

(4) 靴をはく時に、かかとに当ててはきやすくするへら。

(5) 顔を洗う時に使う水や湯を入れる器。

(6) 家の中でつっかけてはく上ばき。

(7) 設定した時刻にベルやブザーがなる時計。

(8) 電池などを用いて、持ち運びができるようにした小形の照明灯。

1・10　説明文に該当する名詞を想起する(2)

氏名		年　月　日

つぎの文は何を説明してますか。答を書いてください。

(1) ちりやごみを掃く用具。

(2) 窓などのガラス戸の外につける網を張った戸。

(3) 畳を敷いた日本風の部屋。

(4) ドアや引き出しなどの手に持つ部分。

(5) 姓名を書き、門や入口にかけておく名札。

(6) 高い建物の上につけて雷の落ちる被害を防ぐもの。

(7) お金を入れると、ひとりでに品物が出てくるしかけの機械。

(8) 線路や道に取りつけて、進め、止まれなどを知らせる機械。

| 氏名 | 年　月　日 |

つぎの文は何を説明してますか。答を書いてください。

(1)　地下を走る鉄道。

(2)　飛行機などが陸につくこと。

(3)　道路などが交わるところ。

(4)　道路が線路を横切るところ。

(5)　お金を取って風呂に入れるところ。

(6)　建物や会場などに設けられた、ものを売る店。

(7)　裏に絵や写真のある葉書。

(8)　毎日、その日のできごとや感じたことを書く記録。

氏名		年　月　日

つぎの文は何を説明してますか。答を書いてください。

(1)　新年のお祝いの言葉を書いたはがきや手紙。

(2)　特別の料金を取って普通より早く届ける郵便。

(3)　お金を受け取ったしるしの書きつけ。

(4)　光を感じる薬が塗ってあり、写真などを撮る時に使うもの。

(5)　コの字形の金属の針で紙などを綴じる器具。

(6)　オリンピックの競技場にともされる火。

(7)　潮の引いた浜辺で貝をとること。

(8)　野球で、打者が三つストライクをとられてアウトになること。

氏名		年　月　日

つぎの文は何を説明してますか。答を書いてください。

(1) 互いに片手で、三種の形を出し合って勝ち負けを決める遊び。　　□

(2) こよりの先に火薬を入れてつくった小さな花火。　　□

(3) 大勢で人の体を抱き上げ空中に放り上げること。　　□

(4) 動物を使った芸や人の曲芸などを見せる人の一団。　　□

(5) 終わりに落ちをつけ、聞く人を笑わせるこっけいな話。　　□

(6) 石けん液などで作る美しい泡の玉。　　□

(7) 三本の糸を張って、ばちではじいて音を出す日本の弦楽器。　　□

1・10　説明文に該当する名詞を想起する(2)

氏名	年　月　日

つぎの文は何を説明してますか。答を書いてください。

(1) 旅行や結婚式などをするのに縁起が良いといわれる日。　　□

(2) 7月7日に行う星祭。笹の葉に、願い事を書いた短冊を飾りつける。　　□

(3) 子供の成長を祝う習わし。11月15日に御参りをする。　　□

(4) お盆に、先祖の魂を慰めるために踊る踊り。　　□

(5) 一年の終わりの日で、12月31日のこと。　　□

(6) 新年の祝いに子供などに送るお金や品物。　　□

(7) 新年になって初めて神社や寺にお参りすること。　　□

1・10　説明文に該当する名詞を想起する(2)

11. 位置関係を表現する

① 絵を説明する文中に適切な位置を示す語を選ぶ（231頁～232頁）
② 絵の中の物品の位置関係を答える（233頁～234頁）
③ 絵の位置関係を問う質問に答える（235頁～238頁）

目的
位置関係を示す語の理解と表出を目指し、物品間の位置関係を叙述できるようにする。

適応
物品の認知ができ、自己の身体を中心とした左右・前後が理解できる中度以上の失語症者

手続き

サブドリル①
1. 2つの物の絵とその右の文章を見て、（ ）の中に位置関係を表すことばを選択肢の中から選んで記入する。
2. 患者が1問完成するごとにSTは、文全体を音読する。そして患者にも音読を促す。
3. 1つの絵につき2通りの表現を完成したら、STは主語となる語を教示し、その物品絵を指さしつつ、それが他方の物品絵から見てどこの位置にあるのか、位置関係を表す語を、やや間をおいて大きめの声で読んで、意味を良く理解させる。その後、患者に音読を促す。

サブドリル②
1. 2つの物品絵を見て、書き出しのことばに続けて位置関係を表す文を完成する。
2. 1文完成するたびに、患者に音読を促す。
3. 書き出しのことばで助詞がそのつど替わっていることに注意を促しながら、課題を進める。

サブドリル③
1. 16個の物品絵図版を見ながら、問題文を読んで答を記入する。
2. 問題文と答とを音読するとよい。必要ならば、STは音読を助ける。

ヒントの出し方

サブドリル①
1. 反応が得られなければ、主語となる語を教えて、STがその物品絵を指さし、その物から見て他方の物品はどのような位置にあるか、絵の上で指を動かしながら方向を示す。
2. そして選択肢を読み上げて、答を促す。

サブドリル②
1. 書き出しのことばを読み上げてその物品絵を指さし、他方の物品との位置関係がどうなっているのか、指で示しながら答を導く。
2. 書き出しのことばが主語でない場合は、その次に位置関係を示すことばが来ることを教えて、

他方の物品がどちら側にあるのか、答を促す。

サブドリル③
1. 問題文の読解に誤りがあるなら、STは文を読み上げて正しく理解するように援助する。
2. 必要ならば、選択図版上で、患者に問題文中の物品の指さしを行わせ、その物品から見た位置関係を絵の上で指を動かしながら説明する。

実施上の留意点
　2つの物の位置関係を表現するには、どちらの物に視点を置いて述べるかで主語が決まるため、主語で始まる文が2通りできること、さらにそれぞれ主語を2番目に持ってくる変換語順文が存在することから、1つの絵について4通りの文が存在することになる。1通りだけの叙述に留まらず、4通りの文形式が柔軟に使えるようになるためには、ヒントで述べたような方法を使ってこれを整理して説明するSTの援助が必要である。

応用訓練法
1. 発話
　サブドリル①②とも、文字を隠して絵を見ながらSTが指さした物を中心にして、位置関係を表現する文を口頭で言う。
2. 自発書字
　口頭で表現した文を書く訓練を行う。
3. 聴覚的理解
　サブドリル①②③とも絵のみを見せて、叙述した文（①②）ないし問題文（③）を聴覚的に与え、該当する絵を指さす訓練を行う。

氏名	年　月　日

絵を見て、二つの物がそれぞれどういう位置関係（上・下・左・右・前・後ろ・中）にあるかを（　）の中に書いてください。

解答例

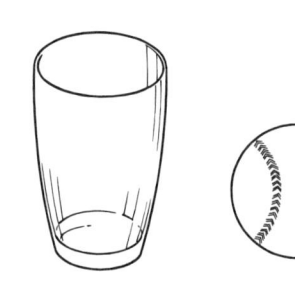

ボールがコップの（ 右 ）にある。

コップがボールの（ 左 ）にある。

(1)

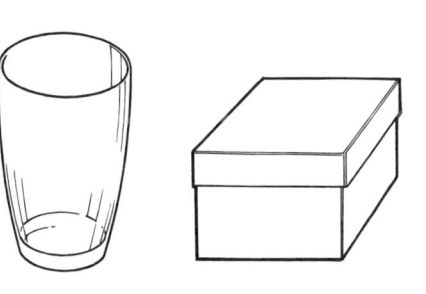

箱がコップの（　　）にある。

コップが箱の（　　）にある。

(2)

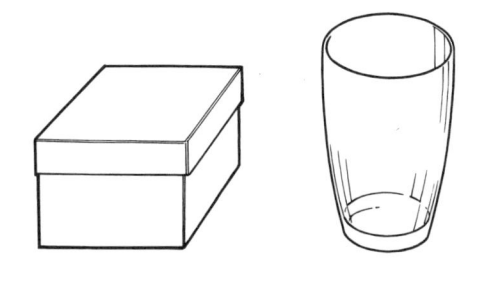

箱がコップの（　　）にある。

コップが箱の（　　）にある。

(3)

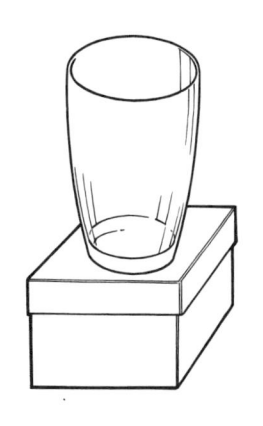

箱がコップの（　　）にある。

コップが箱の（　　）にある。

1・11　位置関係を表現する

| 氏名 | | 年　　月　　日 |

絵を見て、二つの物がそれぞれどういう位置関係（上・下・左・右・前・後ろ・中）にあるかを（　）の中に書いてください。

(1)

箱がコップの（　　）にある。

コップが箱の（　　）にある。

(2)

箱がコップの（　　）にある。

コップが箱の（　　）にある。

(3)

箱がコップの（　　）にある。

コップが箱の（　　）にある。

(4)

箱がコップの（　　）にある。

コップが箱の（　　）にある。

| 氏名 | | 年　月　日 |

絵を見て二つの品物がどういう位置関係にあるか、出だしのことばに続けてそれぞれ4通りの表現を完成させてください。

解答例

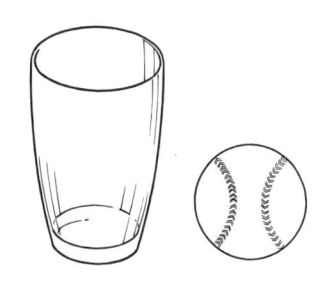

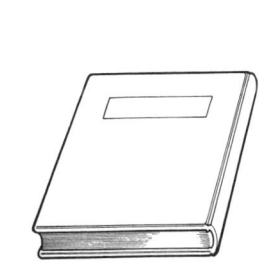

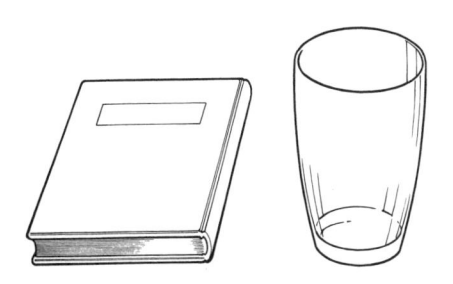

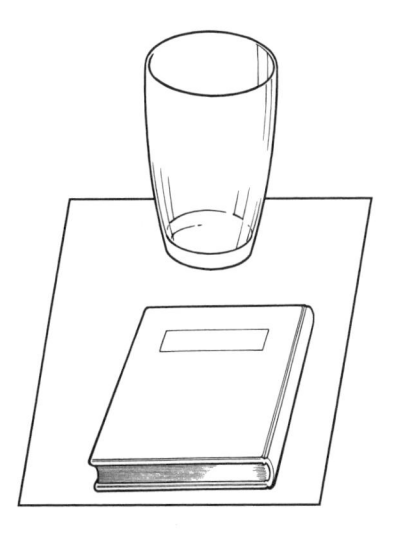

ボールが　コップの右にあります　。
コップの _____。
コップが _____。
ボールの _____。

(1)
本が _____。
コップの _____。
コップが _____。
本の _____。

(2)
本が _____。
コップの _____。
コップが _____。
本の _____。

(3)
本が _____。
コップの _____。
コップが _____。
本の _____。

1・11 位置関係を表現する

氏名		年　月　日

絵を見て二つの品物がどういう位置関係にあるか、出だしのことばに続けてそれぞれ4通りの表現を完成させてください。

(1)

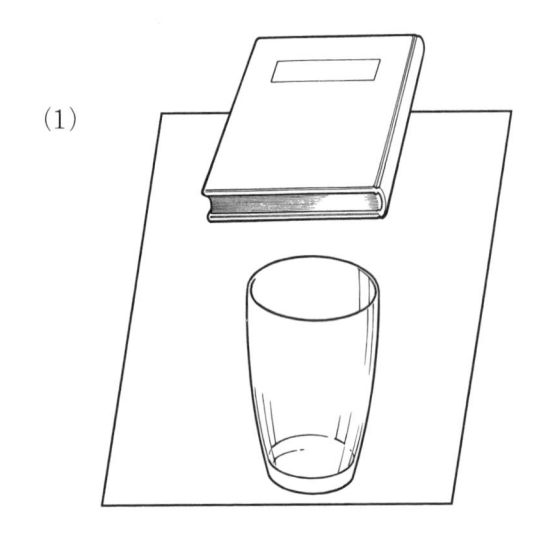

本が _____。
コップの _____。
コップが _____。
本の _____。

(2)

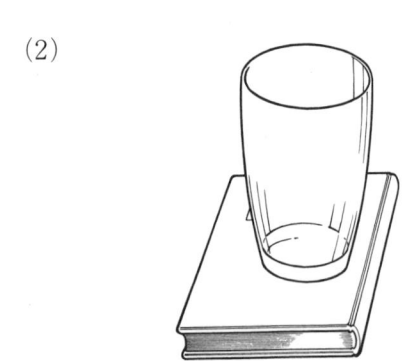

本が _____。
コップの _____。
コップが _____。
本の _____。

(3)

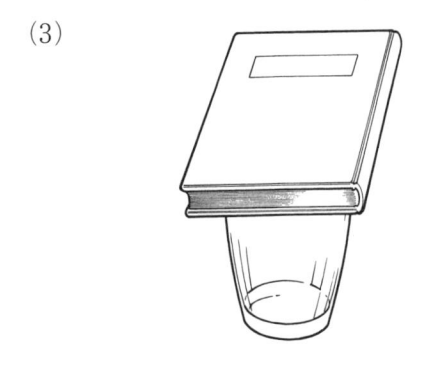

本が _____。
コップの _____。
コップが _____。
本の _____。

1・11　位置関係を表現する

氏名	年　　月　　日

237頁の絵を見て質問に答えてください。

解答例　魚の右に何がありますか。　　　　　　　（　　椅子　　）

(1)　電車の左に何がありますか。　　　　　　　（　　　　　）

(2)　りんごの上に何がありますか。　　　　　　（　　　　　）

(3)　バスの下に何がありますか。　　　　　　　（　　　　　）

(4)　犬と自転車の間に何がありますか。　　　　（　　　　　）

(5)　椅子と電車の間に何がありますか。　　　　（　　　　　）

(6)　手袋は何の上にありますか。　　　　　　　（　　　　　）

(7)　野球は何の下にありますか。　　　　　　　（　　　　　）

(8)　犬は何の右にありますか。　　　　　　　　（　　　　　）

(9)　バスは何の左にありますか。　　　　　　　（　　　　　）

(10)　眼鏡(めがね)は牛乳のどちら側(がわ)にありますか。　（　　　　　）

(11)　ケーキはバスのどちら側(がわ)にありますか。　（　　　　　）

(12)　上から二段目の右から二番目は何ですか。　（　　　　　）

(13)　一番下の段の左から二番目は何ですか。　　（　　　　　）

(14)　上から三段目の右から三番目は何ですか。　（　　　　　）

(15)　一番上の段の左から三番目は何ですか。　　（　　　　　）

1・11　位置関係を表現する

氏名		年　　　月　　　日

238頁の絵を見て質問に答えてください。

(1) 新聞の右に何がありますか。（　　　　　　）

(2) 爪（つめ）切りの左に何がありますか。（　　　　　　）

(3) 手紙の上に何がありますか。（　　　　　　）

(4) ベッドの下に何がありますか。（　　　　　　）

(5) 財布（さいふ）と匙（さじ）の間に何がありますか。（　　　　　　）

(6) バナナと傘（かさ）の間に何がありますか。（　　　　　　）

(7) 石鹸（せっけん）は何の上にありますか。（　　　　　　）

(8) 枕（まくら）は何の下にありますか。（　　　　　　）

(9) 新聞は何の右にありますか。（　　　　　　）

(10) 石鹸（せっけん）は何の左にありますか。（　　　　　　）

(11) ズボンは歯ブラシのどちら側（がわ）にありますか。（　　　　　　）

(12) 財布（さいふ）は石鹸（せっけん）のどちら側（がわ）にありますか。（　　　　　　）

(13) 上から二段目の一番右側（がわ）は何ですか。（　　　　　　）

(14) 下から三段目の右から二番目は何ですか。（　　　　　　）

(15) 下から二段目の左から三番目は何ですか。（　　　　　　）

(16) 上から三段目の左から二番目は何ですか。（　　　　　　）

1・11 位置関係を表現する

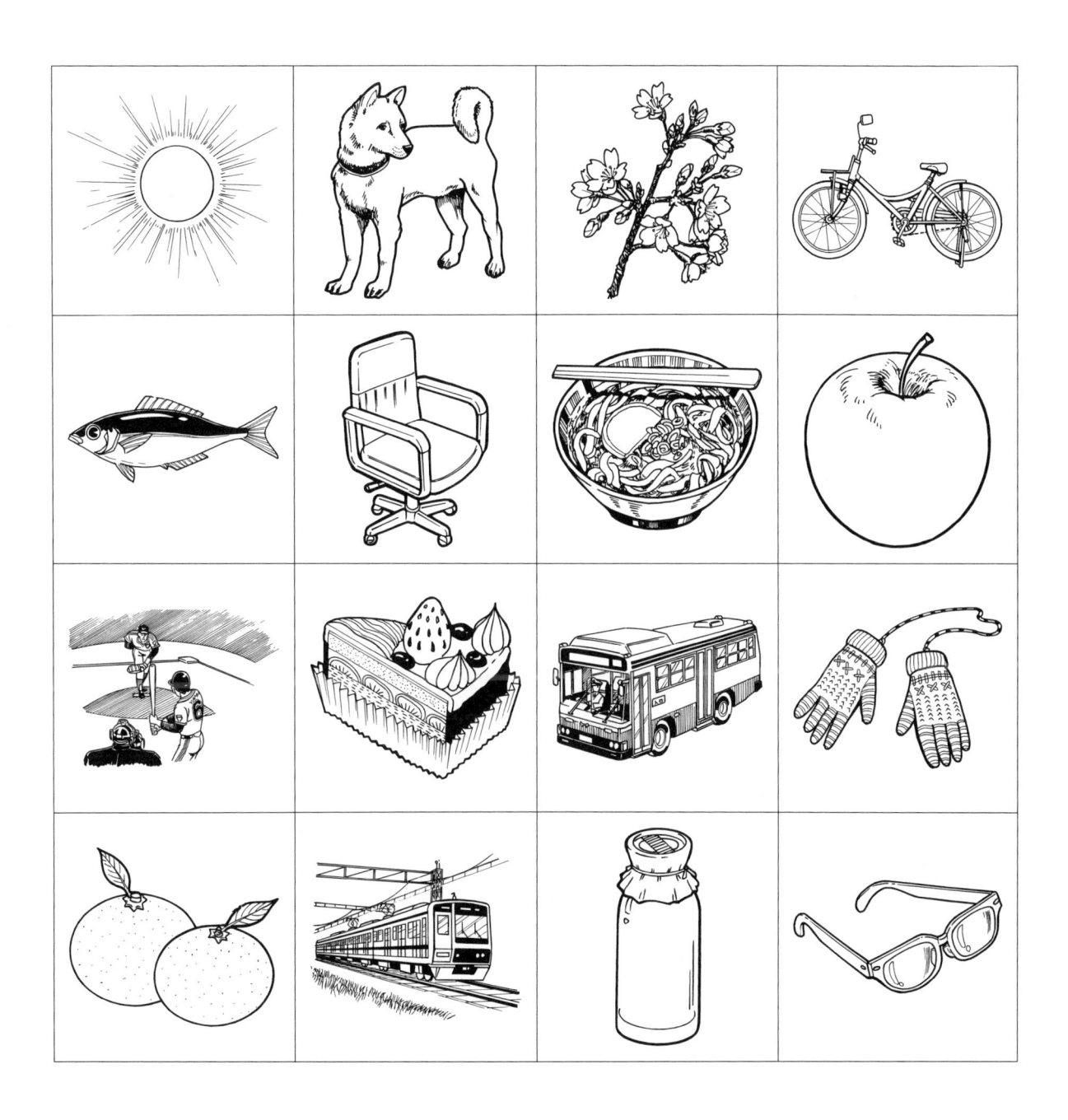

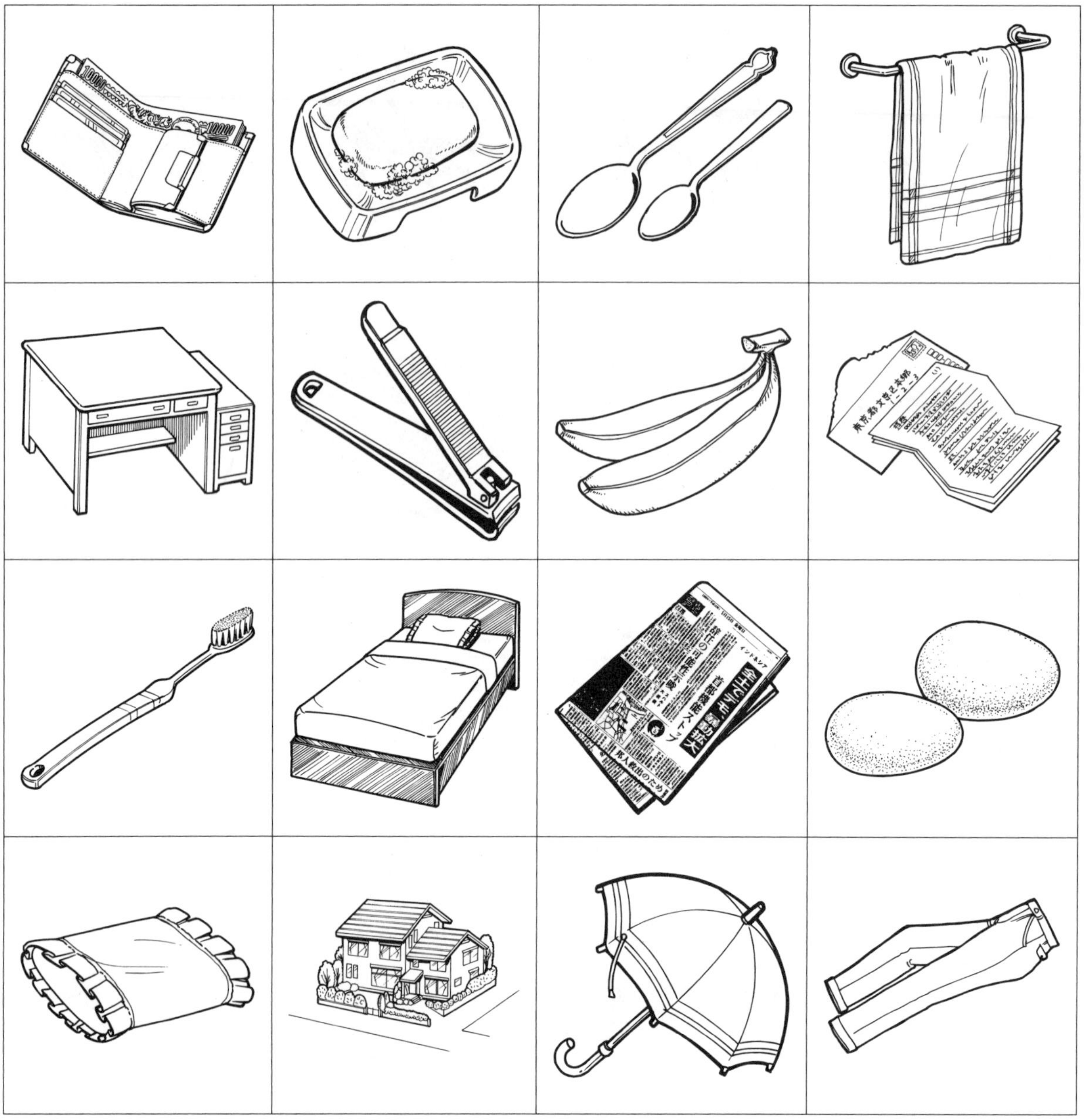

付録A 本ドリル集で使用した絵の語彙（名詞・動詞・形容詞）リスト

(表のアラビア数字はドリル番号を、丸数字はサブドリル番号を示す)

名詞

絵	1巻	2巻	3巻	4巻	9巻
挨拶	2, 3, 4, 5	1, 3, 5, 6, 7, 8		7	
赤ちゃん	2, 3, 5	2, 5, 6, 7	1	7	
握手		1, 5, 10①			
足	1, 2, 3, 4, 5	2, 4, 5, 6, 7, 8, 9, 10①		1, 5	
頭	1, 2, 3, 4, 5	2, 4, 5, 6, 7	1	1, 7	
雨	1, 2, 4, 5, 7	3, 4, 5, 6, 7, 8, 9, 10②	1	1, 5	
飴	2, 3, 4, 5, 7	1, 2, 5, 6, 7, 8, 10②			
家	1, 2, 3, 4, 5, 11	2, 5, 6, 7, 8, 9	1	1, 7	
石	1	5, 8, 10①			
椅子	1, 2, 5, 6, 7, 11	1, 3, 4, 6, 7, 8, 9, 10①	1	7	
犬	1, 2, 3, 4, 5, 7, 11	1, 3, 5, 6, 7, 8, 9	1	1, 7	
芋	1, 2, 3, 4, 5, 6	1, 5, 6, 7, 8			7
うがい	5	6, 8, 10			
牛	1, 2, 3, 4, 5	1, 3, 5, 6, 7, 8, 9, 10①		1	
うどん	5, 11	1, 2, 3, 4, 6, 8, 9		7	
馬	1, 2, 3, 4, 5, 7	1, 2, 3, 5, 6, 7, 9, 10①		1, 7	
海	1, 2, 4, 5, 7	3, 4, 5, 6, 7, 8, 9, 10①, 10②		1	
梅	1, 2, 4, 5	4, 5, 6, 7, 8, 9, 10①			
駅	1, 2, 3, 4, 5	4, 5, 6, 7, 9		5	
海老	1, 2, 3, 4, 5, 6	1, 2, 4, 5, 6, 7, 8, 9, 10①		1, 7	
鉛筆	1, 2, 3, 4, 5, 6, 7	1, 2, 3, 4, 5, 6, 8	1	1	
オーバー	5, 6	1, 4, 6, 7		9, 11	
お母さん	2, 3, 5	2, 3, 4, 5, 6, 7		7	
お金	1, 2, 3, 5	1, 2, 3, 5, 6, 7, 8		1	
おじいさん	2, 3, 5	2, 3, 4, 5, 6, 7, 9		7	
お茶	1, 2, 3, 5, 6, 7	1, 3, 4, 5, 6, 7, 8		1	
お父さん	2, 3, 5	1, 2, 3, 4, 5, 6, 7, 9, 10②		7	
おにぎり	5, 7	1, 2, 3, 4, 6, 8		7	
おばあさん	2, 3, 5, 6	2, 3, 5, 6, 7, 10①		7	
カーテン	5, 6	1, 3, 6, 7, 8		9, 10	
貝	1, 2, 3, 4, 5, 6	2, 4, 5, 6, 7, 8		7	
階段	1, 2, 3, 4, 5, 7	1, 4, 5, 6, 7		1, 5	
顔	1, 2, 3, 4, 5	2, 3, 5, 6, 7, 10②		1, 5	
鏡	1, 2, 3, 4, 5, 6, 7	1, 2, 5, 6, 7, 8, 9, 10②	1	7	
柿	1, 6	1, 8, 10①			7
鍵	1, 2, 3, 4, 5	2, 4, 5, 6, 7, 9, 10①		1, 7	

絵	1巻	2巻	3巻	4巻	9巻
傘	1, 2, 3, 4, 5, 7, 11	1, 2, 3, 4, 5, 6, 7, 8, 9	1	1	7
風	1, 2, 4, 5, 7	1, 3, 5, 6, 7, 9, 10②	1	7	
学校	1, 2, 3, 4, 5	1, 4, 5, 6, 8, 10②	1	1, 5	
鞄	1, 2, 3, 5, 7	1, 2, 4, 5, 6, 7, 8, 9		7	7
髪	1, 2, 3, 4, 5, 6, 7	3, 4, 5, 6, 7, 9, 10②			
紙	1	2, 8, 9, 10②			
剃刀（かみそり）	2, 3, 4, 5, 6, 7	1, 3, 4, 5, 6, 7, 10②		7	
雷		2, 3, 4, 8, 9, 10①			
かめ（甕）		3, 8, 10②			
亀		2, 8, 10②			
カメラ	5, 7	3, 6, 7, 8	1	9, 10, 11	7
烏（からす）	6	4, 8, 9, 10①			
ガラス		10①			
カレーライス	6	2, 3, 4, 7, 8	1	9, 10, 11	
カレンダー		2, 7		9, 11	
川	1, 2, 4, 5, 7	3, 4, 5, 6, 7, 10①			
河原		10②			
瓦		10②			
看護婦	1, 2, 3, 4, 5	2, 3, 4, 5, 6, 7	1	1, 7	
木	1, 2, 4, 5, 6	1, 2, 4, 5, 6, 7, 8, 9, 10②		1	
菊	1, 2, 4, 5, 6	1, 2, 4, 5, 6, 7, 8, 9, 10①, 10②			
切手	1, 2, 3, 4, 5, 6, 7	1, 2, 3, 4, 5, 6, 7, 8, 9		7	
切符	12, 3, 4, 5, 7, 6	1, 2, 5, 6, 8		5	
着物	1, 2, 3, 4, 5	2, 4, 5, 6, 9		5, 7	
救急車	2, 3, 4, 6	1, 2, 3, 4, 5, 7, 9			
牛乳	1, 2, 3, 4, 5, 6, 11	1, 2, 3, 4, 5, 6, 8		1, 5	
胡瓜（きゅうり）	2, 3, 4, 5, 6	1, 2, 4, 5, 6, 7, 8, 9		5	
兄弟	1	2, 5, 10②			
鏡台		1, 4, 5, 8, 10②			
キリン		3, 8, 10②			
金魚	6	3, 8			
櫛	2, 3, 5, 6, 7	2, 3, 4, 5, 6, 7, 8, 10①, 10②		5	
串		8, 10②			
薬	1, 2, 3, 4, 5, 6	2, 3, 4, 5, 6, 7, 8, 9	1	1, 5, 7	
口	1, 2, 3, 4, 5	2, 4, 5, 6, 7, 8, 9, 10②		1	
靴	1, 2, 3, 4, 5, 6, 7	2, 3, 5, 6, 7, 8, 9		1	7
靴下	1, 2, 3, 4, 5	1, 2, 3, 4, 5, 6, 7, 9	1	5	7
車椅子	5	1, 2, 5, 6, 7		1, 5, 7	
警官	1, 2, 3, 4, 5	2, 3, 4, 5, 6, 7, 9	1	5	
ケーキ	5, 11	1, 2, 3, 4, 6, 7, 8, 9, 10②	1	9, 10	
消しゴム	2, 3, 5, 7	2, 4, 5, 6	1		
5		10②			
碁	2, 3, 4, 5	2, 4, 5, 6, 7, 10②			
紅茶	1, 2, 3, 4, 5	1, 2, 4, 5, 6, 8, 9		5	
交番	1, 2, 3, 4, 5, 6	1, 3, 5, 6, 7, 9			
コーヒー	5	1, 2, 3, 4, 6, 7, 8, 9		9, 11	

絵	1巻	2巻	3巻	4巻	9巻
コップ	5, 6, 7	1, 2, 3, 4, 6, 7, 8, 9, 10②		9, 10, 11	
子供	1, 2, 3, 4, 5	1, 2, 3, 4, 5, 6, 7, 9	1	7	
御飯	1, 2, 3, 4, 5, 6, 7	1, 2, 3, 4, 5, 6, 7, 8	1	1, 5	
ゴルフ	5	1, 2, 4, 6, 8, 9		9, 10, 11	
財布	1, 2, 3, 4, 5, 11	1, 2, 3, 5, 6, 7, 8		1, 5	
魚	1, 2, 3, 4, 5, 6, 7, 11	1, 2, 4, 5, 6, 7, 8, 9, 10②	1	1, 7	
桜	1, 2, 4, 5, 6, 11	1, 3, 4, 5, 6, 7, 8, 9	1	1, 5	
酒		2, 5, 10①			
サッカー	5	1, 2, 4, 6, 7, 9		9, 11	
皿	1, 2, 3, 4, 56	1, 3, 4, 5, 6, 7, 10①			7
猿	1, 2, 4, 5	1, 2, 5, 6, 7, 8, 10①			
ざる	6	3, 8, 10①			
サンドイッチ		2, 3, 4, 8		9, 11	
舌	1, 2, 3, 4, 5	2, 4, 5, 6, 7, 8			
自転車	1, 2, 3, 4, 5, 6, 11	3, 4, 5, 6, 7, 8		5	
自動車	1, 2, 3, 4, 5, 6	1, 2, 3, 4, 5, 6, 7, 10①	1	1, 7	
シャツ	5, 6	1, 2, 3, 4, 6		9, 10, 11	7
ジュース	5, 6	1, 2, 3, 6, 8		9, 11	
将棋	2, 3, 4, 5, 7	2, 4, 5, 6, 10②		7	
新幹線	3, 4, 6	1, 2, 3, 5, 8, 9		1, 5	
神社	1, 2, 3, 4, 5	3, 4, 5, 6, 8, 10①		5, 7	
神父		1, 3, 4, 5, 9, 10①			
新聞	1, 2, 3, 4, 5, 6, 7, 11	1, 2, 3, 5, 6, 7, 8, 9	1	1, 5	
西瓜	1, 2, 3, 4, 5	1, 2, 3, 4, 5, 6, 7, 8, 9		5	7
スカート	5, 6	1, 2, 3, 4, 6, 7, 8, 9		9, 11	7
スキー	5	1, 3, 4, 6, 7, 8, 10①		9	
鮨（寿司）	1, 2, 3, 4, 5, 6	1, 2, 4, 5, 6, 7, 8, 10①	1	1, 7	
雀	1, 2, 3, 4, 5, 7	3, 4, 5, 6, 7, 8, 9, 10①, 10②	1	1, 5	
ストーブ	5	1, 3, 6, 7, 10①		9	
スプーン	5, 11	1, 3, 6, 7, 8, 9, 10①		9	
ズボン	5, 6, 7, 11	1, 3, 4, 6, 8, 9		9	7
相撲	1, 2, 3, 4, 5, 6	1, 2, 3, 4, 5, 6, 7, 8, 9			
セーター	5, 6	1, 2, 3, 4, 6		9	7
石鹸	1, 2, 3, 5, 6, 7, 11	1, 2, 3, 5, 6, 7, 8, 9			7
蝉	6	8, 10①			
先生（医師）	2, 3, 4, 5	3, 6			
先生（教師）	1	2, 4, 5, 9	1	1, 5	
洗濯	1, 2, 3, 4, 5	1, 2, 3, 5, 6, 7, 8, 9		5	
僧		3, 4, 8, 10①			
象	1, 2, 4, 5, 6	1, 2, 5, 6, 8, 10①		5	
掃除	1, 2, 3, 4, 5	1, 3, 5, 6, 7, 8, 9	1, 2, 4	5	
蕎麦（そば）	5	1, 2, 4, 6, 7, 8, 9		7	
そり		4, 8, 10①			
体温計	1, 2, 3, 4, 5, 7	2, 4, 5, 6, 9	1	1, 5, 7	
大根	1, 2, 3, 4, 5, 7	1, 2, 4, 5, 6, 8, 9		5	7
太陽	1, 2, 4, 5, 7, 11	2, 3, 4, 5, 6, 7, 8, 9		5, 7	

絵	1巻	2巻	3巻	4巻	9巻
タオル	5, 6, 7, 11	1, 3, 4, 6, 7, 8, 9	1	9, 10	
滝		3, 4, 8, 10①			
タクシー	5, 6	1, 2, 3, 4, 6, 7, 9	1	9, 11	
竹	1	1, 2, 4, 8, 9, 10①			
蛸（たこ）		2, 8, 9, 10①, 10②			
凧	6	1, 8, 9, 10②			
卵	1, 2, 3, 4, 5, 7, 11	1, 2, 4, 5, 6, 7, 8, 9		1, 5	
箪笥（たんす）	5	1, 3, 4, 6, 7, 8			
茶碗	2, 3, 4, 5, 6	1, 2, 3, 5, 6, 10①		5, 7	7
注射	1, 2, 3, 4, 5, 7	2, 3, 5, 6, 8		1, 5	
杖	1, 2, 3, 4, 5, 7	5, 6, 7, 8, 9		1	
月	1, 2, 4, 5	2, 3, 4, 5, 6, 7, 8, 9	1	1	
机	1, 2, 3, 4, 5, 6, 11	1, 3, 4, 5, 6, 7, 8, 9		1, 5	
爪	1, 2, 3, 4, 5, 76	1, 3, 4, 5, 6, 7, 8, 9	1	1	
爪切	1, 2, 3, 4, 5, 7, 11	12, 3, 4, 5, 6, 7, 8		5	
釣り	2, 3, 5, 7	2, 5, 6, 7, 8	1		
手	1, 2, 3, 4, 5, 6, 7	2, 3, 4, 6, 7, 8, 9, 10①		1	
ティッシュ	5	1, 2, 3, 6, 9		9	7
手紙	1, 2, 3, 4, 5, 6, 7, 11	1, 2, 3, 4, 6, 8, 9	1	1	
手袋	1, 2, 3, 4, 5, 6, 7, 11	1, 2, 4, 5, 6, 9		7	7
寺	1, 2, 3, 4, 5	3, 4, 5, 6, 7, 8, 9, 10①		1	
テレビ	5, 7	1, 2, 3, 4, 6, 8, 9	1	9, 10	
電車	1, 2, 3, 4, 5, 6, 7, 11	1, 2, 3, 4, 5, 6, 7, 8	1	1, 5	
電灯	1, 2, 3, 4, 5, 7	5, 6, 8			
電話	1, 2, 3, 4, 5, 6, 7	1, 2, 3, 4, 5, 6, 7, 8, 9	1	1	
トイレ	5, 6	1, 3, 4, 6, 7		9	
時計	1, 2, 3, 4, 5	1, 2, 3, 5, 6, 7, 8, 9		1, 5, 7	
床屋	1, 2, 3, 4, 5	3, 5, 6, 7, 8, 9		1, 5, 7	
ドア	5, 6, 7	1, 3, 6, 8, 10①		9, 10, 11	
トマト	5	1, 2, 6, 7, 8, 9		9, 10	
虎	6	1, 3, 8, 9, 10①			
鳥	1	1, 4, 5, 8, 9, 10①			
ナイフ	5, 6, 7	1, 3, 6, 7, 8, 9, 10①		9, 10	7
鍋	2, 4, 5, 7	3, 5, 6, 7, 8, 9		1, 5, 7	7
肉	1, 2, 3, 4, 5, 6	1, 2, 3, 5, 6, 8, 9		1	
人参	1, 2, 3, 4, 5, 6	1, 2, 3, 4, 5, 6, 8, 9			7
ネクタイ	5, 7	1, 2, 3, 6, 7, 8, 9		9	7
猫	1, 2, 3, 4, 5	1, 5, 6, 7, 8, 9, 10①	1	1, 5	
ノート	5, 6	1, 2, 3, 6, 8, 9		9, 10, 11	
海苔	1	9, 10①, 10②			
糊		10②			
歯	1, 2, 3, 4, 5, 6, 7	2, 4, 5, 6, 7, 10②	1	1	
葉	1, 2, 4, 5	1, 5, 6, 7, 10①, 10②		1	
葉書	1, 2, 3, 4, 5, 6, 7	2, 4, 5, 6, 7, 8, 9		5	
拍手		5, 8, 10①			
バケツ		8, 10①			

絵	1巻	2巻	3巻	4巻	9巻
鋏	2, 5, 7	1, 3, 5, 6, 7, 8, 10②	1	5, 7	
箸	1, 2, 3, 5, 7	1, 2, 3, 5, 6, 7, 9, 10①, 10②	1	7	
パジャマ	5, 7	1, 2, 3, 6, 8, 9		9, 10, 11	
蓮（はす）		8, 10①			
バス	5, 11	2, 6, 7, 10①	1	9, 10	
バター	5, 6, 7	1, 3, 6, 7, 8		9, 11	
バツ（×）		10①, 10②			
花	1, 2, 4, 5	1, 5, 6, 7, 9, 10①, 10②	1	1, 5	
鼻	1, 2, 3, 4, 5, 6, 7	2, 6, 7, 8, 9		1	
バナナ	5, 6, 11	1, 2, 3, 4, 5, 6, 7, 9, 10②		9, 10, 11	7
歯ブラシ	2, 3, 5, 7, 11	3, 4, 5, 6, 7			7
バラ（薔薇）	5	1, 4, 6, 7, 8, 9, 10①		7	
パン	5, 6, 7	1, 2, 3, 4, 6, 7, 8		9, 10, 11	
ハンカチ	5, 7	1, 3, 6, 8, 9, 10②		9	7
パンツ	5, 6	2, 3, 4, 6, 7		9, 10, 11	
火	1, 2, 4, 5	1, 5, 6, 7		1	
ピアノ	6	8, 10①		10, 11	
ビール	5, 6	1, 2, 4, 6, 9, 10①	1	9, 11	
髭（ひげ）	2, 3, 5, 7	1, 2, 5, 6, 7		5, 7	
飛行機	1, 2, 3, 4, 5, 6	1, 2, 3, 4, 5, 6, 7, 9	1	5, 7	
日の丸	1, 2, 5, 7	5, 6, 7, 8, 9, 10②			
病院	1, 2, 3, 4, 5	2, 3, 4, 5, 6, 8, 9	1	1, 5, 7	
瓶		3, 5, 8			
ピン（画鋲）		10①			
プール	5, 6	6, 8, 9		9, 11	
袋	2, 3, 4, 5, 7	2, 3, 4, 5, 6, 7, 8		7	
富士山	1, 2, 4, 5	2, 4, 5, 6, 8		1	
豚	1, 2, 4, 5	2, 3, 5, 6, 7, 8, 9		1, 7	
葡萄	5, 6	1, 2, 4, 6, 7, 8, 9		7	
布団（蒲団）	1, 2, 3, 4, 5, 7	1, 2, 3, 5, 6, 7, 8, 9	1	5	
船	1, 2, 3, 4, 5, 6	1, 2, 3, 4, 5, 6, 7, 8, 9		1	
風呂	1, 2, 3, 4, 5, 7	2, 3, 5, 6, 7, 8, 9	1	1, 7	
ベッド	5, 6, 7, 11	1, 2, 3, 4, 6, 7, 8		9, 10	
勉強	1, 2, 3, 4, 5, 6	3, 5, 6, 7, 8		1	
ベンチ		3, 10①		11	
ペンチ		10①			
弁当	1, 2, 3, 4, 5, 6	2, 3, 4, 5, 6, 8		5	
帽子	1, 2, 3, 4, 5, 6, 7	3, 4, 5, 6, 7, 9	1	5	
包帯	2, 3, 4, 5, 7	2, 4, 5, 6, 8		7	
ボール	5, 7	3, 6, 7, 8, 9	1	9, 11	
ボールペン		2, 4, 9		9, 10, 11	
星	1, 2, 4, 5, 7	2, 3, 5, 6, 7, 8, 9	1	1	
ポスト	5, 7	1, 2, 3, 6		9, 10, 11	
ボタン		8, 10②		11	
牡丹（ぼたん）		5, 10①, 10②			
本	1, 2, 3, 4, 5, 6, 7	1, 2, 3, 5, 6, 7, 8, 9, 10②		1, 7	

絵	1巻	2巻	3巻	4巻	9巻
枕	1, 2, 3, 4, 5, 6, 11	1, 2, 5, 6, 7, 8, 9, 10①		1, 7	
松	1, 2, 4, 5	1, 2, 5, 6, 8, 9, 10①		1	
窓	1, 2, 3, 4, 5, 6, 7	1, 3, 4, 5, 6, 7, 8, 9		1, 5, 7	
丸（○）		10①			
蜜柑（みかん）	1, 2, 3, 4, 5, 11	1, 2, 3, 4, 5, 6, 8		5, 7	7
水	1, 2, 3, 4, 5	1, 2, 4, 5, 6, 7, 8, 9	1	1, 7	
味噌汁	1, 2, 3, 4, 5	1, 3, 5, 6, 8		5, 7	
耳	1, 2, 3, 4, 5, 6, 7	2, 5, 6, 7, 8, 9, 10②		1	
胸	1, 2, 3, 4, 5	4, 5, 6, 9, 10①		1	
目	1, 2, 3, 4, 5, 7	2, 5, 6, 7, 8, 9, 10①		1	
眼鏡	1, 2, 3, 4, 5, 7, 11	1, 2, 3, 5, 6, 7, 8, 9		1, 5	
毛布	1, 2, 3, 4, 5, 7	1, 2, 3, 5, 6, 7, 8, 9			
桃	1, 2, 3, 4, 5, 6	1, 2, 4, 5, 6, 7, 8, 9		1	7
野球	1, 2, 3, 4, 5, 11	1, 2, 3, 4, 5, 6, 7, 8		1, 5	
山	1, 2, 4, 5, 7	2, 3, 4, 5, 6, 7, 8		1, 5	
郵便局	1, 2, 3, 4, 6	2, 3, 4, 5, 8		1, 5, 7	
雪	1, 2, 4, 5, 7	1, 2, 3, 5, 6, 7, 8	1	1, 7	
湯呑	1, 2, 3, 4, 5, 6	2, 3, 4, 5, 6, 7, 8		5	
洋服	1, 2, 3, 4, 5, 7	1, 2, 3, 4, 5, 6, 8	1	1	
ラーメン	5	2, 4, 6, 7, 8		9	
ラジオ	5, 7	4, 6, 7, 8		9, 10, 11	
ラッパ	6	10①			
りんご	5, 11	1, 2, 3, 4, 6, 8, 10①		7	7
冷蔵庫	1, 2, 4	3, 4, 5, 8		1, 7	
ワイシャツ	5, 7	1, 2, 3, 4, 6, 8, 9		9, 10, 11	

動詞

絵	1巻	2巻	3巻	4巻	5巻
（階段を）上がる			1, 2, 4		
（箱を）開ける				4	
（窓を）開ける			1, 2, 4		
（セーターを）編む			2, 4		
（顔を）洗う			1, 2, 4		
（食器を）洗う			2, 4		
（洗濯機で衣類を）洗う	1, 2, 3, 4, 5, 6	1, 2, 3, 5, 6, 7, 8, 9		5	
（男の人が）歩く	6				
（学校に）行く	6, 7				
（山に）行く				4	
（ポストに手紙を）入れる			2, 4		
（歌を）歌う			2, 4		
（車を）運転する			1, 2, 4		
（男の子を）追いかける				4	

絵	1巻	2巻	3巻	4巻	5巻
（猫を）追いかける					4
（お母さんを）押してあげる					4
（ブザーを）押す			2, 4		
（男の子が）泳ぐ	6				
（階段を）下りる			2, 4		
（飛行機から）降りる					4
（自動販売機で）買う			1, 2, 4		
（字を）書く	6		1, 2, 4		
（鍵を）かける			2, 4		
（電話を）かける			2, 4		
（眼鏡を）かける			1, 2, 4		
（帽子を）かぶる			2, 4		
（熊に）噛みつく					4
（ラジオを）聞く	6		1, 2, 4		
（りんごを）切る	6		1, 2, 4		
（服を）着る	6		2, 4		
（消しゴムで）消す			2, 4		
（花が）咲く	6		2, 4		
（傘を）差す			2, 4		
（布団を）敷く			2, 4		
（タオルを）絞る			2, 4		
（窓を）閉める	6		1		
（財布を）する					4
（男の子を）座らせる					4
（椅子に）座る			1		4
（髭を）剃る			2, 4		
（太鼓を）叩かせる					4
（肩を）叩く					4
（男の人が）立つ			1		
（家を）建てる			1, 2, 4		
（御飯を）食べる	6		2, 4		
（お金を）出す			2, 4		
（魚を）出す					4
（電気を）つける			2, 4		
（月が）照る			2, 4		
（髪を）梳かす			2, 4		
（帽子を）取ってあげる					4
（鳥が）飛ぶ	6				
（写真を）撮る			2, 4		
（赤ちゃんが）泣く			1		
（猫が）鳴く			1, 2, 4		
（猫が）寝る					4
（布団で）寝る	6		2, 4		
（お茶を）飲む			2, 4		
（薬を）飲む			2, 4		
（水を）飲む	6		1, 2, 4		

絵	1巻	2巻	3巻	4巻	5巻
（自転車に）乗る			2, 4		
（電車に）乗る	6		1, 2, 4		
（トイレに）入る					4
（風呂に）入る			2, 4		
（靴を）履く			2, 4		
（靴下を）履く	6		2, 4		
（犬が）走る					4
（犬と）走る					4
（男の人が）走る	6		1		
（ピアノを）弾く			1, 2, 4		
（体を）拭く	6				
（窓を）拭く					4
（手を）振る			2, 4		
（雨が）降る			1, 2, 4		
（雪が）降る			2, 4		
（洗濯物を）干す			2, 4		
（歯を）磨く	6		2, 4		
（テレビを）見る	6		2, 4		
（時計を）見る			2, 4		
（鞄を）持つ			2, 4		
（魚を）焼く	6		1, 2, 4		
（バナナを）やる					4
（新聞を）読む			1, 2, 4		
（本を）読む			2, 4		
（本を）読んであげる					4
（封筒を）渡す					4
（女の人が）笑う			1		

形容詞

絵	3巻
浅い（プール）	9
厚い（パン）	9
薄い（パン）	9
狭い（空地）	9
高い（煙突）	9
長い（スカート）	9
低い（煙突）	9
広い（空地）	9
深い（プール）	9
太い（大根）	9
細い（大根）	9
短い（スカート）	9

付録B　ドリル・シリーズの構成

第2巻　意味・音韻面から語想起（名詞）の改善をめざす

1. 同じカテゴリーに属する語（絵）を発見する
2. 仲間はずれの語（絵）を発見する
3. 意味的に関連がある語を想起する
4. 物品絵をカテゴリーに分類し呼称する
5. 語のモーラ数を想起する
6. 初頭音文字をヒントに名詞絵の名前を想起する
7. 初頭音が同じ語を想起する
8. 指定された音の単語内位置を同定する
9. 初頭音が同じ語を鑑別し想起する
10. 音韻類似語を想起する

第3巻　動作・状態を表す語（動詞・形容詞・形容動詞）の改善をめざす

1. 絵を見て動作を表すことばを選ぶ
2. 絵を見て動作を表すことばを模写する
3. 動作を表すことばを選択・模写する
4. 動詞を想起して2語文を作る
5. 意味を考えて動詞を選択・模写する
6. 意味を考えて動詞を想起する
7. 文脈に合う動詞を想起する
8. 様子を表すことばを選択・模写する
9. 形状を表現する
10. 文脈に適した形容動詞・形容詞を選択／想起する

第4巻　漢字・仮名の改善をめざす

1. 絵に合う正しい漢字を選ぶ、あるいは書く
2. 文中の仮名単語に合う漢字を選ぶ
3. 文中の仮名単語を漢字で書く
4. 漢字単語群から同一初頭音を持つ語を抽出する
5. 漢字単語と仮名単語（ひらがな）を対応づける
6. 漢字単語に対応するように平仮名を正しく配列する
7. 絵の名前を平仮名で書く（平仮名による書称）
8. 平仮名と片仮名を対応づける
9. 片仮名語の絵の名前を選ぶ
10. 外来語を完成する
11. 絵の名前（外来語）を片仮名で書く
12. 漢字単語に仮名をつける

第5巻　文構成の改善をめざす

1. 格関係を理解する（名詞句または述部の選択）
2. 格助詞を使う
3. 2つの格助詞を使う
4. 絵に対応する文を産生する
5. 語を選択して指定された文型を作る
6. 複合語を作る（名詞・動詞）
7. 助動詞の使い方を練習する
8. 指示に従って文を書き換える
9. 助詞・接続詞を使う

第6巻　長い文の理解の改善をめざす

1. 文（20字以下程度）を読んで質問に「はい」「いいえ」で答える
2. 文（20字以下程度）を読んで質問に答える
3. 文（40字程度）を読んで質問に答える
4. 文（50～100字程度）を読んで質問に答える
5. 文（120字程度）を読んで質問に答える

第7巻　文作成と難しい語句の改善をめざす

1. 与えられた語（名詞）を使って文を作る
2. 与えられた語（動詞）を使って文を作る
3. 与えられた語（形容詞）を使って文を作る
4. 与えられた複数の語を使って文を作る

5. 指定の枠組みで文を作成する
6. 文節を加えて長い文を作る
7. 文を合成ないし分解する
8. 独特の言い回しの文を完成する
9. 与えられた出だし表現に続けて文を完成する
10. 単語の意味的関係を利用して語を想起する

第8巻　難しい内容表現の改善をめざす

1. 日常接する物や事柄を表す語を説明する
2. 分割され順序不同となった文を再構成する
3. 熟語（慣用的表現）を使って文を作る
4. 慣用句・ことわざを完成する
5. 日常物品や出来事を示す2つの語の共通点・相違点を発見し述べる
6. 日常的事柄の長所・短所を考え述べる
7. 日常物品の多様な使用法を考え述べる
8. 出現した事態への対応方法を考え述べる
9. ふたりの会話場面での表現に対応する文を想起する
10. パラグラフを読んで感想や意見を述べる
11. 話題について自由に述べる

第9巻　日常コミュニケーションの改善をめざす

1. 申込書に記入する
2. 服薬説明書を読む
3. 時計の針を読む
4. スポーツ記事を読む
5. 新聞の催し欄を読む
6. テレビの番組表を読む
7. 領収証の確認や旅行費用の計算をする
8. カレンダー・スケジュール表・時刻表を理解する
9. メニューを読み代金を計算する
10. 電話帳を使う
11. 身近な地域情報についての質問に答える
12. 手元にある広告や新聞を読んで情報を探す
13. 日常的な文章題を計算する

失語症訓練のためのドリル集——第1巻
語想起（名詞）の改善をめざす

定価はカバーに表示

2001年12月1日　第 1刷発行
2021年 6月1日　第13刷発行

編　集　竹内愛子
発行者　中村三夫
発行所　株式会社 協同医書出版社
〒113-0033 東京都文京区本郷 3-21-10
郵便振替口座 00160-1-148631
電話 03（3818）2361　FAX 03（3818）2368
印刷・製本　横山印刷
ISBN4-7639-3028-1　　　　　　　　　　　　　　Ⓒ　Printed in Japan

JCOPY 〈(社)出版者著作権管理機構 委託出版物〉
本書の無断複写は著作権法上での例外を除き禁じられています．複写される場合は，そのつど事前に，(社)出版者著作権管理機構（電話 03-5244-5088, FAX 03-5244-5089, e-mail: info@jcopy.or.jp）の許諾を得てください．
本書を無断で複製する行為（コピー，スキャン，デジタルデータ化など）は，「私的使用のための複製」など著作権法上の限られた例外を除き禁じられています．大学，病院，企業などにおいて，業務上使用する目的（診療，研究活動を含む）で上記の行為を行うことは，その使用範囲が内部的であっても，私的使用には該当せず，違法です．また私的使用に該当する場合であっても，代行業者等の第三者に依頼して上記の行為を行うことは違法となります．